EL FUTURO BEBÉ

Thomas R. Verny

El futuro bebé

Arte y ciencia de ser padres

U R A N O

Argentina - Chile - Colombia - España
Estados Unidos - México - Uruguay - Venezuela

Título original: *Tomorrow's baby -The art and science of parenting*
                     from conception through infancy
Editor original: Simon & Schuster, Nueva York
Traducción: Juanjo Estrella

© 2002 *by* Thomas R. Verny and Pamela Weintraub
© de la traducción 2003 *by* Juanjo Estrella
© 2003 *by* Ediciones Urano, S. A.
   Aribau, 142, pral. - 08036 Barcelona
   www.mundourano.com
   www.edicionesurano.com

ISBN: 84-7953-511-3
Depósito legal: B - 5.788 - 2003

Fotocomposición: Ediciones Urano, S. A.
Impreso por Romanyà Valls, S. A. - Verdaguer, 1 - 08786 Capellades
   (Barcelona)

Impreso en España - *Printed in Spain*

Índice

Introducción

Descubrimientos revolucionarios en la pasada década en los campos de la neurociencia y la psicología del desarrollo han hecho tambalearse teorías muy establecidas sobre el desarrollo precoz y han puesto en entredicho nuestras tradiciones más arraigadas en relación con el arte de ser padres. El alcance de las noticias que llegan desde algunos de los laboratorios más avanzados del mundo, como los de Yale, Princeton y Rockefeller, entre otros, es abrumador. Desde el momento mismo de la concepción, el cerebro del niño está conectado a su entorno. Su interacción con él no es meramente un aspecto del desarrollo cerebral, como se creía; es un requisito imprescindible, incorporado al proceso general desde los primeros días de vida en el útero.

Cuando se trata de desarrollo precoz, los científicos ajenos al ámbito de la neurociencia —incluidos los que enseñan en universidades e influyen en la opinión pública— suelen mantener puntos de vista más tradicionales. La mayoría de genetistas, por ejemplo, siguen creyendo que los genes determinan de manera contundente el desarrollo del cerebro. Y hasta no hace mucho, la mayoría de psicólogos estaba de acuerdo en que, antes de los tres años, la experiencia tenía una influencia limitada sobre la inteligencia, las emociones y la estructura del cerebro. Sin embargo, los descubrimientos más recientes de la neurociencia demuestran que estas concepciones son erróneas. El cerebro es sensible a la experiencia a lo largo de toda la vida, pero la que se produce durante el periodo prenatal y el inmediatamente posterior al nacimiento interviene de manera decisiva en la organización de este órgano. Nuestro cerebro y, por tanto, nuestra personalidad, surge de la interacción compleja entre los genes con los que nacemos y las experiencias que vivimos.

Hoy tenemos conocimiento de algo que todos intuíamos: que es imposible separar la mente del cuerpo, la naturaleza de la crianza. Todo proceso biológico deja una huella psicológica, y todo hecho psicológico modifica la arquitectura del cerebro. Es decir, las experiencias tempranas determinan en gran medida la arquitectura cerebral, así como la naturaleza y el alcance de las aptitudes de los adultos. Una relación estable con uno o dos de los padres o tutores conduce a una adquisición más rápida de aptitudes emocionales y cognitivas. Dichas interacciones proporcionan no sólo ventajas temporales, sino también otras más permanentes, porque constituyen el instrumento evolutivo más importante a la hora de estructurar el cerebro.

Estos hallazgos contradicen los conceptos erróneos sobre desarrollo infantil que nos han llevado durante años en direcciones equivocadas. Ya no se puede recurrir a estadios de desarrollo, como hacían psicólogos como Freud o Piaget, que atribuían escasa capacidad perceptiva o cognitiva a los menores de tres años. Por más atractivas que durante décadas nos hayan parecido sus teorías, no resisten el rigor de los modernos análisis y los estudios de doble ciego realizados sobre los más pequeños. Ya no se pueden invocar las teorías de la evolución de Darwin como prueba de que los seres humanos somos autómatas descerebrados y guiados por sus genes para propagar fríamente la especie y sobrevivir. La naturaleza social de la construcción cerebral demuestra que las cosas no son así. Y ya no podemos ver a nuestros hijos a través de la lente de los factores económicos —preguntándonos en qué medida una exposición a la pobreza o a la violenca afectará sus vidas— a menos que nos centremos, también, en aspectos más importantes, los referentes a la paternidad.

He escrito *El futuro bebé* para superar las polaridades,

para establecer conexiones entre las cuestionables ideas del pasado y las verdades alumbradas por la ciencia, entre la influencia de la experiencia y la de los genes. Pretendo describir la interrelación entre la psicología (la manera en que un padre mantiene a su hijo) y la biología (qué sucede en el cerebro y el cuerpo del bebé).

Hace sólo diez años habría pensado que todo esto eran conjeturas. Hoy, avalado por cientos de hallazgos muy serios y contrastables realizados en las universidades y laboratorios más avanzados del mundo, las respuestas son inequívocas y están a punto de cambiar nuestra manera de criar y enseñar a los niños. Al tomar los conceptos de la psicología y traducirlos a fenómenos concretos, mensurables y observables, los neurocientíficos han desvelado el reloj interior del ser humano que interviene en la adquisición de muchas habilidades, incluidas las que tienen que ver con las relaciones sociales, la empatía y el amor. ¿Cuándo y cómo pueden modelar los padres el cerebro en desarrollo de sus hijos en un aspecto tan escurridizo en apariencia como es la bondad básica? ¿Cuándo es ya demasiado tarde? ¿Cuándo empiezan la depresión y la violencia? ¿Pueden suprimir los padres la predisposición a estos dos rasgos antes de que se conviertan en elementos autónomos para toda la vida? Las lecciones que nos reserva la neurociencia y el desarrollo precoz ofrecen respuestas válidas a estas preguntas.

Por ejemplo, la nueva ciencia del cerebro ha iniciado una guerra sin cuartel contra la idea de que el aprendizaje es más o menos constante a lo largo de los tres primeros años de vida. Nada más lejos de la verdad. Los exámenes cerebrales revelan que en realidad el aprendizaje se produce a través de «estallidos» que se desencadenan a medida que se activan diferentes regiones del cerebro (que siguen un patrón) y que posibilitan la adquisición de aptitudes específicas, desde el lenguaje hasta la música, pasando por las matemáticas. Si le enseñamos algo a nuestros hijos cuando las ventanas de ese conocimiento están abiertas, veremos que lo aprenderán bien. Si no lo hacemos entonces, la adquisición de esa misma habilidad le resultará difícil, si no imposible, más tarde.

En cada época se ha definido el cerebro según la tecnología más avanzada en aquel momento. Así, la sustitución de la analogía que comparaba el cerebro humano con un circuito eléctrico por otra en la que se establecía un paralelismo entre éste y un ordenador es muy reciente. Aunque el cerebro tiene algunas cosas en común con los ordenadores, es mucho más sutil y complejo. Entre otras cosas, porque es un organismo vivo capaz de crecer, multiplicarse y morir. Y además —y esto es algo de importancia capital— está bañado en una sopa bioquímica de hormonas, neurotransmisores y polipéptidos que permiten que se establezca una comunicación de ida y vuelta con regiones muy alejadas del cuerpo. Son estas moléculas mensajeras las que hacen posible que las madres embarazadas se comuniquen tan íntimamente con sus hijos no nacidos y, más tarde, que determinen que seamos más o menos proclives a la depresión o a la alegría, a la ansiedad o a la tranquilidad. Los ordenadores carecen de conciencia. No sienten ni dolor ni dicha y, a diferencia de los lectores de este libro, carecen del deseo básico de construir un mundo mejor para las futuras generaciones.

Un nuevo paradigma de paternidad

La nueva ciencia del cerebro demuestra que las emociones humanas y el sentido del propio yo no se originan durante el primer año de vida, sino mucho antes, en el útero. La primera vez que sugerí este concepto, en 1981, en mi libro *La vida secreta del niño antes de nacer*,* hubo controversia. Tal vez porque la investigación estaba entonces en una fase poco avanzada, lo cierto es que me expuse a un escepticis-

* Ediciones Urano, Barcelona, 1988. *(N. del E.)*

mo mal disimulado por parte de la comunidad científica. Mientras algunos de sus miembros mostraban sus reservas, amplios sectores del público, en especial madres, aceptaron al momento aquellas conclusiones: que las mujeres embarazadas y sus hijos no nacidos son capaces de percibir los pensamientos y las sensaciones mutuamente; que no es lo mismo una concepción surgida del amor, que otras fruto de la precipitación o el odio, y que no da igual que la madre desee o no su embarazo; que a los padres les va mejor si viven en un entorno de estabilidad y armonía, libres de adicciones y apoyados por sus familiares y amigos. En los últimos diez años, han sido numerosas las líneas de acción y miles los estudios de investigación que han ratificado mis ideas originales, en especial las relacionadas con el papel destacadísimo que desempeñan las experiencias que tienen lugar antes e inmediatamente después del nacimiento en el desarrollo de la personalidad y la mente.

Pero eso no es todo. Basándose en técnicas muy innovadoras, los neurocientíficos también han trazado los fundamentos biológicos del vínculo y del afecto. Cuando una madre mira con amor a los ojos de su hijo recién nacido, el cuerpo del pequeño se dota de las hormonas de la socialización y la empatía, y su cerebro queda programado literalmente (el término científico es «entrainment») con la capacidad de amar. Las investigaciones demuestran que, a lo largo de los primeros años de vida, el cerebro del bebé está constantemente sintonizado con el de su cuidador para generar las hormonas y los neurotransmisores adecuados y en la secuencia apropiada; esta programación determina, en gran medida, la arquitectura cerebral que el individuo tendrá a lo largo de toda su vida. Un proceso de sintonización incompleto o inadecuado puede dañar las redes neuronales de la corteza prefrontal, sede de nuestras funciones humanas más avanzadas, produciendo una vulnerabilidad duradera a los problemas psicológicos. Pero si la programación es adecuada, la conexión del pequeño será saludable. El flujo constante y a menudo inconsciente de mensajes verbales y no verbales que envían los padres y cuidadores interactúa con la biología para regular el desarrollo del cerebro.

Las nuevas investigaciones revelan que toda experiencia temprana, a partir del momento de la concepción, afecta la arquitectura del cerebro. Desde el parto hasta una tarde pasada en el parque, el niño registrará todas sus experiencias en el circuito de su cerebro. Las caricias de una madre a su bebé, el hecho de que un padre juegue o no con su hijo,* son actos fisiológicos que se convierten al instante en procesos neurohormonales que transforman el cuerpo y configuran el cerebro del niño. Cada vez que se traumatiza a un niño o se lo maltrata, se pone en peligro la integridad de todo el sistema; si el trauma es lo bastante grave, la arquitectura cerebral quedará dañada para siempre. Todo lo que la madre piensa y siente se transmite a su hijo no nacido a través de neurohormonas, exactamente igual que el alcohol y la nicotina. De la misma manera que un virus informático corrompe de manera gradual el software de cualquier sistema que infecta, así también la ansiedad de las madres, su depresión o su estrés alteran la inteligencia y la personalidad mediante una reconfiguración del cerebro.

Para los padres, ser conscientes de que la genética no es equiparable al destino, de que el entorno es fundamental para el desarrollo, significa nuevas responsabilidades, pero también nuevas oportunidades. Las lecciones que enseña la neurociencia, la psicología natal y el desarrollo precoz —aspectos aún muy desconocidos para el gran público e incluso para la mayoría de especialistas— transformará el arte de ser padres. Hasta ahora sabíamos que la estimulación era positiva. Pero ¿qué tipo de estimulación es la mejor? ¿Quién debe proporcionarla? ¿Importa el tono de voz que utilice la madre? ¿Debe exponerse al niño a al-

---

* Salvo cuando es importante diferenciar el sexo del niño se ha optado por utilizar siempre el masculino como genérico, con el fin de agilizar la lectura. *(N. del T.)*

gún tipo de música cuando está en el vientre de su madre? ¿A cuál?

Cuando mi hijo era pequeño, estas preguntas sólo podían responderse de manera intuitiva. Hoy los padres cuentan con un mapa basado en estudios concluyentes que iluminan la compleja red de influencias que intervienen de manera esencial en la construcción del cerebro.

En las páginas que siguen, abordaré con detalle las lecciones —las lecciones secretas— para que los padres transmitan a los bebés del mañana salud duradera, aptitudes, pasión, ánimo y carácter. Para hacer más útil esta guía las lecciones siguen un orden cronológico y se inician con nuestra estancia en el vientre de la madre.

1

Cruzar el mar amniótico

En lo que representa un cambio de paradigma en nuestra comprensión de la mente humana, hoy sabemos que la interacción con el entorno no es sencillamente un aspecto interesante del desarrollo cerebral, sino más bien un requisito imprescindible, inherente al proceso que permite crecer al cerebro de una célula, en el momento de la concepción, hasta alcanzar los cien mil millones. La neurocientífica Myron A. Hofer, de la Universidad de Columbia y del Instituto de Psiquiatría del Estado de Nueva York, afirma que es este requisito para la construcción del cerebro lo que explica que haya tanta actividad fetal en las fases iniciales del embarazo; al interactuar con el entorno a través del movimiento, la experiencia del niño no nacido le proporciona un andamiaje sobre el que el cerebro puede ir formándose. Nadie pone en duda la importancia de la dieta en el desarrollo del bebé, pero los últimos estudios de Hofer y otros señalan que existe una influencia aún mayor: las señales que le llegan —y que cristalizan a través de la madre como un remolino de conductas, sensaciones, sentimientos y pensamientos— sumergen al niño no nacido en un mundo primigenio de experiencia, que dirige continuamente el desarrollo mental.

Al principio

La chispa de la nueva vida prende cuando el espermatozoide fecunda el óvulo. Contenedores de la aportación genética materna al futuro hijo, los óvulos se desprenden de los ovarios e inician un trayecto descendente por las trompas de falopio hasta el útero a un ritmo aproximado de uno al mes.

Si los óvulos son pocos, los espermatozoides, por el contrario, son muy abundantes. Producidos en grandes cantidades (hasta trescientos millones en cada eyaculación), se propulsan a sí mismos por el cuello del útero y a través de las trompas de falopio en una carrera cuya meta es el óvulo. Sólo uno puede ganar, es decir, penetrar en el óvulo y provocar una reacción bioquímica en cadena que con mucha probabilidad culminará con el nacimiento de un bebé al cabo de nueve meses.

La búsqueda de la individualidad y la supervivencia se inicia ya en esos primeros momentos, antes incluso de la concepción propiamente dicha, cuando el espermatozoide, que es distinto a todos los demás, compite por fecundar en el óvulo. Mientras que la mayoría de los contrincantes se propulsan a unos diez centímetros por hora, unos pocos chiflados de la velocidad completan el trayecto en cinco minutos. De hecho, hoy en día los biólogos nos dicen que las células del esperma se clasifican en dos grupos: los guerreros y los seductores. Los soldados forman una retaguardia cuya función consiste en impedir que personal no autorizado (léase el esperma de otro hombre) dificulte los progresos amorosos de sus hermanos.

En el pasado reciente, los estudiosos creían que la fertilización tenía lugar cuando unos enzimas que se encuentran en la cabeza del espermatozoide, que actuarían como la dinamita, explotaban en la capa externa del óvulo para facilitar de este modo que el esperma se alojara en su interior. Hoy sabemos que cada óvulo selecciona el espermatozoide con el que se une, tomando así la primera decisión irrevocable de la vida. Así, más que participar de manera pasiva en el desarrollo de la obra, el óvulo abre su cáscara y literalmente se funde con un espermatozoide por el que se siente atraído.

Cuando los genes paternos y maternos se unen en una sola célula se forma una nueva entidad, a la que llamamos zigoto. En el transcurso de los días siguientes, el zigoto se divide una y otra vez, dando lugar a la mórula (término que proviene del griego y significa «mora») y posteriormente al blastocito.

A los siete días, el blastocito desciende flotando por la trompa de falopio hasta adherirse a la pared posterior del útero. Pero es frecuente que aquí se encuentre con problemas. Como la mitad del material genético del nuevo organismo proviene del padre, el sistema inmunitario de la madre identifica al blastocito como sustancia extraña y organiza un ataque, igual que haría en el caso de detectar un virus u otro cuerpo extraño. De resultas de ello, muchos embriones incipientes acaban en abortos. Esta lucha a vida o muerte marcará a los supervivientes a lo largo del proceso de marcaje celular y se convertirá, en cierto sentido, en nuestro primer «recuerdo» experiencial.

El cerebro hace su aparición

Tras la implantación del blastocito, las células crecen y se diferencian, iniciando la formación del esqueleto, los riñones, el corazón y los pulmones. Con la aparición del «surco» neuronal en el embrión en crecimiento, aunque aún es diminuto, surge el primer esbozo de un cerebro unos diecisiete días después de la concepción. Hacia el día veintiuno se desarrollan unas ondulaciones en el surco que se conocen como pliegues neuronales, y hacia el día veintisiete esos pliegues ya se han doblado alrededor del surco para formar el tubo neuronal, precursor de la espina dorsal y del cerebro.

Cuando el tubo neuronal se cierra hacia el día veintisiete, las células de su extremo anterior empiezan a dividirse con tanta rapidez que se duplican en número cada hora y media. A medida que se dividen también se diferencian, dando origen a las estructuras principales del cerebro —incluidos los hemisferios, el cerebelo, el diencéfalo, el cerebro medio, el puente y la médula oblongada o bulbo raquídeo. En estos primeros días de gestación, las células cerebrales primitivas prosiguen su rápida división, trasladándose desde su zona de multiplicación, en la parte anterior del tubo, a regiones más distantes del cerebro en fase de crecimiento.

Durante este viaje migratorio las células cerebrales, guiadas por una corriente aún difusa de mensajeros químicos, empiezan a forjar una auténtica red. Como el sistema se está multiplicando a tanta velocidad, y como el proceso es tan complejo, está muy expuesto a sufrir daños a causa de concentraciones inadecuadas de hormonas, toxinas u otros muchos factores externos. Y las consecuencias pueden llegar a ser fatales.

En un mecanismo muy temprano, las células primitivas forman lo que los científicos han empezado a llamar «escaleras corticales». Las neuronas las usan para «subir» desde la zona de multiplicación hasta las regiones exteriores del córtex cerebral, el centro del pensamiento. Si se las altera, las células pueden fracasar en su intento de bajarse de la escalera y apartarse, por lo que el camino para las nuevas escaladoras puede quedar bloqueado. En caso de embotellamiento, se producirían alteraciones de desarrollo.

Se cree que dos especies de ratones mutantes, llamados rodador y tambaleante, a causa de lo extraño de su comportamiento motor, son el resultado de este tipo de anormalidad en el desarrollo, de acuerdo con Arnold B. Scheibel, profesor de neurobiología y psiquiatría, y ex director del Instituto de Investigaciones Cerebrales del Centro Médico de la Universidad de Los Ángeles, California. En los seres humanos, problemas similares podrían contribuir a la esquizofrenia, a la epilepsia del lóbulo temporal, a la dislexia y a algunos tipos de trastornos del carácter. Existen estudios preliminares que apuntan a que la mayoría de sociópatas incurables podrían haber sufrido algún tipo de daño durante la secuencia de «escalera» en el desarrollo del cerebro.

Pero «subir la escalera» es sólo uno de los retos a los que se enfrentan las células embrionarias. A medida que la incipiente red evoluciona, las neuronas deben conectar con «células diana» en regiones cerebrales distantes. Si las «dianas» aún no se han desarrollado, se crean células diana de sustitución. Sin las originales o las de sustitución, las neuronas acaban acudiendo a un lugar equivocado o, sencillamente, se marchitan y mueren. Si todo va bien, las células diana de sustitución se destruyen y las verdaderas ocupan su sitio en la arquitectura cerebral.

«Esta admirable secuencia de procesos, que culmina con un "cambio de pareja" y con el establecimiento de conexiones permanentes, está sujeto a error —afirma Scheibel— y el resultado puede incluir varios trastornos emocionales y cognitivos menores o mayores que se manifiestan en diversos estadios de la vida del individuo. Apenas empezamos a comprender estos fenómenos complejos, pero ciertos tipos de dislexia podrían ser consecuencia de los problemas surgidos durante este cambio de conexiones corticales.»

La naturaleza de la red

Finalmente, una que vez las células nerviosas viajeras llegan a su destino, inician el proceso de creación de una red de ramificaciones, llamadas dendritas. Las dendritas envían mensajes a los axones, largos y delgados, de las neuronas, que a su vez transportan la información a otras células receptivas.

Hacia la mitad del segundo trimestre —es decir, hacia

la mitad de la gestación— una elaborada red de neuronas, con sus axones alargados y sus frondosas ramas dendríticas, empieza a comunicarse a través de unas conexiones que se conocen como sinapsis. Una sinapsis no es un punto de conexión literal entre dos neuronas, sino más bien una hendidura microscópica. Una célula se comunica con la siguiente enviando un mensajero químico (conocido como neurotransmisor) a través de la sinapsis. El neurotransmisor liberado por la primera célula provoca una señal eléctrica conocida como «potencial de acción» en la segunda. Si el potencial de acción es lo bastante fuerte, conseguirá que la segunda célula libere su propio neurotransmisor para transmitir la señal a otra. Una neurona puede contar con decenas de miles de conexiones sinápticas. Hasta la fecha se han identificado 150 neurotransmisores diferenciados y billones de conexiones sinápticas en el cerebro del feto.

La profusión de neuronas primitivas es enorme: se produce un mínimo de cincuenta mil células nerviosas durante cada segundo de vida intrauterina. Los retos que implica la construcción cerebral son tan enormes que al menos la mitad de nuestro genoma completo (el catálogo exhaustivo de los genes humanos que hay en todos los cromosomas) se dedica a producir un órgano que constituye sólo el dos por ciento de nuestro peso corporal.

La complejidad del cerebro humano supera con creces la capacidad de nuestros genes para dar órdenes. Cuando el proceso haya culminado, el cerebro humano de un adulto contará con cien mil millones de neuronas o células nerviosas, engarzadas en un andamiaje de hasta un billón de células gliales o de apoyo. Aunque es posible que los genes proporcionen el molde para el desarrollo básico del cerebro, la ubicación final de las neuronas individuales, así como su trayecto y sus relaciones con las demás, viene determinada, en gran medida, por una carga de información ambiental: la nutrición, los estados de salud o enfermedad, la presencia de toxinas como el humo del tabaco o el alcohol, los sonidos o los movimientos persistentes, el estado de ánimo de la madre y otros neurotransmisores asociados, y las condiciones intrauterinas, como la presencia de un hermano gemelo, por ejemplo. Esa carga de información es siempre idiosincrásica, distinta para cada bebé aún no nacido. Igual que sucede con los genes, es responsable de la diversidad de personalidades y estilos, de la naturaleza única de cada individuo que habita en el planeta en un momento dado.

Evolución cerebral

Esta nueva manera de pensar se apoya en descubrimientos realizados en el campo de las ciencias de la evolución. Desde hace más de cien años los biólogos evolucionistas, siguiendo a Darwin, han defendido que un solo mecanismo, elegante en su simplicidad, bastaba para explicar la diversidad de la vida en la Tierra. Según este enfoque imperante, toda especie evoluciona a través de una mutación aleatoria de sus genes. Cuando estas mutaciones generan organismos especialmente competentes a la hora de encontrar alimentos, evitar a los depredadores y procrear, entonces surgen poblaciones con esos nuevos rasgos. Tras el paso de generaciones, esos mutantes pueden sustituir a organismos más antiguos de su especie e incluso formar especies totalmente nuevas. De acuerdo con esta teoría de la selección natural, la naturaleza seleccionaba a los organismos cuyos genes tenían mayores probabilidades de supervivencia, pero, descontando esta elección, no tenía impacto alguno sobre la expresión de los genes.

Sin embargo, otra teoría, la de la «evolución dirigida», cuestiona de manera convincente la de Darwin, y al frente de ella se encuentran científicos como los biólogos moleculares John Cairns y Barry Hall. No puede decirse que Cairns y Hall sean creacionistas. Al contrario, sus investigaciones demuestran que las mutaciones que produce la evolución no siempre son aleatorias. Han detectado, experimento tras experimento, que los microorganismos propician mutaciones que se adecuan especialmente a su entorno, como si algún científico molecular en su interior ayudara a las células a adaptarse a los requisitos y las necesidades del medio. A la luz de estos estudios, los científicos han llegado a reconocer que los organismos vivos son «sistemas dinámicos» capaces de reprogramar comportamientos genéticos para superar los retos del entorno.

Ahora que ya se ha descifrado el genoma humano, se está descubriendo que de las secuencias larguísimas de ADN sólo un porcentaje muy pequeño está codificado para las proteínas. Más del 95 por ciento del ADN no está codificado, y está constituido a base de interruptores de activación/desactivación para regular las actividades de los genes. Robert Sapolsky, profesor de ciencias biológicas y neurología en Stanford, destaca que «es como si de un libro de cien páginas, noventa y cinco fueran instrucciones y consejos para leer las otras cinco».

¿Qué activa estos interruptores? Muchas cosas, incluidos los mensajeros que hay dentro de las células y en el cuerpo, así como factores externos, desde nutrientes a toxinas químicas. Los carcinógenos pueden penetrar en una célula, adherirse a un interruptor de ADN y activar los genes causantes de la proliferación incontrolada que en último término desemboca en el cáncer. A través del acto de amamantar a un bebé, la madre inicia una secuencia de hechos que activa unos genes relacionados con el crecimiento infantil.

La «característica maleable de la expresión genética es un punto de vital importancia en términos de desarrollo fetal —afirma el biólogo celular Bruce H. Lipton—. En el útero, el feto "se baja" constantemente la información genética que necesita para su desarrollo y crecimiento. Pero, en caso de apuro, modulará las instrucciones que activen programas de conducta que le permitan mantenerse con vida».

Todo organismo viviente cuenta con dos categorías de conducta para la supervivencia: las que propician el crecimiento y las que propician la protección. Las conductas relacionadas con el crecimiento incluyen la búsqueda de nutrientes, de entornos propicios y de pareja para la continuidad de la especie. Por su parte, los organismos emplean las conductas relacionadas con la protección para evitar el daño. En células simples, los comportamientos de supervivencia relacionados con el crecimiento se caracterizan por movimientos de acercamiento o alejamiento de una fuente o un objetivo determinados. Pero en el caso de organismos más complejos —el feto humano, por ejemplo— estas conductas se dan cuando las células actúan de manera concertada. Según Lipton, existe una especie de «reacción en masa» en la que los patrones de desarrollo se orientan hacia el crecimiento o la protección dependiendo del entorno externo. Al igual que sucede con cualquier sistema vivo, la elección de programas de crecimiento o protección por parte del niño no nacido se basa en su percepción del entorno.

Dichas percepciones llegan a los niños en desarrollo a través de una miríada de formas. Pero para el bebé que aún no ha nacido, el único canal es la madre. Ella es el conducto del feto hacia el mundo exterior.

«En principio, podría creerse que el tránsito indiscriminado de señales maternas a través de la placenta constituye un "defecto" de los mecanismos de la naturaleza —prosigue Lipton—. Pero lejos de ser un error de diseño, la transferencia de señales relacionadas con el entorno al sistema del feto es la manera que tiene la naturaleza de proporcionar al bebé una ventaja a la hora de enfrentarse al mundo al que se incorporará en breve. El refrán que dice "hombre precavido vale por dos" puede aplicarse perfectamente a esta situación.»

En el mejor de los casos, la capacidad de la madre para transmitir información sobre el entorno a sus hijos en desarrollo afectará directamente a la selección de los programas genéticos más adecuados para la supervivencia. Lo malo de esta teoría es que implica que una mujer embarazada que se encuentre en una situación de angustia —sea ésta producida por algún desastre natural o por los malos tratos de su pareja— transmitirá continuamente señales de angustia al futuro bebé, lo que provocará que el equilibrio en su desarrollo cerebral se rompa y favorecerá la protección en detrimento del crecimiento. Y, por el contrario, la transmisión de señales que indiquen la existencia de un entorno materno de afecto y comprensión propiciará la selección de programas genéticos que estimulen el crecimiento.

«Estas señales decisivas de amor/miedo se transmiten al feto a través de moléculas que viajan en la sangre y que se producen como respuesta a la percepción materna de su entorno», afirma Lipton. Como los hijos van a pasar su vida en el mismo medio o en uno muy parecido a aquel en el que nacen, que la madre programe el desarrollo del recién nacido tiene un valor de adaptación para la supervivencia de la especie. Es el equivalente natural de la «ventaja inicial» que se da en algunas carreras. Lipton añade que «una parte importante del nuevo credo supone alejarse de la idea darwiniana de que "sobreviven los que mejor se adaptan" para adoptar otra que defiende que "sobreviven los que más aman"».

Sexo en el cerebro

Uno de los aspectos básicos del amor y la familia es, claro está, el sexo. Como en el caso de muchas otras partes elementales de nuestra naturaleza, la diferenciación sexual se inicia en el momento en que somos concebidos. Todos conocemos el procedimiento básico: cuando se engendra un nuevo ser, el padre y la madre aportan un cromosoma sexual, o una X o una Y (que se llaman así por la forma que presentan). Cuando se combinan dos X, el feto desarrolla ovarios y se convierte en niña.

La unión de una X y una Y da lugar a un niño. El cromosoma Y crea una proteína que recubre las células programadas para convertirse en ovarios, y las dirige hacia los testículos. Entonces los testículos bombean dos hormonas, una para absorber lo que habría acabado convirtiéndose en el útero, y la otra —la testosterona— que propicia el desarrollo del pene, entre otras cosas.

El cromosoma Y acelera el crecimiento del embrión masculino de manera que los testículos puedan diferenciarse antes de que a la circulación del bebé se incorporen altos índices de estrógeno materno. Así, los embriones masculinos tienen un metabolismo más rápido y un grado de crecimiento superior al de los femeninos.

Hay numerosos estudios que demuestran que esta tendencia se mantiene a lo largo de toda la vida. Se ha observado desde hace tiempo que el comportamiento masculino implica una tendencia a la conducta motriz de fuerza de avance, o propulsión. Es mucho más probable que sean los niños, y no las niñas, los que prefieran jugar con coches, camiones y herramientas relacionados con el movimiento de propulsión; que usen juguetes claramente neutros —bloques de construcción y muñequitos, por ejemplo— para propulsarlos, y que protagonicen agresiones y acciones verbales y físicas en las que haya movimientos forzados de avance, entre las que podría destacarse el fútbol, la lucha, los empujones, las amenazas, etc.

Para comprobar la relación existente entre propulsión y masculinidad, un equipo de científicos de la Universidad McGill, en el Quebec, y de la Universidad de Hartford, en Connecticut, idearon una especie de juego de «correr y pillar» para niños y niñas de edades comprendidas entre los tres y los cinco años. Tras estudiar a un grupo durante bastante tiempo, los investigadores llegaron a la conclusión de que el impulso de aceleración era más pronunciado entre los críos que posteriormente serían considerados más masculinos según otras mediciones.

Pero la velocidad tiene un precio. Ya desde los primeros días de la gestación, un metabolismo acelerado conlleva mayor riesgo de ruptura, tanto emocional como física. El sexo débil es en realidad el sexo rápido, porque la velocidad incrementa la vulnerabilidad. Es un hecho conocido que los fetos y los recién nacidos de sexo masculino están más expuestos a los riesgos del embarazo, incluida la preeclampsia (una forma de toxemia que se caracteriza por convulsiones), la placenta previa y la ruptura prematura de membranas, y a sufrir de bajo peso al nacer, así como de parto prematuro con mucha más frecuencia que los de sexo femenino. Unos investigadores de la Universidad de Londres han constatado que los niños cuyas madres sufrieron depresión tras el parto y durante el primer año de vida del bebé tienen cocientes intelectuales más bajos que los de las niñas en la misma situación. Y, como si se tratara de una cinta de vídeo forzada a avanzar más rápido, la esperanza de vida del hombre es menor que la de la mujer, fenómeno reconocido universalmente.

En la actualidad, los científicos están de acuerdo en que estas diferencias se reflejan en la anatomía cerebral de «ellos y de ellas» y están causadas por el flujo y el reflujo de las hormonas durante periodos muy delicados de la vida prenatal. Según Bruce McEwen, neurocientífico de la Universidad Rockefeller, en las ratas este periodo sensible se extiende desde unos días antes del parto a unos días después. «Las hembras a las que se suministran altas dosis de testosterona durante este periodo desarrollan unos rasgos físicos y un comportamiento similares a los de los machos normales», afirma. Por su parte, los machos a los que durante este periodo sensible se priva de la testosterona mediante la castración se desarrollan como hembras. «Genéticamente, no se ha producido ninguna alteración en los sexos. Los machos siguen teniendo el cromosoma Y y las hembras no, pero los atributos estructurales y de comportamiento se invierten —expone McEwen—. Escoger el momento exacto para el experimento es fundamental. No hay bombardeo de hormonas capaz de producir un cambio semejante en la edad adulta. Esto es algo que sólo se produce durante el periodo sensible en torno al nacimiento.» En el caso de los humanos, dicho periodo es distinto, y alcanza su punto de mayor sensibilidad entre la duodécima y la vigésima semanas de gestación.

Para averiguar dónde operan las hormonas sexuales, el neurobiólogo Donald Pfaff, del Instituto de Tecnología de Massachusetts, inyectó a varios animales hormonas radiactivas y les extirpó el cerebro. Posteriormente seccionó cada uno de los cerebros en cortes del grosor de un papel y los colocó sobre película sensible a la radioactividad. Así elaboró mapas que mostraban que las hormonas se alojaban en puntos «receptores» ubicados de manera similar tanto en peces como en ratas o en monos.

Según observó Pfaff, el lugar preeminente para la acción hormonal era el hipotálamo, una estructura cerebral primitiva que se sitúa en la base del tronco cerebral. Tiene lógica, pues el hipotálamo es el centro del impulso sexual y del comportamiento de copulación. «Sin embargo, lo más intrigante —apunta Pfaff— serían los receptores hallados en la amígdala», una parte del cerebro medio. En la década de 1960, los cirujanos descubrieron que si se extirpaba la amígdala, los pacientes que sufrían accesos de agresividad se volvían totalmente pasivos. Ello llevó a Pfaff, que en ese momento ya llevaba a cabo sus trabajos en la Universidad Rockefeller, a sugerir que las hormonas sexuales controlaban la agresividad e incluso el miedo.

Posteriormente, científicos de la Universidad de Oxford demostraron que las diferencias en las secreciones hormonales durante la gestación eran responsables de las diferencias anatómicas y de los patrones de configuración de ratas macho y hembra. Al estudiar la región preóptica del hipotálamo, que se considera la encargada de activar la producción de óvulos, descubrieron que el flujo de hormonas durante el periodo de sensibilidad inducía la producción de un creciente número de sinapsis sólo en las hembras. Al examinar secciones cerebrales en numerosas ratas durante distintos intervalos de desarrollo, los científicos averiguaron que esos circuitos no se habían trazado desde el principio, que sólo cambiaban en el transcurso de la diferenciación sexual y de acuerdo con patrones dictados por las propias hormonas.

En experimentos subsiguientes, los investigadores castraron a las ratas macho jóvenes y suministraron testosterona a las hembras. Ya sabían que esas manipulaciones alterarían el comportamiento y las características sexuales de los sujetos. Pero lo que demostraron fue que aquel tratamiento alteraba también las sinapsis cerebrales: los machos castrados tenían patrones sinápticos característicos de las hembras, mientras que ellas, que habían sido tratadas con testosterona, poseían las características del circuito cerebral propias de los machos normales.

En las décadas posteriores a estos estudios pioneros, los científicos han ido averiguando que el temprano flujo y reflujo de hormonas produce cerebros masculinos y femeninos anatómicamente diferentes en multitud de especies, y de diversas maneras. «Los especialistas en el tema del cerebro saben desde hace tiempo que los hemisferios cerebrales —los dos lados del "cerebro pensante"— son casi simétricos, pero no tanto —afirma McEwen—. Hoy también sabemos que la asimetría es distinta entre hombres y mujeres. Eso podría servir para explicar las observaciones realizadas en estudios médicos según las cuales las lesiones (como pueden ser los derrames cerebrales) que afectan sólo a una parte de un hemisferio cerebral a un lado del cerebro generan pérdidas funcionales distintas según se trate de hombres o mujeres.» Y además podría dar razón de unos hallazgos recientes que apuntan a que las mujeres, en general, parece que son más aptas para las tareas verbales y las de coordinación motriz detallada, mientras que los hombres, en general, parece que se defienden mejor en la percepción de relaciones espaciales y en ciertas áreas de las matemáticas.

Cuidados y nutrición del cerebro fetal

Cuanto más sabemos sobre las condiciones necesarias para la construcción cerebral, más claro resulta que lo que aportamos determina el resultado final. Además de otras implicaciones más sorprendentes, los nuevos hallazgos subrayan la importancia de establecer directrices sobre temas como la alimentación, la bebida, el consumo de drogas o de tabaco.

Los nutrientes y los productos químicos que ingiere o respira la madre embarazada se incorporan a su torrente sanguíneo, llegan a la placenta y al cordón umbilical y, consecuentemente, influyen en el desarrollo del cerebro del feto. Si la sangre materna es rica en oxígeno y nutrientes adecuados, el feto prosperará. Por otra parte, en la actualidad existen miles de estudios que documentan cuáles son las consecuencias de tener deficiencias en ciertos nutrientes o vitaminas, que impiden un desarrollo saludable en el útero.

Hay numerosos libros que abordan el tema de la nutrición durante el embarazo y si la lectora está embarazada o piensa estarlo en breve, le recomiendo que lea alguno lo antes posible. Éstos son algunos de los principios básicos resumidos:

- Aunque tu dieta ya sea saludable, deberás realizar algunas adaptaciones, por ejemplo, aumentar el consumo de proteínas.
- Ten en cuenta las calorías. No creas en el viejo tópico de que hay que comer por dos. La mujer embarazada debería consumir sólo unas trescientas calorías más que antes del embarazo.

- Habla con el médico sobre los suplementos vitamínicos y minerales adecuados durante el embarazo. Generalmente, en la lista de elementos que convienen a la mujer gestante se encuentran los suplementos de hierro y de calcio, una vitamina diaria y ácido fólico, una vitamina B esencial; la falta de ácido fólico se ha relacionado con fallos del tubo neural, como la espina bífida (malformación que implica que la columna vertebral no se cierre).

Es evidente que, además, hay otras cosas que se deben evitar:

- Alimentos que puedan ser fuente de bacterias para el futuro bebé, entre los que se incluyen el sushi, las ostras crudas u otros pescados no cocidos, hamburguesas y carnes de ave poco hechas, quesos cremosos como el Brie o el Camembert y leche sin pasteurizar.
- Grandes dosis de vitaminas, que podrían ser perjudiciales para el feto en desarrollo.
- Bebidas con cafeína. Hay estudios que demuestran que tomar más de cuatro cafés al día (o su equivalente en cafeína) aumenta el riesgo de aborto espontáneo, el de bajo peso al nacer y el del síndrome de muerte súbita (SMS). Ahora bien, como todo el mundo sabe, el café no es la única fuente de cafeína. También se encuentra en el té, en las bebidas de cola, en muchos refrescos y en el chocolate.
- Las dietas de adelgazamiento. Con ellas el bebé, y la propia madre, pueden verse privados de hierro, ácido fólico y otras vitaminas esenciales, así como de minerales y nutrientes imprescindibles para el crecimiento y el desarrollo del cuerpo y el cerebro de la vida que se está desarrollando.

Son de vital importancia las nuevas investigaciones sobre la incidencia de las hambrunas en el ámbito prenatal. En la Universidad de Columbia se realizó una serie de estudios basados en registros psiquiátricos de bebés expuestos al «hambre holandesa» del invierno de 1944-1945. Los investigadores llegaron a la conclusión de que los que sufrieron la hambruna durante el inicio de su gestación, tenían el doble de posibilidades de padecer esquizofrenia que aquellos que no la padecieron. Otro estudio, que recurría a datos de reemplazos militares, mostraba que quienes vivieron la hambruna aquel invierno tenían el doble de posibilidades de manifestar, además, un trastorno de personalidad esquizoide.

Construir cerebros gracias al omega-3

En la actualidad, los científicos aseguran que, de todos los nutrientes necesarios para el desarrollo del cerebro del futuro bebé, unos de los más importantes son los ácidos grasos de cadena larga llamados omega-3 (el ácido eicosapentaenoico, o AEP, y el ácido docosahexaenoico, o ADH), que se encuentran principalmente en la grasa del pescado.

Hoy en día, la comunidad científica sabe que los aceites omega-3 fueron nutrientes básicos para propulsar la evolución del cerebro humano. Abundantes en la región de los lagos africanos, donde nuestros ancestros se desarrollaron, los ácidos grasos omega-3 proporcionaron una fuente densa y eficaz de energía que ningún otro nutriente era capaz de aportar. Su importancia está documentada en la fisiología humana de la actualidad: los aceites omega-3 constituyen los principales bloques construidos de membranas alrededor de todas y cada una de las células del cuerpo. Y son particularmente abundantes en un cerebro sano, donde dotan a las membranas de las neuronas de la flexibilidad que necesitan para operar de manera óptima.

En consecuencia, recomiendo a las mujeres embarazadas que presten atención a los alimentos ricos en aceites omega-3: el pescado, las nueces y las carnes de animales de corral son adecuados. Ahora bien, las mujeres que quieran incrementar su ingesta de ácidos grasos omega-3 deben consultarlo con su médico, pues cualquier cosa —incluso si es buena— tomada en exceso puede entrañar riesgos.

Peligros sustanciales

Del mismo modo que una nutrición adecuada puede potenciar de manera permanente la estructura del cerebro fetal, también puede la exposición a sustancias perjudiciales causar daños de por vida. Ya sean ingeridos o inhalados, las toxinas y los elementos contaminantes son capaces de alterar los genes, interfiriendo en las instrucciones moleculares que subyacen a la embriogénesis, incluida la estructura básica del cerebro.

En la literatura científica están bien documentados los peligros de la radiación. Dependiendo del momento y del modo en que haya tenido lugar la exposición, entre las secuelas están las malformaciones cerebrales, el síndrome de Down y otras formas de retraso mental, así como una larga lista de defectos congénitos.

Desde hace tiempo, los médicos han recomendado de manera sistemática a las mujeres embarazadas que se abstengan de consumir alcohol, pues la observación clínica ha constatado que dos o más copas al día durante el embarazo pueden producir síndrome de alcoholismo fetal (SAF), un trastorno devastador asociado al bajo peso al nacer, a las deficiencias de crecimiento, a las anormalidades faciales, así como a un gran número de problemas neurológicos, incluido el retraso mental. En los últimos años, los investigadores han documentado el efecto destructivo del alcohol en los circuitos y la anatomía del cerebro.

Los estudios llevados a cabo con ratas demuestran que

la exposición al alcohol en los primeros estadios del embarazo implica la reducción del número de células del tubo neuronal, la estructura embrionaria que da origen al cerebro y a la médula espinal. Cuando el alcohol se administra a las ratas durante el desarrollo prenatal, las neuronas del córtex (la parte del cerebro encargada del pensamiento), no sólo se acaban reduciendo más de lo esperado, sino que también tienen menos dendritas (estructuras que permiten a las neuronas comunicarse las unas con las otras).

Estos hallazgos también se han confirmado en los seres humanos. Los electroencefalogramas (patrones de ondas cerebrales) de los recién nacidos de madres alcohólicas muestran una notable reducción de actividad, en especial en el importantísimo hemisferio derecho, crucial para el lenguaje, la memoria y el pensamiento lógico.

Al igual que sucede con el alcohol, también desde hace tiempo se desaconseja fumar durante el embarazo, porque hay estudios que lo vinculan al nacimiento prematuro y al bajo peso al nacer. Pero es que los últimos estudios realizados en el campo de la neurociencia demuestran que la nicotina del tabaco inhibe el crecimiento de las neuronas y la reabsorción de neurotransmisores básicos como la dopamina, que lleva los mensajes de una célula a la siguiente. Esta interferencia con el desarrollo normal puede tener inequívocas consecuencias a largo plazo, incluso cuando el futuro bebé no está expuesto a niveles de nicotina habitualmente considerados tóxicos.

En un estudio llevado a cabo en Chicago, por ejemplo, los investigadores descubrieron que los niños varones cuyas madres fumaban más de un paquete de cigarrillos al día durante el embarazo tenían muchas más probabilidades que los hijos varones de mujeres no fumadoras de desarrollar trastornos de conducta. E investigadores de la Universidad Emory, en Atlanta, descubrieron que los niños varones cuyas madres habían fumado durante el embarazo vivían con un alto riesgo de desarrollar comportamientos criminales hasta bastante entrados en la edad adulta. Comparados con otros varones cuyas madres no habían fumado durante el tercer trimestre, los varones cuyas madres habían fumado en ese mismo periodo al menos veinte cigarrillos al día tenían una probabilidad 1,6 veces mayor de ser detenidos por haber cometido algún delito que no implicara violencia, dos veces mayor de ser detenidos por haber cometido algún delito con violencia, y 1,8 veces mayor de que se los considerara delincuentes crónicos. Conclusión evidente: fumar interfiere en el desarrollo adecuado del cerebro del feto.

El mismo peligro lo provoca la exposición a drogas como la cocaína. Linda Mayes, de Yale, destaca que cada año nacen en Estados Unidos unos 375.000 niños de mujeres que han consumido esta droga durante el embarazo. Llevamos ya décadas recibiendo informaciones que nos hablan de los «niños del crack» y de las víctimas de las madres drogadictas; pero, igual que en anteriores cuestiones, en esta ocasión la neurociencia no ha contrastado hasta hace poco, a partir de la observación de retrasos de desarrollo, estas discapacidades de aprendizaje y los trastornos de comportamiento. La investigación más reciente demuestra que la exposición a la cocaína en los primeros estadios de la gestación altera la migración de las neuronas hacia la pared de la corteza cerebral. En un estadio prenatal posterior, la cocaína interfiere en la producción de sinapsis. Igual que sucede con la nicotina, pero en un grado superior, la cocaína inunda el cerebro con niveles alterados de neurotransmisores. ¿A quién sorprende, pues, que los bebés expuestos a la cocaína crezcan con trastornos de atención, memoria, información, procesado de información y aprendizaje, además de con retrasos motores?

El impacto de las enfermedades infecciosas

Entre tanto, científicos de la Universidad Loyola Marymount han descubierto que los futuros hijos de mujeres afectadas de brotes de gripe corren un gran riesgo de sufrir depresión clínica. El equipo de investigación, dirigido por Richardo A. Machon, comparó un grupo de mujeres y hombres finlandeses nacidos durante una epidemia de gripe A2/Singapur que hubo en Helsinki con un grupo de control formado por individuos que habían nacido en el mismo hospital nueve años antes. Constataron que al 16 por ciento de los hombres y al ocho por ciento de las mujeres expuestos al virus durante el segundo trimestre de gestación se les diagnosticó posteriormente algún trastorno afectivo importante, mientras que dichos trastornos sólo afectaban al dos por ciento de los individuos pertenecientes al grupo de control. El mismo equipo halló una conexión entre la gripe de Singapur y la esquizofrenia.

Hay también otras enfermedades que, sufridas durante el embarazo, se asocian a daños cerebrales a largo plazo. Los individuos expuestos a enfermedades infecciosas como la sífilis, el sida y el herpes simple pueden experimentar trastornos severos del sistema nervioso central y llegar a morir. Las mujeres gestantes con gonorrea o clamidia pueden transmitir estas infecciones a sus bebés durante el parto, siendo las infecciones oculares y la neumonía crónica los mayores riesgos para estos recién nacidos.

Se sabe desde hace tiempo que la rubéola es causa de anormalidades neurológicas, incluido el retraso mental, la parálisis cerebral y la sordera. Pero, además, los investigadores han confirmado la relación de esta enfermedad con un mayor riesgo de padecer esquizofrenia, así como otros muchos trastornos psiquiátricos infantiles, entre ellos el autismo.

Estados de ánimo y sentimientos maternos

Es bastante lógico que las nuevas ciencias del cerebro validen opiniones bastante arraigadas acerca del impacto que sobre el desarrollo tienen los aportes nutricionales, químicos y bioquímicos: alimentos, toxinas y microorganismos destructivos causantes de enfermedades. Sin embargo, las investigaciones más recientes han descubierto algo más discreto, pero asimismo significativo: la inmensa incidencia que los estados de ánimo y los sentimientos de la madre ejercen en el desarrollo cerebral del futuro bebé. Ésta es una de las lecciones secretas más importantes que los padres les enseñan a sus hijos sin querer, y se trata de un tema que abordaré en profundidad en el Capítulo 3.

Resumen

Los acontecimientos fisiológicos que se producen durante la concepción y el nacimiento de un bebé dejan huellas permanentes en nuestra mente. El cerebro humano de un adulto pesa 1.300 gramos, aproximadamente, y está formado por cien mil millones de neuronas, o células nerviosas, engarzadas en un andamiaje de hasta un billón de gliales o células de apoyo. Pese al papel que juegan los genes en la organización del desarrollo cerebral, ha quedado suficientemente claro que los factores ambientales regulan el proceso desde el mismo inicio de la vida embrionaria. Como conclusión final del debate entre naturaleza y entorno, hoy entendemos que este último actúa sobre los genes con los que hemos nacido para modificar drásticamente su expresión durante la formación de nuestra personalidad, nuestras aptitudes y preferencias, así como sobre la creación de nuestra «configuración» cerebral.

Puntos básicos para madres y padres

- En condiciones ideales todo niño debería ser un hijo deseado.
- Se debe intentar, en la medida de lo posible, planificar la concepción del futuro bebé.
- Durante el embarazo hay que comer bien, evitar las drogas, relajarse y divertirse.
- Es aconsejable rodearse de personas que nos aporten cosas, que nos protejan y nos quieran, para que podamos centrarnos en amar a nuestro bebé.

2

El amanecer de la conciencia

Un antiguo profesor de Harvard, el cardiólogo de Chicago Jason Birnholz, ha realizado más de cincuenta mil sonogramas (imágenes obtenidas por ultrasonidos) a lo largo de las dos últimas décadas. Uno de los hallazgos más sorprendentes para Birnholz ha sido constatar que los bebés aún no nacidos, en especial los que pasan del cuarto mes de gestación, no son tan distintos a los recién nacidos. En absoluto.

«Se observan reacciones emocionales en la cara del feto —afirma Birnholz—. Y si parecen tristes, seguramente es por algo. He visto a fetos hambrientos llorar igual que recién nacidos. Se pensaba que eran simples bultos de carne, pero no lo son.»

En realidad, el gran peso de las pruebas científicas que ha surgido en la última década exige que volvamos a evaluar las aptitudes mentales y emocionales de los niños aún no nacidos. Estén despiertos o dormidos, los estudios demuestran que sintonizan constantemente con todas y cada una de las acciones, los pensamientos y también los sentimientos de sus madres. Desde el momento de la concepción, la experiencia en el útero da forma al cerebro y pone los cimientos de la personalidad, el temperamento emocional y el poder del pensamiento superior.

Los orígenes de la sensación

Hace ya tiempo que se saben ciertas cosas sobre las sensaciones fetales. A los 28 días, cuando el embrión mide 80 milímetros y el diminuto recipiente de sangre que es el precursor del corazón empieza a latir, las tres partes primarias del cerebro ya se han formado. A las seis semanas, cuando el embrión mide poco más de 1,5 centímetros y los ojos, la nariz y las orejas han empezado a formarse, el futuro bebé ya responde al tacto. A las 19 o 20 semanas, presenta patrones primitivos de ondas cerebrales y, a las 22, patrones sostenidos que son parecidos a los de los adultos. Hacia el cuarto mes, estalla la capacidad del futuro bebé para explorar su mundo. Juega con su cordón umbilical y se chupa el dedo pulgar. Si en el útero se introduce aceite de semilla de amapola, desagradable al gusto, el futuro bebé tuerce el gesto y llora. Por el contrario, si lo que se introduce es una sustancia dulce, se traga el líquido amniótico a una velocidad que duplica la normal. A los cinco meses, ese mismo bebé no nacido reacciona ante un ruido fuerte levantando las manos y llevándoselas a los oídos.

El principio del pensamiento y la conciencia

Aunque es imposible determinar con absoluta certeza los pensamientos de un futuro bebé, existe una investigación dirigida por el neurocientífico Dominick Purpura, del Albert Einstein Medical College, en Nueva York, que demuestra que el feto, en el útero, ya tiene formadas las estructuras necesarias para el aprendizaje y a veces incluso conciencia entre el quinto y el sexto mes de desarrollo. Otros científicos, gracias al estudio de las ondas cerebrales, han descubierto que durante el último trimestre de gestación los futuros bebés experimentan periodos de vigilia y de sueño y que incluso muestran registros fisiológicos asociados al soñar dormido.

En la actualidad, la idea de que los futuros bebés, durante los últimos meses de gestación, muestran aptitudes sensoriales y cognitivas no carece de sentido ni para los más escépticos. Pero una exploración de la biología celular apunta a que cierto tipo de conciencia —alguna noción rudimentaria del mundo más allá de uno mismo— existe ya desde los primeros días en el útero.

La primera persona que publicó un trabajo sobre la psicología de la concepción fue una psicoanalista prácticamente desconocida, Sabina Spielrein. Su estudio, titulado «La destrucción como causa del llegar a ser» se presentó en Viena en 1912 ante el pequeño círculo de psicoanalistas de Freud. La fusión de los dos gametos genera destrucción y creación a la vez, expuso ella a los psicoanalistas. El segmento masculino se disuelve en el femenino, mientras que éste se desorganiza ante la invasión del masculino y adquiere una nueva forma a causa del intruso. El cambio estructural recorre todo el organismo; la destrucción y la reconstrucción, que por regla general son lentas y cíclicas, ocurren de modo abrupto en este caso. Parecía casi imposible, declaraba, no notar de algún modo esa conmoción destructiva y constructiva del nacimiento.

Llevando algo más lejos esta idea, Isador Sadger declaró en 1941 que también hay que tener en cuenta las circunstancias emocionales de la concepción. Que el encuentro sexual esté acompañado de sentimientos de sensualidad y amor redunda en beneficio del individuo, aseguraba, y en que el óvulo reciba al espermatozoide «con los brazos abiertos».

Durante años, esas ideas no merecieron ninguna credibilidad. Que la concepción perdurara de algún modo como experiencia parecía algo tan anticientífico como creer en revivir vidas pasadas o en la existencia de los OVNIS. Pero ahora resulta que esos teóricos visionarios se habían adelantado a su tiempo. Hoy, las pruebas de la existencia de una memoria celular, que se tratan con detalle en el Capítulo 9, vienen de científicos que trabajan en el Instituto Tecnológico de Massachusetts, en el Instituto Nacional para la Salud Mental y en otros centros de indudable prestigio.

Su hallazgo colectivo —que las células, individualmente, acumulan una memoria basada en la experiencia incluso antes de la formación del cerebro— sirve para subrayar el dramatismo de la vida embrionaria. La sacudida que supone la concepción es sólo el principio. Otra encrucijada importante es la implantación del embrión en la pared del útero. La primera vez que entran en contacto, las células externas del primero empiezan a proliferar y crean redes de capilares y de vasos sanguíneos con formas que asemejan dedos, que se infiltran en el tejido uterino. Si la implantación prospera, esos dedos —que se conocen como vellos coriónicos— suministrarán nutrientes al embrión y acabarán convirtiéndose en placenta. El embrión, al que el sistema inmunitario de la madre reconoce como un cuerpo extraño, se ve sometido a un ataque a medida que el tejido uterino se abre para engullirlo y miles de glóbulos blancos se aprestan al ataque mortal. Dependiendo del resultado de la lucha, el embrión muere o triunfa en su intento de establecer una base sólida, por lo general en la pared posterior del útero.

Según los nuevos principios de la biología celular, el joven embrión «experimenta» estos acontecimientos físicos, y muchos otros que le siguen, y seguramente sirviendo como entrenamiento para sus sensaciones, sus emociones y su personalidad. Aunque los detalles aún están en el plano de la conjetura, las últimas teorías sitúan el inicio de nuestras sensaciones de placer, dolor, miedo y lucha en los primeros días de la vida.

A medida que el futuro bebé va creciendo, las experiencias —tanto las positivas como las negativas— penetran en él a través de unos sentidos (el oído, el gusto, el olfato, el tacto, el movimiento y la vista) que se van desarrollando con rapidez. A las ocho semanas, el nuevo ser empieza a moverse en respuesta al tacto. A partir de las veinte semanas ya reacciona ante los sonidos, y discrimina entre tonos diferentes a las 28 semanas. Estudios realizados con las ondas cerebrales de niños prematuros muestran patrones sostenidos de sensación visual y táctil.

Los científicos han documentado la sensibilidad táctil del futuro bebé ya a las siete semanas de gestación, pues se ha observado que reacciona si se le roza la mejilla con un pelo. Hacia las 17 semanas de gestación, la mayor parte de la piel del feto es sensible y, a las 32 semanas, la sensibilidad llega a todo el cuerpo.

El sentido de la vista también se desarrolla en el vientre materno. Aunque los párpados se mantienen sellados entre la décima y la vigesimosexta semanas de gestación, los futuros bebés, que captan la luz y la oscuridad, reaccionan ante un haz de luz que ilumine el abdomen de su madre.

El paisaje sonoro del futuro bebé

Con las nuevas evidencias en la mano, la idea de que nuestra vida in utero es un tránsito silencioso ha pasado a la historia. De hecho, según los investigadores, la matriz es una cámara de resonancia en la que el sonido juega un papel importante. Mediante la colocación de un hidrófono en el útero de la mujer embarazada, los investigadores han captado sonidos de fondo comparables al ruido ambiental medio de cualquier habitación. Entre los sonidos registrados están el pulso de la sangre que fluye por las venas maternas, el ruido del estómago y los intestinos cuando la comida transita por ellos y el sonido de su voz filtrada, eso sí, por la barrera que forma su propio cuerpo y por el líquido amniótico en el que flota el futuro bebé.

Aunque los sonidos siempre están presentes, el nuevo ser sólo los percibirá cuando haya desarrollado el aparato auditivo que le permite oír. Como sucede con muchas otras sensaciones —y con el desarrollo de la conciencia misma—

el sentido del oído se agudiza a medida que el cerebro del feto crece. Los investigadores dicen que hacia las 20 semanas de gestación su sistema auditivo está tan desarrollado como el de un adulto. Científicos irlandeses han demostrado que los futuros bebés reaccionan a los tonos a partir de las 19 semanas. Hacia las 27 semanas se muestran especialmente sensibles a la voz de la madre.

En una serie de relevantes estudios, el psicólogo Anthony deCasper, de la Universidad de Carolina del Norte, ha demostrado que los fetos son mucho más inteligentes de lo que nadie había supuesto. En uno de sus estudios, pidió a 16 mujeres embarazadas que leyeran en voz alta y grabaran en cinta de audio tres cuentos infantiles, *Caperucita roja* y dos versiones de *El gato con botas*. Durante las últimas seis semanas y media de embarazo, un grupo de mujeres leyó el primer cuento en voz alta tres veces al día, otro grupo leyó el segundo tres veces al día, y un tercer grupo hizo lo mismo con el tercer cuento. Cuando nacieron los bebés, deCasper y sus colegas les ofrecieron la posibilidad de escoger entre el cuento que su madre les había leído repetidamente y los otros dos.

Para que los recién nacidos pudieran emitir sus votos, deCasper inventó un artilugio al que llamó «chupómetro», y que consistía en una tetina de biberón conectada a un casete controlado por ordenador. Los recién nacidos podían optar por un cuento o por otro modificando, simplemente, su ritmo de succión. ¿Resultados? Cuando se examinó a los recién nacidos a las pocas horas de nacer, 13 de los 16 ajustaron su ritmo de succión para poder oír el cuento que conocían y no el otro, con lo que quedó demostrada de manera convincente la existencia de memoria prenatal.

En una variación de este trabajo, el psicólogo Robin Panneton pidió a dos grupos de mujeres embarazadas a punto de dar a luz que cantaran una melodía diariamente durante el resto de la gestación. En este caso, las madres también grabaron dos melodías: la que les cantaban cada día y la que cantaban las madres del otro grupo. Tras el alumbramiento, los bebés conectados al «chupómetro» prefirieron de manera inequívoca la melodía que les resultaba familiar.

La adquisición del lenguaje

Tal como sugiere la investigación de deCasper, nuestro cerebro es instruido en el lenguaje en el seno materno. Eso explica por qué, a los cuatro días de nacer, el bebé distingue el lenguaje de cualquier otra forma de sonido y ya ha empezado a preferir no sólo la voz de su madre, sino también su lenguaje. Los recién nacidos son capaces de diferenciar maneras de hablar según propiedades tales como la entonación y el ritmo. El francés, el inglés y el japonés siguen patrones claramente diferenciados: por ejemplo, en francés, la duración de las vocales es bastante constante, mientras que en inglés varía dependiendo de si son tónicas o no. En japonés, el ritmo se establece mediante unos sonidos llamados mora, que son más cortos que las sílabas que marcan. En la actualidad, los científicos afirman que, con independencia de la lengua que se utilice, nuestro cerebro se carga con la lengua materna sólo una vez, muy al principio.

La observación de los recién nacidos hace muy convincente esta idea. Casi inmediatamente después de nacer, los bebés seleccionan con preferencia unos sonidos y no otros. Parece que captan de manera intuitiva el significado de la entonación y el ritmo en el habla, aunque no entienden las palabras. Es más, en contacto con su entorno, el bebé empieza a limitar su atención a las categorías lingüísticas pertenecientes a su lengua nativa. Dicen los investigadores que, al principio, los recién nacidos pueden diferenciar todos los sonidos de todas las lenguas humanas, pero que el rápido desarrollo neuronal que se produce en el primer año de vida les lleva a convertirse en expertos sólo de las lenguas que oyen.

La lengua que se oye en el útero predispone al futuro bebé a una lengua o dialecto específicos. Estudios neurológicos recientes apuntan a que las células cerebrales durante el embarazo crecen en respuesta al sonido externo, en especial durante el periodo de maduración cerebral rápida, a partir de las 24 semanas de gestación. Durante esta etapa, las neuronas de la corteza cerebral —sede del pensamiento— reaccionan ante los sonidos lingüísticos produciendo patrones específicos en las dendritas y las sinapsis que generan.

«Incluso sin ningún esfuerzo especial por parte de sus madres, los futuros bebés se benefician de cualquier conversación que oigan —afirma Marshall R. Childs, profesor del Fuji Phoenix College, en Japón—. Tienen la ocasión no sólo de interiorizar los patrones de sonido de la lengua de su madre, sino que pueden ponerlos en contexto. No hay duda de que el feto experimenta los estados mentales de la madre, como el estrés, la relajación, el sueño, la vigilia, el ejercicio aeróbico, la alegría o la ira.»

El nuevo ser se forma impresiones sobre el estado interior de su madre y del mundo exterior a través del sonido de su voz, con sus cambios de tono, de volumen, de velocidad y de ritmo. El lenguaje, después de todo, se sitúa en su contexto, lo cual incluye el estado mental del hablante. «La lengua de la madre nunca es mera sintaxis o vocabulario —constata Childs—. Por el contrario, está inextricablemente unida a sus experiencias, y esa unión inextricable es lo que el feto experimenta e incorpora al entramado neuronal de la mente.»

Una prueba de que existe una conexión entre la estructura cerebral y el lenguaje que el feto oye en el seno materno viene dada ante los casos en que esto no se produce; tras su nacimiento, los bebés de madres mudas tienden a llorar en respuesta al estrés de manera anómala, o no lo hacen en absoluto, como si se hubieran perdido alguna lección básica.

Dolor fetal

Hace años que el tema del dolor fetal genera controversia. En el fondo, el dolor es una experiencia subjetiva. El futuro bebé no puede describir lo que siente, y hasta hace poco carecíamos de instrumentos objetivos para la medición del dolor.

La naturaleza traza a edad muy temprana los senderos del dolor. Las conexiones que van del tejido periférico a la espina dorsal se forman a las 8 semanas. La corteza cerebral empieza a formarse a las 10 semanas. El cerebro sigue extendiendo fibras nerviosas a medida que adquiere forma y estructura. Hacia las 16 semanas las conexiones que hacen posible el dolor ya están en su sitio, y hacia las 28 esa configuración está más o menos completa. De hecho, hay indicios anatómicos que apuntan a que el futuro bebé es más sensible al dolor que el resto de nosotros; los procesos de inhibición que bloquean la entrada de dolor no se desarrollan hasta después del nacimiento.

Los estudios realizados en bebés prematuros también demuestran que en ellos existe una clara reacción al dolor. A las 23 semanas dan muestras claras de respuesta ante estímulos como los pinchazos: hacen muecas, cierran los puños, retiran las piernas... Las madres y el personal de enfermería al cuidado de los bebés prematuros detectan constantemente su reacción al dolor.

También es posible inferir la presencia de dolor a partir de la reacción al estrés. El futuro bebé reacciona de manera significativa a dicho elemento, reacción que puede medirse por la activación de unas hormonas y neurotransmisores muy concretos en reacción a un trauma, en especial el cortisol, las beta-endorfinas y la noradrenalina. Aunque la reacción al estrés no indica en sí misma la presencia de dolor, es poco probable que el dolor aparezca en ausencia de estrés. En este sentido, se han efectuado mediciones que muestran que, durante las intervenciones quirúrgicas, los recién nacidos segregan gran cantidad de hormonas del estrés, lo que abunda en la consideración del estrés como un indicador fiable del grado de dolor del futuro bebé.

Las implicaciones derivadas de estos hallazgos son preocupantes. Según Nicholas M. Fisk, profesor de pediatría, obstetricia y ginecología de la Facultad de Medicina del Imperial College, y de los hospitales Queen Charlotte y Chelsea, de Londres, «en la actualidad al feto se lo trata como si no sintiera nada, y no se le suministran ni anestésicos ni analgésicos cuando se le somete a intervenciones potencialmente dolorosas».

A medida que el futuro bebé adquiere conciencia, creciendo desde la unión de un óvulo y un espermatozoide hasta convertirse en un feto en el que todos los sentidos están en funcionamiento, a los seis meses de embarazo, experimenta el mundo de dos maneras complementarias: una, a través de los sensores moleculares que hay en todas y cada una de las células, y, otra, a través de la estructurada red cerebral. Es este segundo paso (el establecimiento de redes neuronales maduras que constituyen el sistema nervioso central) el que posibilita que aparezca la conciencia. Pero el caudal de experiencia inconsciente, que nos recorre las células, influye en nuestro ser a lo largo de toda nuestra vida. ¿Cuánta gente, que pretende reproducir inconscientemente la lucha celular que se libró en los primeros días de su vida, anhela la aceptación de una figura de autoridad? ¿Cuántos sueñan con vientos fuertes e implacables o con oasis de calma? Estas tendencias suelen entenderse a la luz de influencias posteriores al nacimiento, pero eso no siempre es posible. En estos últimos casos tal vez convenga buscar las pistas en los primerísimos momentos de la vida.

Resumen

Ya se trate de dolor o de los sentidos de la vista y el oído, está claro que la percepción y la conciencia no surgen tras el nacimiento, sino mucho antes, en el seno materno. La sensación siempre está ahí: al principio, en la experiencia de las primeras células fetales; luego, con la aparición de redes neuronales que conforman los órganos sensoriales y el cerebro.

Muchas veces me preguntan: ¿Cómo empieza la vida? Lo que quiere saber en realidad quien pregunta es cuándo, en el ciclo de la vida de una persona, hacen su aparición por primera vez la conciencia y la conciencia de uno mismo. Y la respuesta depende del tipo de prueba que el que interroga esté buscando.

Aunque la experiencia del embrión permanece envuelta en el misterio, de todos modos éste empieza a registrar hechos y a reaccionar ante ellos a un nivel celular ya desde el momento de la concepción. Entre el tercer y el sexto mes de gestación, el futuro bebé empieza a responder a una variedad de estímulos y parece capaz de actos volitivos, como apartarse de una fuente de luz o incluso intentar retirar una aguja de las que se usan para las amniocentesis. Entre el quinto y el sexto mes de embarazo, más o menos al final del segundo trimestre, pasa de ser «sensitivo» —porque recibe, procesa y reacciona a las sensaciones— a ser «sensible» —porque está mentalmente alerta, consciente y es capaz de una cognición primitiva.

No tengo ninguna duda de que, a los seis meses de la concepción, el futuro bebé es un ser humano que tiene sensaciones, sentimientos, conciencia y capacidad para el recuerdo.

Puntos básicos para madres y padres

- Los niños que son concebidos con amor y son cuidados con afecto se beneficiarán de ello toda la vida.
- Para potenciar el desarrollo mental y emocional de un futuro bebé, hay que proporcionarle el grado óptimo de estimulación a lo largo de todo el embarazo.

3

Los factores de estrés de la madre y el futuro bebé

Soy una mujer desgraciada porque mi esposo no me está apoyando durante el embarazo. Estoy de cinco meses y pienso en el suicidio. No quiero enfrentarme a la vida como madre soltera, en especial si el bebé tiene algún tipo de discapacidad mental o es inestable emocionalmente. El estrés que siento no para de aumentar, y me paso el día con ganas de echarme a llorar. En cuanto llego a casa, se me saltan las lágrimas. Mi esposo no está casi nunca, y no me ayuda con las tareas domésticas. Me paso muchas horas sola, porque tengo un trabajo de media jornada y sólo voy por la tarde.

Mi esposo es del modelo clásico. Trabaja muchas horas, pues espera llegar a vicepresidente de la empresa. Cuando sale de trabajar, se va a hacer deporte, practica squash y asiste a dos asignaturas de su máster en administración de empresas. Los fines de semana juega más al squash. Le he pedido que me reserve sólo un día a mí. Pero no puede. No le intereso para nada. Mis lágrimas sólo hacen que se sienta culpable. Hace siglos que no me toca.

Con sus acciones, ese marido puede estar afectando algo más que los sentimientos de su mujer, algo más incluso que su propio matrimonio; también puede estar predisponiendo el cerebro de su futuro bebé a la depresión, los trastornos de conducta, la agresividad incontrolada y muchos otros males. Tal vez alguien debería advertírselo: en los últimos años se han conocido los resultados de algunos estudios, y esos resultados señalan que los fetos expuestos a un exceso de estrés, ansiedad y depresión en el seno materno tienen un riesgo mayor de enfrentarse a problemas de por vida.

Según las conclusiones de algunas investigaciones los científicos han constatado lo siguiente:

- Entre las madres con hijos esquizofrénicos, las que se consideraron a sí mismas deprimidas durante el sexto o el séptimo mes de gestación se encuentran en una proporción casi dos veces superior a las madres que no sufrieron depresión.
- El riesgo de que los bebés cuyas madres han sufrido estrés durante el embarazo sean hiperactivos, tengan problemas de motricidad y déficits de atención es mucho mayor que en el caso de bebés de madres no estresadas.
- Los futuros bebés a los que se somete a ecografías como complemento a la amniocentesis (situación altamente estresante) dan muestras de un mayor movimiento fetal durante la prueba que aquellos que sólo se someten a ecografías rutinarias, sin amniocentesis.
- Las madres con problemas emocionales dan a luz a niños con mayor riesgo de desarrollar problemas de sueño, digestivos o de irritabilidad.

Estos informes, y muchos otros, tienen sentido porque los sentimientos y los estados de ánimo de las madres están vinculados a hormonas y neurotransmisores que viajan por el torrente sanguíneo y, a través de la placenta, llegan al cerebro en desarrollo del futuro bebé. Una exposición prolongada a las hormonas del estrés, incluidas la adrenalina y el cortisol, enseñan al cerebro en desarrollo a reaccionar según la modalidad de «huida o combate» a lo largo de toda la vida, aunque sea inadecuado. Por otra parte, el empeño de la madre en el amor y la alegría inunda ese mismo cerebro en desarrollo con endorfinas y neurohormonas «positivas», por ejemplo la oxitocina, que favorece una sensación sostenida de bienestar.

Tradicionalmente se ha creído que un embarazo tranquilo suponía un contexto propicio para el desarrollo. Si bien esto es cierto, los nuevos hallazgos ponen en evidencia que las emociones e incluso los pensamientos de una madre afectan directamente la «configuración» de la mente.

Estrés maternal

Joanne tenía cuarenta y cinco años y dos hijas preadolescentes cuando supo que estaba embarazada. Por desgracia, una de sus niñas tenía problemas de aprendizaje y exigía mucha atención. Además, su madre se estaba muriendo, y ella tenía que trabajar a jornada completa para llegar a final de mes.

Casada y capaz de hacerse cargo de un tercer hijo, aunque con dificultades, a Joanne no le hacía feliz la idea de ser madre de nuevo. Su nivel de estrés alcanzó cotas altísimas cuando se enteró de que la medicación que había estado tomando para combatir una infección del tracto urinario, antes de saber que estaba embarazada, se asociaba a malformaciones fetales. Su futuro bebé reaccionaba a su ansiedad moviéndose frenéticamente en el útero, algo que no había experimentado durante sus dos embarazos anteriores.

Sin duda, todos coincidiríamos en afirmar que Joanne sufría estrés. El estrés podría definirse como una amenaza, real o imaginaria, a la integridad psicológica o biológica del individuo. Se refiere a las exigencias tanto internas como externas a las que nos enfrentamos cuando surge algún cambio. Lo que puede resultar estresante para un individuo tal vez no lo sea para otro. Todo depende en gran medida de la manera que tiene ese individuo de percibir un hecho determinado.

Los mediadores básicos de la reacción ante el estrés son los glucocorticoides (hormonas que secretan el hipotálamo, la glándula pituitaria y la corteza suprarrenal) y las catecolaminas (secretadas por la cápsula suprarrenal). Son hormonas que tienen efectos a la vez protectores y perjudiciales para el organismo. Cuando actúan durante periodos cortos de tiempo, sirven a las funciones de adaptación y supervivencia. Sin embargo, si el estrés se hace crónico, entonces las hormonas que genera implican un coste, que incluye la aceleración de la enfermedad.

Hace bastante tiempo que las mujeres embarazadas informan de un exceso de movimientos fetales asociado a periodos de ansiedad. En las últimas décadas, los investigadores han contrastado esos comentarios con experimentos realizados en animales y en estudios llevados a cabo con poblaciones humanas en relación al cerebro. Más recientemente, la ciencia ha basado sus observaciones de manera sólida en la biología y los procesos biológicos del cerebro.

Los científicos creen desde hace mucho que el estrés psicológico podría estimular la producción de hormonas que traspasarían la barrera de la placenta y afectarían el desarrollo del feto. Pero la recolección de datos que demostrara esta hipótesis era difícil en el caso de los seres humanos, por las muchas variables que parecían entrar en juego.

Para simplificar las cosas, los primeros científicos que exploraron el proceso en las décadas de 1950 y 1960 trabajaron con monos y con ratas. En un estudio se adiestró a unas ratas hembra para que evitaran una descarga que sobrevenía después de un estímulo condicionado, que se presentaba en forma de timbrazo fuerte. Tras el adiestramiento, las ratas copularon y quedaron embarazadas. Durante los embarazos, a las ratas se les hacía escuchar el timbrazo, pero no se las sometía a ninguna descarga. Sin el elemento de la descarga, no eran capaces de responder de la manera que anteriormente les había permitido evitar la descarga, y de esa manera experimentaban un periodo de estrés. De este modo, creando estrés sin descarga, los investigadores pudieron medir el estrés psicológico puro.

Para eliminar cualquier confusión procedente de estilos maternales atípicos causados por las descargas previas, los investigadores hicieron que un segundo grupo de control de ratas hembra (que no habían sido sometidas ni a descargas ni a estrés) se apareara al mismo tiempo que el otro. Entonces, cuando las ratas parieron, se dio la mitad de las camadas de las madres estresadas (adiestradas) a las ratas no adiestradas, y viceversa. Este tipo de diseño experimental se conoce con el nombre de «acogimiento cruzado» y supone un modo excelente de medir los efectos diferenciales en aspectos como la genética, la experiencia prenatal y la influencia prenatal.

El resultado fue que había diferencias de comportamiento entre las crías gestadas por madres angustiadas y las gestadas por madres normales, independientemente de qué grupo de madres se hiciera cargo de ellas. Cuando se las dejaba en un campo abierto, algo que despierta el miedo de las ratas, las crías de las madres estresadas defecaban más y se mostraban menos activas, dos signos de emoción negativa.

Además, los investigadores observaron que las madres estresadas daban muestras de poseer un estilo de maternidad distinto, que provocaba más reacciones negativas en las crías de las que se ocupaban; por su parte, dichas crías suscitaban comportamientos más negativos en las madres no estresadas que las crías no estresadas.

En los años siguientes, los científicos fueron variando las fuentes de estrés y recurrieron a la manipulación y a la limitación de las horas de luz. También reprodujeron el experimento con monos, y obtuvieron resultados similares. En definitiva, el trabajo con animales de diversas especies mostraba que el estrés psicológico durante el embarazo produce cambios negativos de largo alcance tanto en las madres como en sus crías. Otros estudios han demostrado que estos hallazgos también afectan a los seres humanos.

Por ejemplo, Patrick Wadhwa, investigador de la Universidad de California, en Irvine, estudió a 156 futuros bebés para medir el impacto del estrés materno. En primer lugar, realizó análisis de sangre a las madres y les pidió que rellenaran unos cuestionarios sobre su estado emocional. A continuación, estimuló ligeramente al feto a través del abdomen de la madre y midió el ritmo cardíaco para detectar el impacto de su acción sobre el futuro bebé. El ritmo cardíaco aumentaba significativamente y permanecía en una frecuencia alta durante más tiempo en el caso de las madres gestantes con los niveles más altos de hormonas de estrés, que eran las que aseguraban sentirse más angustiadas y menos apoyadas. Por su parte, las mujeres con embarazos deseados, una autoestima alta y un buen respaldo social eran las que albergaban a los fetos más tranquilos, con unos ritmos cardíacos que volvían a la frecuencia normal en el menor tiempo.

Es más, las madres que ya están estresadas reaccionan a nuevas fuentes de estrés de manera más acusada, liberando hormonas que afectan negativamente al futuro bebé. Hay que decir que en otros estudios se ha establecido una relación entre las alteraciones prolongadas del ritmo cardíaco durante la gestación y el aumento del riesgo de padecer cardiopatías y diabetes en momentos posteriores de la vida.

En otro experimento, Curt A. Sandman, Wadhwa y otros colegas hallaron una conexión importante entre el estrés prenatal y el desarrollo final del embarazo, incluidos aspectos como el bajo peso al nacer y el nacimiento prematuro. Al analizar estas cuestiones en 90 mujeres embarazadas que recibían asistencia, valoraron el estrés según cinco criterios:

- Cambios trascendentales: en estos factores de estrés se incluían cuestiones como cambios laborales, de estado civil o de residencia.
- Contratiempos cotidianos: ¿Tenían problemas para llegar a fin de mes, demasiado trabajo o la obligación de cuidar a familiares enfermos? Las pequeñas alteraciones en el día a día se van sumando.
- Estrés crónico: las mujeres que se sienten siempre angustiadas en respuesta a los aspectos más cotidianos de la vida podrían tener un problema crónico, como lo tendrían aquellas que definieron la vida como algo impredecible e incontrolable, y demasiado ajetreada.
- Síntomas psicológicos y físicos: si el estrés ha llegado a un punto en el que provoca otros síntomas, como por ejemplo dolor de espalda, nerviosismo o depresión, se convierte en «tensión».
- Ansiedad relacionada con el embarazo: en este punto, Sandman y Wadhwa evaluaron los miedos y la ansiedad de las madres en temas como la salud del bebé, el proceso del parto y los sentimientos provocados en ellas por el obstetra y el resto de personal sanitario.

De los cinco factores, Sandman y Wadhwa constataron que dos de ellos eran especialmente indicadores de resultados adversos en el momento del nacimiento. Las madres que afirmaban atravesar por más cambios trascendentales en sus vidas eran más susceptibles de tener hijos con bajo peso al nacer, y las que tenían altos niveles de ansiedad relacionada con el embarazo tenían más probabilidades de dar a luz prematuramente. Los investigadores comprobaron que si se tenían en cuenta elementos como que la madre fumara, consumiera alcohol o drogas, el estrés asociado a los cambios trascendentales y a la ansiedad relacionada con el embarazo servían de elementos para prever de manera bastante ajustada el peso del bebé al nacer y el momento exacto del parto, respectivamente. De hecho, la relación entre ambos factores seguía una progresión matemática: a cada aumento de la ansiedad, el peso al nacer y el tiempo de gestación disminuían en una proporción determinada y significativa. Como las pacientes que acudían a las instalaciones de Irvine tenían una buena posición económica —y por tanto eran más resistentes a ciertos tipos de estrés— Sandman y Wadhwa apuntaron a que esas proporciones podrían resultar incluso mayores al extrapolar los datos a la población general.

Ahondando aún más en los detalles, un grupo de investigadores de Michigan descubrió que los problemas económicos y familiares en mujeres solteras o con un nivel de ingresos bajo creaban tanto estrés que el riesgo de aborto aumentaba. Pero sus hallazgos también tenían un lado positivo: las mujeres estresadas que se sentían emocionalmente respaldadas parecían evitar las peores consecuencias. El impacto de la presión ambiental es reversible —según indica su estudio— a través del reconocimiento del problema y de importantes niveles de apoyo.

Estos hallazgos encajan con numerosos estudios a gran escala que se han realizado sobre el estés prenatal. En una investigación llevada a cabo entre mujeres danesas, se asociaba el estrés generalizado, en especial la ansiedad y la depresión a las treinta semanas de embarazo, con el riesgo de nacimiento prematuro. En otro estudio llevado a cabo entre mujeres del estado norteamericano de Alabama, se asociaba el estrés maternal, la ansiedad y la depresión con el bajo peso al nacer de los bebés. Otro grupo de investigadores constató que un cambio en las circunstancias vitales entre el segundo y el tercer trimestre de embarazo provocaba bajo peso al nacer.

Las hormonas del estrés y el cerebro

Estos descubrimientos sobre los efectos del estrés vienen dados, claramente, por el flujo y el reflujo de las hormonas y, en última instancia, por la arquitectura cerebral. Entre las reacciones ampliamente documentadas al estrés fisiológico se encuentran, por una parte, el desequilibrio en el sistema nervioso autónomo y la alteración de las hormonas que se producen en el hipotálamo, la glándula pituitaria y las suprarrenales (el eje hipotálamo-pituitaria-suprarrenal, o HPS). Durante el embarazo, esta alteración tiene implicaciones claras para la salud del feto, como se ha documentado en estudios realizados con variedad de especies.

Cuando se reprime a las ratas durante el embarazo, por ejemplo, sus crías muestran niveles elevados de beta-endorfinas en el hipotálamo diez días después de nacer y, además, a los cuarenta y dos días de vida, una disminución del nexo entre las moléculas relacionadas con el estado de ánimo y los receptores cerebrales. Parece ser, pues, que una exposición excesiva al estrés en las primeras fases de la gestación crea un estado permanente de insensibilidad a dichas moléculas a lo largo de toda la vida. Por eso, cuando los científicos suministraron a ratas de dos y tres meses cantidades excesivas de hormonas del estrés —incluidos opiáceos (beta-endorfinas), hormonas liberadoras de corticotropina (HLC), y cortisol— su comportamiento se alteraba de manera permanente. Y el resultado era el mismo tanto si las ratas se habían visto expuestas por madres estresadas, como si esas hormonas les eran suministradas de manera directa: pesaban menos que las ratas del grupo de control y emitían más vocalizaciones relacionadas con el estrés. El aprendizaje, la memoria y el crecimiento se veían negativamente afectados a lo largo de toda su vida. Los científicos lograron burlar el problema en conejos al tratar previamente a las madres estresadas con inhibidores de opiáceos, protegiendo de este modo a los fetos de una exposición a dichas hormonas en el vientre materno.

Los estudios más recientes demuestran que en los seres humanos opera el mismo sistema. Los hallazgos del equipo de la Universidad de California, en Irvine, son especialmente significativos. En una investigación realizada con un grupo de 54 mujeres embarazadas, los científicos constataron que las circunstancias de una vida estresante podían incrementar las hormonas del estrés detectadas en sangre: hasta un 36 por ciento de la hormona adrenocorticotrópica y hasta un 13 por ciento del cortisol. En otro estudio realizado con otras 54 mujeres, el equipo descubrió que a medida que los niveles de hormonas liberadoras de corticotropina en la sangre de las futuras madres aumentaban, el tiempo de gestación tendía a disminuir. Las madres que daban a luz a bebés prematuros tenían unos niveles de hormona liberadora de corticotropina en la sangre mayores que los de las mujeres que completaban el ciclo del embarazo.

Un exceso de estrés en la madre también puede afectar la capacidad de aprendizaje del niño. Acostumbrarse a unos contenidos ya conocidos es una parte sustancial del proceso de aprendizaje. Después de todo, si tuviéramos que reaccionar al mismo sonido o al mismo olor con la misma intensidad una y otra vez, nuestros sentidos se verían desbordados. Los contenidos provenientes de todos los rincones llegarían a ser tan invasivos que nos distraerían y nos dificultarían la discriminación del hecho realmente novedoso y, por tanto, entorpecerían el aprendizaje. El equipo de Irvine descubrió que, cuando las madres tenían mayores niveles de estrés durante el tercer mes del embarazo, el futuro bebé tenía más probabilidades de seguir reaccionando ante estímulos repetidos, tal como quedaba claro mediante la medición del ritmo cardíaco del feto. Los futuros bebés de madres más relajadas, por su parte, tendían a acostumbrarse a una exposición repetida a los mismos estímulos, y reaccionaban cada vez menos a medida que iba pasando el tiempo.

Este hallazgo concuerda con los estudios que demuestran que una exposición excesiva al estrés afecta a la fisiología del cerebro. Los cambios que los investigadores han cuantificado incluyen la destrucción y la inhibición del crecimiento de neuronas y sinapsis en el área del hipocampo, así como una disminución en la producción de ciertos neurorreceptores. En el individuo susceptible, el estrés prenatal causa una «reconfiguración» del cerebro y genera un escenario propicio para el estrés en el que puede darse desde un incremento de la irritabilidad hasta problemas de conducta durante toda la vida. Para el niño que ya sea genéticamente vulnerable, la exposición a un estrés prenatal extremo puede aumentar el riesgo de padecer una gran variedad de trastornos de desarrollo, desde hiperactividad a autismo.

Estrés maternal y orientación sexual

Uno de los hallazgos más trascendentales de la neurociencia del desarrollo ha sido la constatación de que un exceso de las hormonas del estrés es capaz influir en el «sexo del cerebro». Hoy ya sabemos que el cerebro, al igual que el cuerpo, asume su naturaleza sexual en parte a través de una exposición a la dosis exacta de una hormona sexual, el andrógeno, que se produce durante un periodo básico muy bien definido antes del nacimiento.

Pero, de hecho, la historia es más compleja. Hoy se está descubriendo que, aunque los cerebros de hombres y mujeres son distintos, cada individuo posee un sistema de circuitos inicial que incorpora tanto el comportamiento masculino como el femenino. Las hormonas del desarrollo actúan en concierto con los genes en periodos sensibles que tienen lugar en el vientre materno, y más tarde se activan de nuevo, durante la pubertad, para generar comportamientos orientados sexualmente que son de grados distintos y que varían de individuo en individuo. Esta graduación de la sexualidad permite que existan muchos tipos intermedios dentro de unos límites, y es dentro de esos límites donde se ubica la mayoría de individuos.

En su convincente obra *Affective Neuroscience* [Neurociencia afectiva], el neurocientífico Jaak Panksepp presenta un argumento según el cual no habría dos sexos, sino cuatro. Lo hace basándose en el flujo de hormonas esteroides que baña el cerebro del feto. Resulta que el andrógeno es sólo el desencadenante de una cascada de sucesos formativos en los que intervienen dos tipos de esteroide, los estrógenos y la deshidrotestosterona (DHT). Aunque normalmente se cree que los estrógenos son hormonas femeninas, en realidad son masculinizadoras en el útero. Solamente cuando la testosterona se convierte en estrógeno, el cerebro del feto recibe la orden final para adoptar una estructura masculina. De modo análogo, la testosterona debe convertirse en DHT antes de que el cuerpo del futuro bebé pueda completar su viaje hasta una femineidad completa. «Varias formas de homosexualidad y bisexualidad se ven propiciadas si se produce algún "error" en los diversos puntos de control de estos procesos bioquímicos», afirma Panksepp.

Asumámoslo: todos los embriones empiezan teniendo forma femenina, pero la aplicación de hormonas esteroides en momentos críticos de la gestación modifican el desarrollo de manera que, en los embriones con un cromosoma Y, el cuerpo y el cerebro se convierten en masculinos. Si por algún motivo el cerebro masculino en desarrollo no recibe un baño de testosterona durante ese periodo sensible, y la enzima que convierte la testosterona en estrógeno disminuye o no aparece, el proceso puede malograrse. De la misma manera, si el cerebro femenino se ve expuesto a demasiado estrógeno durante el periodo sensible, adoptará características masculinas. Eso explicaría por qué la masculinización es más frecuente en chicas a cuyas madres se les suministró un estrógeno sintético, el dietilstilbestrol, que se recetaba para evitar un aborto espontáneo durante el segundo trimestre del embarazo en las décadas de 1940 y 1950. Y el caso contrario también puede darse: los niños varones que han sido expuestos a niveles insuficientes de estrógenos, pero suficientes de deshidrotestosterona (DHT), durante el periodo sensible pueden poseer un cuerpo de hombre pero un sistema de circuitos de tipo femenino oculto en el cerebro.

No hay duda de que el equilibrio puede verse alterado por factores como los defectos genéticos o las toxinas ambientales. Pero recientemente se han realizado experimentos con ratas que apuntan a otro factor de desestabilización: el estrés materno. En una camada de ratas normales, no estresadas, el 80 por ciento de machos aproximadamente se convierte en «sementales» al llegar a la pubertad, mientras que el 20 por ciento restante queda como seres más bien asexuales que dan pocas muestras de comportamiento sexual, ni masculino ni femenino.

Pero cuando a las ratas gestantes se las somete a una situación de estrés, las estadísticas cambian de forma radical. Sólo un 20 por ciento de las crías de madres estresadas se convierten en machos sementales. Un 60 por ciento pueden ser o bien bisexuales (muestran un comportamiento masculino con hembras receptivas y un comportamiento femenino con «machos sementales») o bien sólo homosexuales, con aparición de lordosis, postura específica de las hembras que denota receptividad sexual ante un macho sexualmente excitado que intenta la cópula. Igual que sucede con camadas de madres no estresadas, el 20 por ciento restante se muestra asexual.

Los científicos dicen que estos hallazgos cobran sentido a la luz de otros experimentos que muestran que las hormonas del estrés actúan contra la masculinización del cerebro fetal de las ratas. La cadena de acontecimientos se pone en marcha cuando las beta-endorfinas liberadas en exceso por madres estresadas provocan la secreción prematura de testosterona fetal. «Bajo condiciones de estrés materno, la cascada de hechos fundamentales se altera, de modo que el punto álgido de secreción de testosterona tiene lugar varios días antes de lo que debería, cuando los tejidos cerebrales aún no están preparados para recibir el mensaje organizador. Por hacer un símil, es como si el obturador de la cámara fotográfica hubiera sido presionado antes de quitar la tapa que protege el objetivo. Aunque en este caso sí se ha liberado bastante testosterona, lo que ocurre es que ésta llega demasiado pronto, y la imagen neuronal de masculinidad no queda grabada de manera adecuada en el cerebro.»

Los investigadores han descubierto un impacto menor, pero apreciable, sobre las hijas. Las crías hembras de madres estresadas son menos protectoras que las de madres no estresadas. Esto es particularmente interesante porque en el caso de los machos sucede todo lo contrario: las crías macho nacidas de madres estresadas son, con diferencia, bastante más protectoras que sus equivalentes nacidas de madres no estresadas.

¿Es posible extrapolar los hallazgos realizados en ratas a los seres humanos? No existen pruebas concluyentes, pero sí algunos estudios que sugieren dicha conexión, y que están resultando bastante controvertidos. Gunter Dorner, por ejemplo, ha constatado que entre los hombres alemanes nacidos durante los años difíciles de la segunda guerra mundial, había más que se declaraban homosexuales que entre los nacidos en tiempos de paz. En otra investigación descubrió que los homosexuales eran mucho más proclives que los heterosexuales a definir los embarazos de sus madres como estresantes.

El papel específico que juega el estrés en la configuración y la orientación sexual humanas exige proseguir con las investigaciones. Con todo, las pruebas son bastante reveladoras: aunque el sexo viene determinado por la genética, el sistema de circuitos sexuales del cerebro y la orientación sexual surgen de la interrelación entre ésta y el entorno, interrelación que se da en el seno materno. Está claro, no obstante, que hay influencias posteriores que también ejercen su influencia, en especial en el área de la sexualidad.

El impacto de la depresión materna

«Cuando llevaba siete meses en el vientre de mi madre, viví con ella la muerte de su hijo de tres años. Bajo un estado de profunda relajación inducido por la autohipnosis, un día me descubrí gritando sin parar: "¡Yo no quería que Charlie muriera!". Nunca había sabido que, en mi subconsciente, sentía la culpa y el dolor de mi madre.»

Si el estrés es devastador, no debe sorprendernos que la depresión durante el embarazo también conlleve consecuencias no deseadas. En un estudio realizado con 1.123 madres, un grupo de investigadores de Boston evaluó la depresión durante el embarazo a partir de la cuantificación de la iniciativa, el apetito, el insomnio y el sentimiento de soledad. Después del nacimiento, unos pediatras que no conocían el historial prenatal de las madres, examinaron a los bebés del grupo de estudio.

Los científicos de Boston descubrieron que las madres deprimidas tenían más probabilidades de tener bebés que lloraban en exceso y que eran más difíciles de consolar. Cuanto más deprimida había estado la madre, más irritable se mostraba el recién nacido. Aquellas conclusiones tenían sentido para los investigadores. Las madres deprimidas tenían niveles elevados de una hormona del estrés, la norepinefrina, en el torrente sanguíneo. La norepinefrina, igual que otras sustancias bioquímicas que viajan en la sangre, atraviesa la placenta y entra en el torrente sanguíneo del futuro bebé. De hecho, en otro estudio se constató la presencia de norepinefrina en recién nacidos muy inquietos. Finalmente, los síntomas de la depresión conllevaban toda una serie de comportamientos perjudiciales: consumo de tabaco, alcohol, cocaína y menor incremento de peso.

Los investigadores destacan que a menudo la depresión durante el embarazo se mantiene tras el alumbramiento en lo que se conoce como «depresión posparto». Se trata de una enfermedad que podría verse exacerbada por la propia irritabilidad del recién nacido; una madre deprimida que ya tiene problemas para relacionarse con y cuidar a su bebé puede verse aún más debilitada por su llanto incesante, lo cual cerraría el círculo de la depresión y haría todavía más difícil que se estableciera un vínculo afectivo entre madre e hijo. A menos que se interrumpa este sistema cerrado que se refuerza a sí mismo, puede desencadenarse un ciclo de depresión-irritabilidad que dure toda la vida, y que tiene su origen en la transmisión que se estableció en el vientre de la madre.

Un estudio reciente sobre embarazos durante la adolescencia confirma las sospechas. Los altibajos emocionales que vive la adolescente embarazada marcan la pauta de las emociones negativas, de las que la depresión es la reina. En su investigación, realizada con un grupo de adolescentes, unos científicos de la Universidad Estatal de Pensilvania descubrieron que las madres adolescentes que habían reconocido padecer depresión y ansiedad al principio de su embarazo tenían más probabilidades de tener bebés susceptibles de precisar técnicas de resucitación tras el alumbramiento, y que sacaban puntuaciones inferiores en el test Apgar.

Es interesante destacar que muchas de estas madres adolescentes, deprimidas y estresadas, lo hacían muy bien durante el parto, a menudo por causa de una «emocionalidad» positiva producida durante el embarazo. En medio de su trauma, ¿qué habían hecho bien? Los investigadores dijeron que muchas de estas adolescentes con problemas habían participado en programas públicos que ofrecían clases de preparación al parto y de cuidados del bebé. En aquel contexto habían recibido apoyo emocional y adquirido técnicas de asimilación que les ayudaron a superar los sentimientos depresivos y a mejorar la salud de sus hijos.

Embarazo y violencia

Aunque existen estudios recientes y cada día aparecen casos en los medios de comunicación que revelan lo extendidos que están los malos tratos a menores en nuestra cultura, se ha dicho muy poco sobre otro crimen, en este caso oculto: los malos tratos a mujeres embarazadas. Varios estudios realizados en un amplio espectro de poblaciones y clases sociales indican que aproximadamente el 15 por ciento de las mujeres embarazadas son víctimas de malos tratos domésticos.

Este problema insidioso, causa de depresión extenuante y de estrés, no presagia nada bueno para el momento del parto y tras el alumbramiento. Las mujeres embarazadas que son víctimas de malos tratos suelen fumar más, beber más y medicarse más con fármacos que les calmen el dolor y la ansiedad. Con frecuencia sufren un número elevado de infecciones, así como de anemia. Y por si esto fuera poco, como se avergüenzan de su situación, suelen demorar más la atención y los consejos prenatales. O tal vez sean sus maltratadores quienes las disuadan de buscarla.

No sorprende que se haya descubierto que los bebés de madres maltratadas sufren los peores efectos del estrés prenatal, con un riesgo muy alto de nacer con poco peso y de ser prematuros. Las pruebas que señalan que un peso al nacer muy bajo es un factor de riesgo para contraer la diabetes del tipo II nos da una idea de hasta qué punto las secuelas de estas experiencias tempranas se prolongan a lo largo de toda la vida.

Es frecuente que las mujeres que han sido maltratadas durante el embarazo sigan siéndolo una vez que han dado a luz. Y como sus maltratadores son con mucha probabilidad sus esposos o sus novios, el futuro bebé también está en gran peligro de ser maltratado en el futuro.

Para dar respuesta a este grave problema, lo mejor es que lo saquemos a la luz, como ya se ha hecho con temas como el de los malos tratos a menores y el incesto. El primer paso consiste en que los profesionales de la salud, así como los parientes y amigos, reconozcan a los que están en situación de riesgo. Se ha demostrado que la violencia interpersonal no depende de la edad, de la raza, del estado civil ni de la clase socioeconómica a la que se pertenezca. Es más útil fijarse en aspectos como los antecedentes de depresión, el consumo abusivo de estupefacientes, las visitas frecuentes a las urgencias hospitalarias, y las múltiples heridas y moratones sin explicación aparente, en especial en torno al cuello, el abdomen y los pechos. Otro indicador de malos tratos es la existencia de moratones en diferentes estadios de curación.

Aunque los malos tratos debilitan tanto a la mujer embarazada como al futuro bebé, una actuación adecuada, siempre que sea aceptada por la madre, puede hacer mucho para poner las cosas en su sitio. Igual que sucede con las adolescentes, una red de apoyo precoz ayudará a revertir el daño que sufre el bebé, posibilitando un final positivo del embarazo.

Cuando se intenta ayudar a alguna amiga de la que se sospecha que está siendo víctima de malos tratos, hay que tener presente que, para conseguir el reconocimiento de la situación por parte de la interesada, es de gran ayuda crear un ambiente de respeto y hacerle saber que vamos a aceptar lo que nos diga sin juzgarlo. Insistir mucho en que nuestra amiga debe «salir» cuanto antes de la situación de malos tratos puede ser contraproducente y hacer que la víctima rechace de plano cualquier tipo de ayuda.

A corto plazo, las mujeres embarazadas que son maltratadas necesitan mucho apoyo por parte de sus familiares, sus amigos y los servicios sociales para sobrellevar esa crisis en su vida. A largo plazo, para que las intervenciones tengan éxito hace falta plantearse un enfoque a diversos niveles que incluya aspectos como la formación laboral, la ampliación de estudios y la asesoría personal.

Hay un tipo específico de maltrato que llega a ser más difícil de resolver: el de los embarazos que derivan de violaciones. Los embarazos surgidos de violaciones constituyen sólo un pequeño porcentaje de los tres millones de embarazos no deseados que se estima que se dan cada año en los Estados Unidos. Pero para las víctimas y para sus hijos, las consecuencias son de triste y largo alcance. En la mayoría de estos casos la mujer violada conoce a su violador, y entre éstos se incluyen los novios (29,4 por ciento), los esposos (17,6 por ciento) y los amigos (14,7 por ciento). Las estadísticas muestran que el 50 por ciento de las madres optan por abortar, el 32 por ciento por tener el bebé, en el 12 por ciento de los casos el embarazo se interrumpe espontáneamente y en el 6 por ciento restante las madres dan a sus hijos en adopción.

Hasta este momento, nadie ha estudiado el desarrollo de los niños que han sido concebidos en el transcurso de una violación. De todos modos, puede afirmarse sin temor que estos niños experimentarán las peores consecuencias del trauma y el estrés prenatal, al igual que aquellos cuyas madres han sufrido traumas graves, estrés y conflictos durante el embarazo.

Hijos no deseados

«He sentido durante mucho tiempo que la más joven de mis hijos —trece meses y medio menor que su hermano, y a la que no deseé hasta tres meses antes de su nacimiento— ha estado siempre intentando justificar su existencia. Fue una universitaria sobresaliente, pero en su vida personal le falta buen juicio y no creo que se tenga en gran estima. La he visto deprimirse tanto, que a veces se ha pasado tres días seguidos llorando.

»Yo también fui una hija no deseada. Nací nueve meses después del matrimonio de mis padres; mi madre era una pianista que tuvo que sacrificar su carrera para cuidarme. Además, tenía una enfermedad grave cuando yo nací, y estoy segura de que me dejaron en la enfermería del hospital sin darme los cuidados adecuados. Los hijos deseados no entienden lo arraigadas que están las creencias de la gente sobre si este mundo es un lugar acogedor o no.»

Las sensaciones intuitivas de esta mujer sobre el efecto que tiene en los hijos el hecho de no ser deseados se ven corroboradas por la literatura científica. Los científicos llevan tiempo vinculando los embarazos no deseados con el bajo peso al nacer, el alto índice de mortalidad infantil y las carencias en salud y el desarrollo. Anne Cooker, epidemióloga de la Universidad de Carolina del Sur, ha descubierto que los bebés nacidos de embarazos no deseados tienen el doble de probabilidades que los deseados de morir durante el mes posterior a su alumbramiento. Las mujeres que participaron en el estudio estaban casadas, tenían un nivel de ingresos medio y todas recibían atención médica prenatal.

Al mismo tiempo, unos científicos de Praga han realizado un seguimiento de 2.290 niños nacidos entre 1961 y 1963 de mujeres a las que se les negó dos veces el permiso para abortar de un mismo embarazo. A estos niños no deseados se les comparó con otro grupo de control de niños deseados, y se siguió su evolución hasta que llegaron a la edad adulta. Los investigadores constataron que, de manera sistemática, los niños no deseados tenían más dificultades de tipo físico y emocional que los deseados. Con los años, esas diferencias se fueron acentuando, y muchas de las que no habían resultado estadísticamente significativas a los nueve años, ya empezaron a serlo a los 16 o a los 21.

Conscientes de la bibliografía controvertida sobre niños no deseados, William G. Axinn, Jennifer S. Barber y Arland Thornton, del Instituto de Investigaciones Sociales de la Universidad de Michigan, pusieron en marcha un estudio para investigar a esos niños, y lo hicieron examinando el nivel de autoestima a los 23 años. El análisis de los resultados reveló que los hijos no deseados mostraban prácticamente siempre un nivel de autoestima menor que el de los hijos deseados.

Estos investigadores de Michigan afirman que para estos niños es probable que el trato que reciben de sus padres a lo largo de toda su vida se caracterice por ausencia de implicación e incluso malos tratos. «Los padres que no han deseado a un hijo —sugieren— son seguramente menos proclives a invertir en él su tiempo y sus recursos emocionales, lo que desemboca en que su nivel de autoestima sea más bajo.»

Enfrentarse a una pérdida durante el embarazo

Extractos de conversaciones entre dos madres:

«Cada vez que pienso en eso me asusto. Los dos niños que murieron mientras los daba a luz…, aquello debió de ser horripilante para mi madre. Mi parto es algo que me asusta. Me gustaría que fuera vaginal, pero no confío del todo en que mi cuerpo sea capaz.»

«Nunca pensé en él como en una criatura viva, pero el caso es que vivió y fue muy fuerte. Los médicos se sorprendían de que se aferrara de aquella manera a la vida. Aportó a mi existencia un tipo de alivio muy distinto, he cambiado tanto… Ahora es él quien me dice: "Adelante, mamá, ten un niño, no pasa nada."»

No hay duda de que una familia que se enfrenta a la muerte de un no nacido o de un bebé recién nacido pasa por una profunda tragedia. Los que experimentan algo así aseguran que el dolor es tan grande como cuando se pierde a un hijo mayor, a un cónyuge o al padre o a la madre. El luto por la pérdida de una vida incompleta es a veces difícil de entender por los que no han pasado por ello. Los que dicen cosas como «ya tendrás otro», o «la vida sigue», sencillamente no entienden el impacto perdurable de ese trance.

La psicóloga californiana Gail Peterson quiso saber si una experiencia de ese tipo podría tener alguna incidencia en embarazos futuros, y, tras realizar un estudio clínico, constató que así era en una mayoría abrumadora de casos.

A las mujeres que habían pasado por la pérdida de un bebé antes de nacer o durante el parto les resultaba más difícil adaptarse a una nueva maternidad, pues tenían miedo de sufrir una nueva pérdida y se sentían culpables por querer tener otro bebé, según afirma Peterson. «Eso no sólo influye en el vínculo con el feto, sino que además puede precipitar estados muy acusados de miedo y pánico a lo largo del embarazo y durante el parto. Las mujeres que han vivido ese tipo de pérdidas —dice Peterson— tienen más probabilidades de perder de nuevo a su bebé, de que éste sea prematuro o de que haya complicaciones durante el parto.»

Tal vez resulte más sorprendente otro dato con el que se ha encontrado Peterson: que este tipo de pérdidas se transmite a siguientes generaciones. Las mujeres pueden absorber durante la infancia el impacto que para sus madres ha supuesto la pérdida de un hijo no nacido y son muy susceptibles de experimentar altos niveles de miedo durante sus propios embarazos, en los partos y, más allá, cuando tienen que ejercer de madres.

En el caso concreto de una mujer a la que Peterson estudió, ésta recordaba que a su madre le habían nacido muertos dos hijos antes de pasar por cinco cesáreas. «Esa paciente sintió la pena no resuelta de su madre durante su infancia, y la necesidad de tomar muchas de sus propias decisiones basándose en los temores de su madre.» En última instancia, la ansiedad y la culpa por llevar en su seno el hijo que su madre había perdido ponía en entredicho el vínculo con su futuro bebé.

El aspecto positivo para Peterson fue descubrir que podía aliviar aquellos sentimientos —y, por extensión, mejorar el resultado final del embarazo— ayudando a sus pacientes a explorar la sensación subyacente de pérdida. «El embarazo abre una ventana de oportunidades para producir curación y soluciones», afirma.

Resumen

Las alteraciones emocionales de las madres embarazadas hacen que se segreguen más hormonas del estrés, en especial cortisol y norepinefrina. Éstas, a su vez, tienen efectos adversos sobre la regulación de los genes y propician una destrucción excesiva de las neuronas y las sinapsis, que modifica la organización y la estructura del cerebro y perjudica la capacidad futura del bebé para enfrentarse al estrés. El lado positivo de saber estas cosas es que los padres que son conscientes del daño que el estrés es capaz de provocar a sus futuros hijos pueden actuar en consecuencia para aliviar ansiedades que estén bajo su control. Tal vez el embarazo no sea el momento para irse a vivir a la otra punta del país, para jugarse mucho dinero en Bolsa, para pelearse con una madre o iniciar un cambio incierto de carrera profesional. Quizá sí sea un momento adecuado para tomar baños relajantes, para escuchar música vigorizadora, y para charlar largo y tendido con los amigos.

Puntos básicos para madres y padres

- Ya se trate de pena, estrés o depresión, poder reconocer y compartir el bagaje emocional con una persona comprensiva puede servir de alivio a la madre y al futuro bebé.
- Durante el embarazo, más que en cualquier otro momento de la vida, la mujer necesita apoyo emocional. Busca a alguien con quien comentar libremente tus esperanzas y tus preocupaciones.
- Recuerda: los disgustos breves o arranques puntuales

de estrés no son dañinos para el bebé. Lo que le perjudica es el estrés crónico y sostenido.

- Es importante que los futuros padres creen un entorno de calma y relajación durante el embarazo, porque en ese periodo el flujo y reflujo de las hormonas del estrés podría afectar poderosamente la arquitectura cerebral.

4

La matriz como escuela

¿Dónde experimentamos las primeras emociones de amor, rechazo, ansiedad y alegría? Pues en la primera escuela a la que asistimos: el vientre de nuestra madre. Está claro que el alumno acude a clase con cierta dotación genética: inteligencia, talentos y preferencias. Sin embargo, la personalidad de la profesora ejerce una poderosa influencia en el resultado. ¿Se muestra interesada? ¿Tiene paciencia? ¿Está bien informada? ¿Pasa tiempo con su alumno? ¿Le cae bien? ¿Lo quiere? ¿Le gusta enseñar? ¿Está contenta, triste o distraída? ¿Y el aula?, ¿es tranquila o ruidosa? ¿Hace demasiado calor o demasiado frío? ¿Es un lugar de paz y tranquilidad o una caldera de estrés?

Hay numerosas líneas de investigación y cientos de estudios que me permiten asegurar que no es lo mismo ser concebido con amor que con odio, con ansiedad que con violencia. No da lo mismo que la madre desee quedarse embarazada y tener a su bebé, que ese bebé sea un hijo no deseado. Los resultados cambian si la madre se siente apoyada por familiares y amigos, si no tiene adicciones, vive en un entorno estable y libre de estés y recibe una buena atención prenatal.

Todas estas cosas son de una gran importancia, no tanto en sí mismas como porque forman parte de la educación continuada del futuro bebé.

Estar listos para la paternidad

La motivación principal a la hora de tener un hijo es el deseo de cuidarlo y criarlo. Un hijo puede traer mucha felicidad a una familia y hacer posible que una madre o un padre crezcan en el plano personal, redefinan su relación de pareja y tengan la ocasión de participar de manera plena en el desarrollo de otro ser. La maternidad y la paternidad, además, ofrecen la oportunidad de revivir las propias experiencias infantiles. Si éstas fueron positivas, los padres las compartirán con su hijo. Si fueron negativas, tener hijos podrá servir para compensar sus carencias si dan a sus hijos lo que ellos nunca tuvieron.

Tanto padres como madres consideran con frecuencia que el hecho de tener y criar hijos es un aspecto básico de su sentido de identidad. Ser padres asegura la continuidad de las generaciones. Satisface el deseo de identificarse con los propios padres, con las personas que nos rodean, con la sociedad en general. Pero hasta los mejores padres potenciales pueden errar si deciden tener un hijo por alguna razón equivocada, en el contexto de una relación de pareja que no sea adecuada o durante periodos problemáticos de la vida. Es importante que los futuros padres dediquen tiempo a reconocer sus razones para desear un hijo. ¿Son sus motivaciones lo bastante puras y fuertes como para perseverar a través de la hermosa pero ardua tarea de educar a un hijo, no durante uno o dos meses, sino a lo largo de toda la vida?

A veces, una persona tiene un hijo para complacer a su pareja; en otras ocasiones lo hace para llenar un vacío producido por una pérdida. Antes de embarcarnos en la aventura de la paternidad, deberíamos considerar muy en serio los motivos que nos empujan a iniciar esta tarea gigantesca. Si llegamos a ser padres inmersos en una niebla de caos interior, nuestras aptitudes paternas y maternas podrán verse amenazadas, por no hablar de nuestra capacidad de amar y de cuidar, por lo que estaremos poniendo en riesgo a nuestros hijos.

No hay duda de que los futuros padres «de alto riesgo» deben posponer la reproducción hasta que hayan ordenado su casa. ¿Y quién entra dentro de esta categoría? Los que a causa de problemas psicológicos o sociales graves estén confundidos, inmersos en su mundo o sean inmaduros.

Los padres de alto riesgo tienden a mostrarse hostiles con sus parejas y sus bebés y a rechazarlos antes y después del nacimiento. Lo normal es que lo manifiesten teniendo aventuras o provocando discusiones domésticas violentas que a veces desembocan en malos tratos físicos a sus compañeras. Las madres de alto riesgo pueden intentar abortar antes del parto e ignorar a sus hijos una vez han nacido. Hay estudios que demuestran que sus bebés están más expuestos a nacer prematuros y con bajo peso, con todos los problemas de salud que ello conlleva. Brigitte Bardot, la actriz francesa y sex symbol de la década de 1960, ejemplifica a la perfección este perfil. En su autobiografía *Initials B.B.*, que publicó para airear sus intimidades, escribió que cuando se quedó embarazada deseó perder el bebé que «se alimentaba de su cuerpo como un tumor». Las mujeres y los hombres emocionalmente volubles, impredecibles y con tendencia a la depresión deben resolver sus propios problemas antes de aspirar a cuidarse de otra vida.

Los que se plantean tener hijos deben estudiarse con atención. Si lo que les motiva es el deseo de complacer a otros o compensar una pérdida, tal vez acaben experimentando una sensación de resentimiento.

Sobre esta cuestión, William Axinn y su equipo de investigación de la Universidad de Michigan constató que, aunque los hijos no deseados tenían con diferencia el nivel de autoestima más bajo, los que nacían antes de ser deseados también sufrían pérdida de autoestima. Después de todo, los padres que esperan postergar la concepción se enfrentan a menudo con obstáculos: una carrera universitaria por terminar, una enfermedad, problemas laborales o inestabilidad en la propia relación de pareja. La sensación en los padres de que su hijo les ha llegado antes de tiempo puede hacer que, tras el nacimiento, apoyen menos a esa criatura. Y se sabe que el apoyo y el grado de implicación de los padres influyen de manera positiva en la autoestima del niño, influencia muy notable, como constataron los investigadores tras un seguimiento de 23 años, ya que perdura en toda la infancia y sigue en la transición a la edad adulta.

Cuidadores y jefes

Tener un hijo es para la mayoría de personas un acto de fe. Supone la creencia en un futuro mejor, no sólo para ellas mismas sino para el mundo. Sin embargo, a menos que mejoremos de manera activa nuestro conocimiento del modo de tratar al futuro bebé antes y después del nacimiento, ese acto de fe no se verá recompensado, ya que estaremos expuestos a transmitir ciegamente a nuestros hijos el estilo de paternidad neurótico que tal vez hayamos recibido de nuestros padres. Una de las claves a la hora de ser padres es la flexibilidad. Los que sean capaces de adaptarse a los deseos y las necesidades de sus bebés, serán protectores y responsables. Los que no puedan modificar sus vidas para adaptarse al niño —los que esperan que sea él quien se adapte a ellos y no al revés— serán seguramente demasiado rígidos y desapegados para ser buenos padres.

La tarea es durísima en estos tiempos que corren, ya que es muy frecuente que tanto el padre como la madre tengan que trabajar fuera de casa. En tanto que padres y madres trabajadoras, delegamos responsabilidades, incluido el cuidado de nuestros hijos y de nuestras casas. Para mantener nuestras vidas a flote, para poder hacer malabarismos con todos los elementos, tendemos a mostrarnos tan diligentes en nuestra vida privada como en nuestro lugar de trabajo.

Durante el embarazo, los padres —tanto los que trabajan como los que no— deben crear un equilibrio en su vida. Insto a padres y madres a examinar sus compromisos y a crear un plan para incrementar el tiempo que pasan fuera del trabajo, y pasar más tiempo en casa, con el bebé.

Conozco a dos ejecutivos de alto nivel que se compraron un apartamento en Manhattan con dos alas, una para el brillante matrimonio en la cúspide de su carrera, y la otra para su nuevo bebé y la niñera. Estos padres habrían asegurado un éxito futuro mucho mayor para su hija si hubieran compartido su sección del apartamento con ella. Así, durante las horas que pasaban en casa, habrían tenido información de primera mano sobre algunos aspectos de la paternidad como cambiar pañales, alimentar al bebé o cantar una nana. Eso habría dado a su hija un mayor sentido de identidad y más seguridad, un sentimiento amoroso más fuerte y una mayor probabilidad de absorber los conocimientos y los valores éticos encarnados por los propios padres. Y, además, ellos habrían tenido la ocasión de llegar a conocer de verdad a su hija.

Si trabajamos y estamos fuera de casa muchas horas al día, es posible que sintamos la tentación de delegar nuestra responsabilidad como padres incluso cuando sí estamos en casa. Nuestras vidas hoy en día son muy ajetreadas y complejas. Tenemos familia, vida profesional, hipoteca y relaciones que mantener. Mientras estamos en casa, las tareas son interminables: cocinar, lavar la ropa, ir a comprar, asistir a reuniones de la asociación de padres del colegio. Es imposible que los padres y madres que trabajan las sesenta horas por semana que muchas veces se exigen a los ejecutivos que ocupan puestos de responsabilidad se impliquen en una paternidad verdaderamente responsable.

Mi consejo es que no está bien tener un hijo y, al mismo tiempo, aceptar un ascenso en el trabajo. Si la empresa te ofrece un horario de trabajo flexible, benefíciate de esta opción durante algunos años. Si puedes escoger entre contratar a alguien para que limpie la casa o para que te cuide al niño, opta por la primera y encárgate tú de él. Si uno de los padres (o, aún mejor, los dos) puede bajar el ritmo algunos años, renunciando a parte de los ingresos a cambio del cuidado del bebé, eso sería lo ideal. Contrariamente a lo que se dice por ahí, no se puede tener todo.

La mayoría de nosotros no podemos permitirnos dejar el trabajo y dedicarnos a ser madres y padres a jornada completa, cosa que sería ideal, al menos desde el punto de vista del bebé. Pero mentalmente todos podemos hacer el viaje que va desde la actitud del «jefe» hasta la del «cuidador», y aprender a cambiar nuestras actitudes para hacer sitio a nuestros hijos en nuestras ajetreadas vidas.

Para que la transición de una actitud a otra sea más fácil, aquí presento algunos principios:

- Los «cuidadores» se adaptan a sus bebés; los «jefes» esperan que sean éstos los que se adapten a ellos.
- Mientras están embarazadas, las mujeres cuidadoras se ven a sí mismas como proveedoras activas del crecimiento del bebé. Las jefas, por su parte, perciben al bebé como una entidad separada, un cuerpo extraño que crece en su interior.
- Los padres cuidadores creen en la realidad de una comunicación activa y en la asociación con sus futuros bebés. Los padres jefes ven el crecimiento y el nacimiento de sus hijos como un proceso mecánico en el que ellos no están implicados.

Lo cierto es que estos «cuidadores» y «jefes» prototípicos son casos extremos estereotipados, los dos cabos de un largo continuum. Como padres y madres, la mayoría de nosotros nos situamos en algún punto intermedio. Nuestra meta en los meses anteriores al nacimiento será por una parte establecer un equilibrio entre ser honestos con nosotros mismos y conseguir los objetivos personales, y por otra asegurarnos de que nuestro futuro hijo reciba las importantísimas atenciones prenatales que tanto merece.

Apartar las telarañas

¿Se verá afectado el desarrollo psicológico y físico del niño por la situación emocional de los padres? Para las personas familiarizadas con la investigación actual (por no hablar de las que lo están con la historia personal), esta pregunta parece retórica y sólo puede responderse afirmativamente. Con todo, no está de más repetirlo: los hallazgos que llevan décadas apareciendo en la bibliografía científica sometida a evaluación objetiva establecen sin ningún género de dudas que los padres ejercen una influencia enorme sobre los atributos mentales y físicos de los niños a los que crían.

Teniendo en cuenta este hecho, es responsabilidad de cada futuro progenitor retirar las telas de araña de la psique aireando las diferencias con su respectiva pareja y resolviendo conflictos interiores antes de la llegada del nuevo bebé.

Esta operación de «limpieza psíquica» ha sido puesta en práctica mediante terapia, con notable éxito, por Candace Fields Whitridge, enfermera y comadrona diplomada, cofundadora de la Mountain Clinic, centro innovador para la salud de la mujer situado en una zona rural de montaña del condado de Trinity, en California. «Con nuestro conocimiento cada vez mayor de la conciencia del niño que aún no ha nacido, disponemos de una ocasión sin parangón, y tenemos una responsabilidad única, para mejorar nuestra manera de proporcionar la atención prenatal y de apoyar a las mujeres y a sus familias en el momento del alumbramiento, afirma. Para potenciar el bienestar físico, emocional y espiritual durante el parto, debemos ampliar nuestras actitudes y el arte de nuestros cuidados, y afinar al máximo nuestras capacidades técnicas y de intuición.»

Una de las técnicas más poderosas a la hora de mejorar el resultado final del alumbramiento es, según ha constatado Whitridge, realizar una «sesión de limpieza de telarañas» a las 36 semanas de gestación con la mujer y su pareja, o con la persona que le vaya a proporcionar asistencia durante el alumbramiento.

Todo esto surgió a raíz de un suceso prometedor que tuvo lugar en mi consulta un día. Una pareja muy unida se acercaba ya al final del embarazo. Habían estado casados durante bastantes años antes de decidir que querían tener un hijo y estaban emocionados con la idea de llegar a ser padres. Sin embargo, aquel día el marido actuaba de manera peculiar, y en el curso de la conversación yo le pregunté, en broma: «¿Crees que Joan podría hacer algo durante el parto que pudiera llegar a molestarte?» Al principio no me respondió, pero al cabo de un minuto dijo con voz pausada, pero muy serio: «Sí, que se comportara como una quejica.»

Su esposa lo miró boquiabierta. «Sigue —le dije yo—. ¿Qué es para ti ser un quejica?» Acto seguido, sin alterarse, respondió: «Creo que nunca le he dicho a mi mujer lo mucho que dependo de ella. Ella es el pilar que sostiene la familia y con los años he acabado por apoyarme en su fortaleza. He hablado con amigos míos, hombres, y me han dicho que las mujeres cambian durante el parto, que se vuelven muy vulnerables y que se apoyan mucho en el hombre.» Hizo un pausa antes de proseguir. «Tengo miedo de no estar a la altura cuando llegue la hora, de fallarle a mi mujer cuando más me necesite.»

Su esposa no dejó en ningún momento de mirarle a los ojos mientras él confesaba su preocupación. Cuando terminó, ella sonrió tiernamente y le dijo: «No tenía ni idea de que valoraras esos rasgos míos hasta ese punto. Me encanta oírlo. Me gusta ser una persona fuerte en la que los demás puedan apoyarse. Pero yo también he hablado con amigas y me han dicho que el parto es una experiencia primaria. Es muy poderosa y muy intensa, y es mejor entregarse a sus fuerzas e ir por donde te lleve. Y eso de alguna manera me parece bien y me atrae.

»Hagamos un trato: Yo no estoy asustada, y quiero experimentar ese momento de manera plena. Lo único que voy a necesitar de ti es tu presencia, tu amor… y que no te entre el pánico.» Y los dos se echaron a reír.

Su parto fue increíble. Siendo como era una mujer que nunca perdía el control, en aquel caso se dejó llevar. Fue un alumbramiento salvaje, ruidoso, sensual, terrenal, y corto. Su esposo la miraba arrobado y respetó su parte del trato. Además de aportarles una hija guapísima, aquel parto les cambió radicalmente la vida y su relación de pareja.

Si aquellos temores no se hubieran planteado ni se hubieran trabajado durante el embarazo, el alumbramiento habría sido bastante diferente. Seguramente así: ella habría empezado a descontrolarse, a gemir y a gritar, a revolcarse por toda la sala (que fue lo que hizo en realidad). Y a él le habría entrado el pánico. «Que alguien haga algo. Está claro que esto no va bien. Ella nunca actúa así.» Ella se habría dado cuenta de que él estaba muy asustado y, haciendo gala de su manera de ser inimitable, habría asumido de nuevo el control de la situación. El cuello del útero se le habría cerrado unos seis centímetros y habrían tenido que hacerle una cesárea. Por lo general, para explicar estos casos solemos decir que la paciente no evoluciona, cuando en realidad deberíamos decir que la paciente no ha «sacado toda la basura que tenía dentro».

A lo largo de nuestra vida acumulamos mucha «basura»: desperdicios emocionales llenos de pensamientos tóxicos, ideas que nos limitan a nosotros mismos y nos hacen daño, planteamientos negativos. Cuanto más conscientes seamos de esas cosas, más controlaremos nuestros aspectos problemáticos y menos probabilidades tendremos de contaminar a nuestros hijos con nuestro veneno mental. De la misma manera, cuanto más empáticos, protectores y cuidadosos seamos, más imbuiremos a nuestros retoños, desde el momento mismo de la concepción, del aprecio por sí mismos, la confianza y el amor.

Diálogo prenatal

A pesar de las evidencias, son muchos los que se resisten a creer que la comunicación entre los padres y el futuro bebé sienta las bases de su relación después del parto y en todos los años venideros. El propio Freud, centrado como estaba en el impacto de acontecimientos posteriores, pasó por alto la importancia de la relación entre los padres y el futuro bebé. Pero nunca se me hizo su error tan evidente como hasta hace poco, durante una representación de la tragedia griega *Edipo rey*. A medida que la obra avanzaba, me fui dando cuenta de que Freud, que popularizó el término «complejo de Edipo», no entendió el verdadero significado de este trágico relato.

Edipo, como la mayoría recordaréis, era el hijo de Layo y Yocasta, reyes de Tebas. Desde casi el principio de su unión, la pareja real pareció estar condenada. La revelación del oráculo que aseguraba que Layo moriría a manos de su hijo fue su perdición. Para evitar que esta horrible predicción se cumpliera, el rey decidió abstenerse de tener contacto sexual con Yocasta. Pero una noche cedió, porque la reina, con sus artes, consiguió emborracharlo.

La reina quedó encinta, como era su deseo. Intentando

evitar su desgracia, el rey le ordenó que se deshiciera de su hijo al nacer. Yocasta, obediente, le entregó el niño a un criado y le ordenó que lo expusiera a los elementos y lo dejara morir. El criado colgó al pequeño de los pies en un árbol del monte Citeron. Allí lo encontró un pastor, que lo llevó ante Polibo, rey de Corinto, quien lo adoptó como suyo, pues no tenía hijos, y lo llamó Edipo, que en griego significa «pies hinchados».

Al interpretar el mito, Freud afirmaba que Edipo albergaba el deseo inconsciente de tener relaciones íntimas con su madre y de matar a su padre. Pero a Freud se le escapó lo más obvio, y no reconoció el tormento por el que el pequeño Edipo debió de pasar antes e inmediatamente después de su nacimiento. Después de que su padre intentara matarlo y de que su madre lo traicionara y lo abandonara, lo colgaron de los pies para dejarlo morir. Aunque más tarde fue adoptado, se le mantuvieron ocultos sus orígenes.

Digan lo que digan los psicoanalistas sobre el amor de los niños por sus madres, en el caso de Edipo tenemos a un hombre muy traumatizado por acontecimientos que tuvieron lugar antes e inmediatamente después de su nacimiento. En mi consulta psiquiátrica observo con frecuencia el mismo fenómeno. Hace unos años, por ejemplo, una mujer vino a consultarme sobre su hija tras leer mi libro *La vida secreta del niño antes de nacer*. Esto fue lo que me dijo:

Cuando nació, mi hija Marion me miraba como enfadada. Lo comenté en voz alta, pero mi obstetra y las enfermeras se limitaron a echarse a reír. «Los bebés no tienen sentimientos; seguramente serán gases», me dijeron. Me olvidé del incidente hasta que leí su libro. Ahora Marion tiene 12 años y se me ocurrió preguntárselo. Y así lo hice. Se lo pregunté directamente.

—¿Estabas enfadada cuando naciste?

—Sí, estaba enfadada —me respondió.

—¿Por qué?

—Porque tú querías tener un niño —dijo.

Me quedé petrificada, pero el caso es que tenía razón. Durante todo mi embarazo deseé tener un niño y rezaba para que mi deseo se cumpliera. No sé por qué, pero quería tener un hijo varón. Cuando el médico me dijo que era una niña, tuve una decepción, pero sinceramente, al cabo de unas horas, ya me había enamorado de ella. Así que no pudo haber captado mis sentimientos después de nacer. Cuando admití mi error, sucedió otra cosa increíble: desde que Marion era pequeña, siempre pensé que había un muro invisible entre nosotras. No era nada concreto, en realidad nunca me dio problemas, pero hiciera lo que hiciera nunca podía acercarme del todo a ella. Pues bien, lo increíble del caso es que después de aquella conversación, el muro cayó. Ahora por fin me siento unida a mi hija.

La historia de Marion es mucho más feliz que la de Edipo. Pero las dos demuestran el trascendental papel que juega la comunicación prenatal en la vida del niño y, posteriormente, del adulto.

¿Cómo se comunican las emociones y los pensamientos maternos al futuro bebé? Son varios los canales de comunicación. Desde el mismo momento de la concepción, el futuro bebé mantiene un diálogo con su madre y, a través de ella, con el mundo exterior. Cuando todos los canales están abiertos, el bebé recibe un mensaje completo: es como si oyera en sonido estereofónico.

Los diálogos umbilicales pueden darse a través de tres canales:

Canal uno: Comunicación molecular

Las moléculas maternas de las emociones, incluidas hormonas del estrés como la adrenalina y la noradrenalina, las neurohormonas y las hormonas sexuales, llegan al futuro bebé a través del cordón umbilical y la placenta. En ese sentido, el feto forma parte del cuerpo de su madre tanto como el corazón o el hígado.

Canal dos: Comunicación sensorial

Cuando una mujer embarazada se acaricia el vientre, habla, canta, camina o corre, se comunica con su bebé a través de los sentidos de éste. Los recién nacidos «hablan» con sus madres a través del llanto, y las madres aprenden pronto a descifrar el significado de esas lágrimas. El sonido que dice «buenos días, mamá, ya estoy despierto», es muy diferente del que significa «me duele mucho la barriga». De un modo parecido, el futuro bebé se comunica a través de las patadas. Por ejemplo, cuando oye una música que le gusta, da unas patadas enérgicas pero suaves. Pero si lo exponemos al ruido estridente y duro de un martillo neumático o de un concierto de rock, el futuro bebé se agita cada vez más y expone a su madre a una serie de patadas dolorosas. Está claro que las madres, en función de su propia educación o sus circunstancias, sintonizan más o menos con este tipo de comunicación. Si están deprimidas, angustiadas, si viven expuestas a la violencia o están bajo los efectos de las drogas, no es probable que presten mucha atención ni envíen mensajes positivos.

Canal tres: Comunicación intuitiva

Estoy seguro de que habréis experimentado esto muchas veces: estáis en una habitación hablando con alguien. De pronto, sentís la necesidad de giraros. Al hacerlo, veis a una persona que os está mirando. Seguramente también habréis leído u oído casos de gemelos: aunque vivan a miles de kilómetros de distancia, uno es capaz de notar, de algún modo, que el otro está muy enfermo o que tiene problemas. Estos intercambios de información también tienen lugar entre personas que ni están conectadas por la circulación de la sangre ni a través del tacto o del habla. Ocurren con frecuencia entre individuos que mantienen fuertes vínculos emocionales. Podría decirse que son personas que están en la misma longitud de onda. Y ¿puede pensarse en dos seres que estén más conectados que una madre y su futuro bebé? ¿Resultará entonces sorprendente que se comuniquen de manera intuitiva? El canal intuitivo transmite los pensamientos, las intenciones y muchas de las emociones de la madre a su hijo. Y ésta recibe mensajes de él a través del mismo canal, a menudo en forma de sueños.

A través de este complejo sistema de comunicación prenatal el futuro bebé aprende cosas sobre sí mismo, sobre su madre y sobre el mundo entero.

Lecciones musicales

Hace muchos años recibí una carta bastante divertida de una mujer que durante su embarazo realizaba siempre sus ejercicios de preparación al parto del método Lamaze mientras veía en el televisor las reposiciones de la serie M.A.S.H. «La sintonía de M.A.S.H. se convirtió para mí en una señal de relajación —me escribió la madre—. Me olvidaba de las tensiones del día, incluidos los problemas con mi marido, y me sentía muy contenta.» Seis meses después del nacimiento de su hijo, empezó a darse cuenta de que cada vez que sonaba la sintonía de M.A.S.H., el niño dejaba lo que estuviera haciendo y se ponía a mirar el televisor como si estuviera en trance.

La matriz como escuela

Una de mis pacientes se acordaba de que había una canción de Peter, Paul and Mary que cantaba muchas veces durante su embarazo. Pues bien, después del parto, aquella canción tenía un efecto mágico sobre su bebé. Por más que el niño llorara, cuando su madre empezaba a cantarle aquella canción —y no otra— se calmaba.

Nadie pone en cuestión que el sonido y el movimiento llegan al bebé que está en el vientre de la madre. Está aceptado desde hace años que los bebés reconocen la voz de su madre, e incluso las palabras o historias que ella repite. Existen numerosos estudios que indican que la vía de comunicación más eficaz se establece a través de la música. Aunque la investigación es bastante reciente, la técnica es tan antigua como la propia maternidad.

En las zonas rurales de Uganda, por ejemplo, las mujeres bailan y cantan durante todo su embarazo, y luego usan esas mismas canciones para dormir a sus bebés una vez que han nacido. En Nigeria, el periodo prenatal se acompaña de bailes rituales y canciones. En Japón, la práctica tradicional del Taiko implicaba comunicarse con el futuro bebé a través de canciones.

Uno de los primeros investigadores modernos en estudiar el papel de las canciones durante el embarazo fue el obstetra Michel Odent, que organizaba encuentros de grupos en torno a un piano, en el pueblo francés de Pitiviers. Odent constató que cuando las madres embarazadas cantaban juntas, la intimidad del grupo aumentaba, como aumentaba el vínculo entre cada madre y su futuro bebé. Comparadas con la población general de embarazadas, las mujeres del grupo cantor de Odent aseguraron que sus partos fueron más fáciles y establecieron unos vínculos afectivos más fuertes con sus hijos inmediatamente después del alumbramiento.

Los hallazgos de Odent llamaron la atención de Rosario N. Rozada Montemurro, una comadrona que introdujo un programa de educación maternal en el Centro de Salud de Vilamarxant, en Valencia, España. En colaboración con sus colegas, Montemurro creó un espacio y un tiempo para que las embarazadas cantaran. «Reunirnos a cantar un par de horas, un día a la semana, es una actividad que ofrecemos en la actualidad además de las clases teóricas, las caminatas, los picnics, los juegos, la proyección de películas y los encuentros con los padres de los bebés», dice Montemurro.

Según ella, la naturaleza caótica del centro de salud no propicia la privacidad, la intimidad y el silencio durante el parto, por lo que los beneficios del canto son especialmente importantes para las participantes de su grupo. «Este entorno hace doblemente importante que creemos vías para que la madre halle fuerzas que le permitan creer que ella, su bebé y su esposo son los protagonistas principales durante el parto», y que es capaz de vincularse afectivamente con su bebé y darle de mamar más tarde. En su opinión, estos «extras», como el canto, aumentan mucho la probabilidad de éxito.

Los hallazgos indican que si el canto le enseña algo al futuro bebé, son las nociones básicas de la unión y el amor. Montemurro ha descubierto que la mayoría de mujeres embarazadas sienten la necesidad de unirse, de «compartir ansiedades comunes, fantasías, preguntas, miedos, problemas y soluciones». La conciencia conectiva de estas madres, que se forma a través del canto, se extiende al futuro bebé.

El repertorio musical de Vilamarxant incluye nanas tradicionales en español y en la lengua vernácula, para que las madres puedan cantar a sus bebés recién nacidos las canciones que han aprendido y cantado durante las sesiones de grupo. «Hemos incorporado canciones de cuna que imitan los ritmos de balancines y mecedoras —dice Montemurro . Algunas de nuestras futuras madres recuerdan a sus madres y abuelas cantando canciones a sus hijos y nietos para que se durmieran. Algunas incluso se acuerdan de que a ellas les cantaban nanas mientras el balanceo de las mecedoras emitía un tic-tac rítmico y monótono contra el suelo de madera que les recordaba el latido del corazón de su madre. Las participantes aprenden con entusiasmo y alegría las antiguas nanas y las canciones tradicionales de sus madres y sus abuelas, y, a medida que aprenden las canciones de cuna tradicionales, su propio deseo de acunar a sus futuros bebés se encarna en música y palabras.»

Aunque el estudio empírico basado en la técnica de Montemurro aún está pendiente, los resultados clínicos son impresionantes. La comadrona afirma que las mujeres embarazadas de su programa sienten que sus futuros hijos participan en las canciones a través de movimientos fetales armónicos y espontáneos. Entre los rasgos que los investigadores han destacado como específicamente preeminentes tras el parto en estos niños están una mayor viveza, una facilidad para vincularse afectivamente y, al mes de edad, una propensión a sonreír con mayor rapidez y facilidad. Las madres aseguran que las nanas que les han cantado a sus hijos durante el embarazo les resultan muy eficaces a la hora de calmarlos e inducirles el sueño.

El efecto Mozart*

Otras investigaciones demuestran que la capacidad musical se puede fomentar de modo muy especial en el aula que es el vientre materno. La investigadora londinense Michele Clements, por ejemplo, demostró que la exposición a la música barroca de intérpretes como Vivaldi o Mozart aumentaba el ritmo cardíaco fetal y hacía disminuir el número de patadas.

Hay músicos que ven el origen de su talento en el vientre de su madre. Hace algunos años, Boris Brott, antiguo director de la Orquesta Filarmónica de Hamilton, explicó en un programa de televisión las raíces del talento musical. Le

---

* Véase, también, *El efecto Mozart para niños*, Ediciones Urano, Barcelona, 2001 *(N. del E.)*

comentó al periodista que lo entrevistaba que, en tanto que director joven que practicaba ciertas instrumentaciones musicales, era capaz de adivinar la línea que seguiría el violonchelo. «Antes de girar la página ya sabía por dónde iría la pieza», recuerda. Brott le comentó a su madre aquella experiencia desconcertante y descubrió que todas las composiciones musicales que conocía de manera «instintiva» habían formado parte del repertorio que su madre, violonchelista profesional, tocaba cuando estaba embarazada de él.

Mientras tanto, los estudios realizados por la psicóloga Frances Rauscher, de la Universidad de Wisconsin, asocian la exposición prenatal a la música de Mozart y a otras composiciones barrocas a una mejor capacidad espacio-temporal que se mantiene de por vida. Niña prodigio que durante su infancia tocó ante un público internacional, Rauscher abandonó su carrera musical para completar una licenciatura en psicología, aunque acabó dedicándose al estudio de la música que en otros tiempos había interpretado.

En un experimento que hoy en día se ha hecho famoso, tocó la Sonata en re mayor para dos pianos a ratas de laboratorio embarazadas y a sus crías durante la gestación e inmediatamente después del parto, y descubrió que las que habían sido expuestas a la música de Mozart salían más rápido de los laberintos y lo hacían de manera más precisa que las que formaban parte de grupos de control que o bien habían sido expuestas a ruido de fondo o a la música del minimalista Philip Glass. Su hipótesis: la música estimula neuronas específicas de regiones cerebrales que controlan aptitudes espacio-temporales, haciendo, en esencia, más inteligentes a las ratas que escuchan a Mozart.

En cuanto a estudios con seres humanos, Rauscher mostró que los alumnos de un mismo grupo que escuchaban a Mozart sacaban puntuaciones más altas en los tests para medir el cociente intelectual que otros participantes de grupos de control que no contaban con el mismo estímulo mientras realizaban el test. En otra investigación se demostró que niños menores de seis años expuestos a la música de Mozart eran mejores en aptitudes lingüísticas, espaciales y matemáticas. Hay centros de día estatales en los estados norteamericanos de Colorado, Georgia y Florida en los que los niños escuchan a diario música de Mozart.

Se ha realizado una investigación que demuestra que la música clásica, en especial los movimientos lentos de las composiciones barrocas o de estilo barroco —con su riqueza melódica y su ritmo predecible de entre 55 y 70 compases por minuto— consiguen variar el tono cerebral, pasando del estado beta, hiperactivo, al estado alfa, alerta y relajado. La música clásica estimula la liberación de endorfinas y reduce el nivel de las hormonas del estrés en la sangre, algo que resulta beneficioso tanto para la madre como para el bebé.

Donald Shetler, profesor de educación musical de la Universidad de Rochester, ha obtenido resultados parecidos. Aunque sus descubrimientos están en fase preliminar y deben ser contrastados, merece la pena dejar constancia de su observación en el sentido de que los niños expuestos a música en el seno materno desarrollan aptitudes lingüísticas superiores. «Hemos presenciado el desarrollo de un lenguaje muy bien organizado y notablemente coherente», afirma refiriéndose a su grupo de treinta individuos. Shetler asegura que los bebés que han sido expuestos a música durante el embarazo «dan muestras de comportamientos que denotan atención, imitan con precisión los sonidos que hacen los adultos y estructuran la vocalización antes que los sujetos de los grupos de control».

¿Universidad prenatal?

A lo largo de los años, muchos investigadores se han sentido tentados a avanzarse a la idea de «aporte emocional» en el seno materno y han pretendido algo más: proporcionar al futuro bebé una «educación académica» con objeto de mejorar una serie de aptitudes, entre ellas la inteligencia.

Por ejemplo, Rene Van de Carr, obstetra de Hayward, California, ha creado la «Universidad Prenatal», en la que los futuros padres «enseñan» al feto a través de un complejo sistema basado en el tacto y en los sonidos.

Van de Carr desarrolló su sistema después de que una paciente le dijera que cada vez que se daba un golpecito en el abdomen, le parecía que su hijo respondía desde dentro con una patadita. Cuando se les pidió a otras pacientes que probaran aquella técnica, afirmaron obtener los mismos resultados. Según Van de Carr, si los padres estimulaban de manera sistemática al futuro bebé mediante el tacto, éste respondía de manera sistemática.

Basándose en éstas y otras observaciones, Van de Carr abrió su Universidad Prenatal para enseñar al feto a «prestar atención» y a incrementar el espectro de sus aptitudes intelectuales. En las primeras lecciones, que se inician en torno al quinto mes de gestación, se enseña a los padres a responder a las patadas del bebé con presiones en el vientre. Según él, los más «listos» responden con precisión. Si la madre presiona dos veces, el feto da dos patadas; si presiona tres, da tres patadas. A los siete meses de gestación, Van de Carr enseña a los futuros bebés palabras en dos sesiones diarias que duran cinco minutos cada una. Los padres usan palabras como «golpe», «friega» y «sacudida» mientras realizan dichas acciones sobre el vientre de la madre. Poco antes del parto, introduce una lista secundaria de palabras, incluidas «calor», «mojado» y «ojo», para usarlas inmediatamente después del nacimiento.

Según Van de Carr, en estudios subsiguientes constató que los «licenciados» de su programa tardaban menos en hablar, estaban más alerta y eran capaces de mantener la cabeza erguida a edades más tempranas que los bebés de los grupos de control. Y afirma que los «licenciados» que hoy en día ya están en la escuela son más sociables y obtienen de manera sistemática mejores puntuaciones en tests estandarizados que los niños de la población general. A mí personalmente estos estudios me parecen admirables, pero no recomiendo a los padres que «hagan saber» a sus futuros hijos nada excepto que son amados.

Potenciar el poder mental

Los nuevos modelos de la neurociencia nos dicen que los sonidos, los ritmos y otras formas de estimulación prenatal que llegan hasta el futuro bebé no sólo quedan grabados en su cerebro, sino que además le dan forma.

Está claro que muchas de las pruebas provienen de modelos animales. En sus trabajos con ratas, la prestigiosa neurocientífica Marian Diamond, de la Universidad de California en Los Ángeles (UCLA), fue la primera en constatar que las ratas embarazadas que habitaban en entornos ricos y variados parían crías con cerebros de mayor tamaño y más capaces de salir de laberintos complicados que las que no habitaban en ese tipo de ambientes.

Y esos hallazgos también se aplican a los seres humanos.

«Aunque el mundo occidental apenas empieza a darse cuenta de esta práctica, los orientales llevan siglos instando a las madres embarazadas a enriquecer a sus fetos en desarrollo a través de pensamientos placenteros y evitando enfados y disgustos», afirma Diamond. Claro que sí, ya que de la misma manera que las células cerebrales disminuyen de tamaño cuando se las priva de alimento o se las expone al alcohol, parece ser que también aumentan de tamaño cuando se las estimula.

Diamond sugiere prudencia si se está pensando en ir más allá de una estimulación ligera del futuro bebé. «Aún no sabemos si unas condiciones potenciadas durante el embarazo pueden servir para prevenir parte de la masiva pérdida celular —que puede llegar a alcanzar un valor de entre el 50 y el 65 por ciento del número total de células— que tiene lugar durante el desarrollo del feto —apunta la neurocientífica—. Parece ser que en el feto se da una sobreproducción de neuronas porque la mayoría de ellas no se reproduce a sí misma una vez que se ha formado: por tanto, se necesitaría un número excesivo como factor de seguridad. Así, las que no intervienen en el procesado neuronal precoz son "desechadas".»

«Aunque no se ha demostrado que los entornos experimentales enriquecidos sirvan para modificar el número de células nerviosas —prosigue Diamond—, nuestros resultados sí han indicado que la variación del entorno experimental puede alterar fácilmente el tamaño de células nerviosas preexistentes de la corteza cerebral, tanto en el cuerpo celular como en sus ricas extensiones membranosas, las dendritas, o en las sinapsis. En muchas especies se ha demostrado la importancia de la estimulación para el bienestar de las células nerviosas. Pero la misma importancia tiene el posible efecto negativo de un exceso de estimulación. Aquí surge la eterna pregunta: ¿Qué se considera suficiente? ¿Qué se considera excesivo?»

T. Berry Brazelton, pediatra de gran reputación, señala que los bebés sometidos a demasiada estimulación, es decir, a enseñanzas, juegos, ruidos, etc., responden bien llorando, bien prolongando sus periodos de sueño, bien desarrollando cólicos o bien «desconectando». Como el futuro bebé no siempre puede manifestar su malestar, es fundamental que establezcamos límites a nuestros esfuerzos por estimular a los bebés que están en el vientre materno.

Diamond destaca que «el sistema nervioso posee no sólo una plasticidad matutina, sino también una vespertina y otra nocturna. Es básico no forzar un caudal continuo de información en el cerebro en desarrollo, y permitir también periodos de consolidación y asimilación».

La matriz como escuela

Resumen

Los hallazgos de la neurociencia son claros: la estimulación prenatal a través de los tres canales de comunicación es esencial para el crecimiento y el desarrollo eficaz del cerebro prenatal. Pero aún más importante es tener en cuenta que el aula prenatal es más apropiada para las lecciones de intimidad, amor y confianza que para la gimnasia intelectual o la potenciación del CI. Si el futuro bebé recibe amor y cariño, ya adquirirá esas otras aptitudes cuando llegue el momento.

Puntos básicos para madres y padres

- No se puede ser madre o padre sin implicarse de verdad en la educación del hijo.
- Intentad comunicaros todo lo posible con vuestro futuro bebé a través de todos los canales. Esto también va por los padres.
- Evitad aparatos electrónicos sofisticados y músicas estridentes para estimular al bebé. Necesita paz y tranquilidad, igual que vosotros.
- No intentéis enseñar nada al niño antes de nacer. Basta con que le comuniquéis que los dos lo amáis y lo esperáis con impaciencia para darle la bienvenida a la familia.
- Recordad: lo de ser jefe está bien para el trabajo, pero con los niños es mejor ser protectores.

5

Nacimiento y personalidad

Cuando Ricky Burke, de seis años de edad, entró en mi consulta llevaba meses sufriendo unas horribles pesadillas. Al poco tiempo de quedarse dormido, empezaba a agitarse de manera violenta, y gritaba, chillaba y maldecía a voz en grito. Cuando parecía calmarse, lo que sucedía en realidad era que se ponía a murmurar series misteriosas de sílabas que sonaban a latín. Luego volvía a los gritos, hasta que se despertaba, temblando y bañado en sudor.

Los Burke, de una familia católica de Toronto, vivían una apacible vida familiar y tenían otros hijos que no presentaban problemas de sueño. Aparte de aquellos terrores nocturnos, el propio Ricky llevaba al parecer una vida normal. Varios habían sido los especialistas que se habían rendido, incapaces de explicar el problema y de tratarlo de algún modo. La familia empezaba a considerar la posibilidad de recurrir a un exorcista.

Pero un día oyeron a un colega mío que hablaba de sueños en un programa de radio. Las raíces de los problemas de Ricky se les hicieron patentes y se resolvió el misterio. El embarazo de la señora Burke había estado lleno de complicaciones. Cuando se puso de parto, siete semanas antes de lo que le tocaba, salió disparada hacia el hospital en plena noche. Exhaustos y nerviosos por la difícil situación, los médicos que la atendieron profirieron palabrotas y maldiciones nacidas de la frustración que sentían. Tras horas de parto, Ricky nació casi muerto, y se llamó al capellán del hospital para que le diera la extremaunción. Las expresiones nocturnas de Ricky eran las maldiciones y las locuciones latinas que había oído durante las primeras horas de su vida.

Es frecuente recordar acontecimientos que conllevan una carga emocional, especialmente si son traumáticos. La idea de que el nacimiento es algo que se puede recordar y que puede influir en la personalidad fue planteada en primer lugar por el padre de la psiquiatría moderna, Sigmund Freud. Según él, «el acto de nacer es la primera experiencia de miedo y, por tanto, la fuente y el prototipo de todas las reacciones al temor». Freud afirmaba que en nuestros sueños se hallan dispersos los fragmentos de memoria que tenemos de nuestro nacimiento.

Hoy sabemos que el nacimiento no es sólo cuestión de miedo y ansiedad. Se trata de un acontecimiento de transformación psicológica, un marcapasos psíquico que inconscientemente motiva nuestra vida subsiguiente. Nuestra manera de entrar en este mundo desempeña un papel crucial en nuestra manera de vivir en él.

La escena del nacimiento

Nadie que haya presenciado varios partos en distintos entornos podría negar algo que resulta obvio: que el recién nacido, como todos los demás, aprecia la suavidad, la dulzura y una manera cuidadosa de hacer las cosas. Al bebé no le gustan ni las luces muy potentes, ni los pitidos electrónicos, ni el ambiente frío e impersonal que tanto suele asociarse con los partos en los hospitales.

Chairat Panthuraamphorn, obstetra del Hospital General Hua Chiew, de Bangkok, y especialista en partos, explica: «Dentro del vientre materno, los fetos oyen los sonidos de su madre a un volumen de 72 decibelios, se sienten abrigados y cada vez conocen mejor su voz y el latido de su corazón. Durante el parto, oyen la voz de su madre, los teléfonos desde la recepción de enfermería, el pitido del monitor de control fetal, gritos que dicen "¡empuja, empuja!" o la conversación en voz alta del equipo médico. El entorno de las salas de parto es ruidoso y poco adecuado. El nacimiento de un niño en estas circunstancias es como llevar a alguien desde una zona rural a la ciudad de Nueva York, con todo su tráfico y ruido de máquinas.»

Y las molestias no acaban ahí. La luz tenue que entra por la pared uterina acostumbra al feto a los ciclos del día y de la noche. Pero en la sala de partos, el bebé que está a punto de nacer se ve deslumbrado por una iluminación muy potente desde el momento en que asoma la cabeza al exterior. En el vientre materno, la temperatura es ligeramente superior a la del cuerpo de la madre, de unos 37°C, mientras que en la sala de partos suele ser unos 14 grados inferior, por lo que los recién nacidos pasan mucho frío una vez que su delgada capa de grasa y su piel pierden calor. Aunque son de sangre caliente, los recién nacidos no pueden controlar su temperatura corporal en ese entorno.

En el medio líquido de la matriz, el futuro bebé desarrolla su tono muscular mediante rotaciones, movimientos de piernas y brazos, y giros e inclinaciones de cuerpo, cabeza y espalda. Más adelante, a medida que el feto crece, el espacio uterino se llena cada vez más. Incluso cuando éste es limitado, ese entorno fluido le permite acercarse los dedos a la boca para chupárselos. Pero todo esto cambia con el nacimiento, porque aparece el desafío del espacio y la gravedad. Sin la ayuda del líquido, al bebé le resulta bastante difícil seguir chupándose el dedo, llevarse la mano a la boca. Con todo el estrépito de la sala de partos, los recién nacidos experimentan el movimiento rápido por primera vez en su vida, porque los levantan y los llevan de un lado para otro, los suben y los bajan. El estrés aumenta por el efecto depresor de los analgésicos y/o anestésicos que le hayan suministrado a la madre durante el parto. Y toda esta descripción se refiere sólo a los alumbramientos en los que no aparece ninguna complicación. Si el equipo médico sospecha que pueden surgir dificultades, habrá que añadir otros elementos: monitorización cardíaca del feto, cesárea, empleo de fórceps, etc.

Y en este entorno desconocido y hostil, el recién nacido debe arreglárselas para realizar la transición más extrema de todas: en vez de obtener el oxígeno del cordón umbilical y la placenta, tiene que extraerlo del aire y procesarlo en sus pulmones.

Resumiendo, los partos modernos incorporan una serie de actos estresantes. El reto al que se enfrentan los futuros padres es el siguiente: ¿cómo recibir a su bebé con el menor trauma y estrés posible para que no se produzcan daños físicos o psicológicos durante el parto? ¿Cómo se pueden minimizar las incomodidades en madres y recién nacidos para que puedan sentir con dicha el vínculo que existe entre ellos?

Hacia un parto agradable para el bebé

En la actualidad, los obstetras más responsables contrarrestan el estrés del parto mediante la preparación de un entorno que se parezca lo más posible al seno materno. Los inicios de esta tendencia moderna pueden situarse en las décadas de 1940 y 1950, cuando Grantley Dick-Read y Fernand Lamaze abogaban por el parto natural y enseñaban técnicas de respiración para reducir el dolor de las madres durante el alumbramiento. En la actualidad, las enseñanzas de Lamaze son tan normales en los países occidentales como los embarazos mismos. Dichas técnicas incluyen a los padres tanto como a las madres, y ponen los cimientos de un parto en el que los padres están a cargo de la situación, aunque no en el aspecto tecnológico.

En la década de 1970, expertos como Michel Odent,

obstetra francés, empezaron a promover el llamado parto subacuático, en el que las parturientas —y los recién nacidos— se sumergían en un baño tibio de agua esterilizada. En 1975, el tocólogo Frederick Leboyer, también francés, publicó la innovadora obra *Birth Without Violence* [Parto sin violencia], en la que se incluía su método del «nacimiento tranquilo». Según el sistema de Leboyer, la sala de partos se mantiene poco iluminada y templada. Inmediatamente después del nacimiento, se coloca al bebé sobre el abdomen de la madre y se le induce la respiración con la ayuda de un masaje. El cordón umbilical se corta sólo cuando ha dejado de latir y luego se da un baño de agua tibia al recién nacido.

Desarrollo neonatal

Estas prácticas, que en la actualidad ya han sido adoptadas normalmente en los centros de neonatología más avanzados del mundo, se están viendo perfeccionadas por una nueva generación de pioneros. Por ejemplo, Chairat Panthuraamphorn, de Bangkok, es conocido por un programa de estimulación neonatal pensado para aliviar y calmar al recién nacido. Para su desarrollo hay seis puntos imprescindibles:

- Iluminación tenue y estimulación visual. Hay que reducir la intensidad lumínica para que el recién nacido pueda explorar los rostros que le rodean, en especial el de sus familiares. Una iluminación tenue contribuye a provocar sensaciones de calma y tranquilidad y, así, a mejorar la circulación. En esas circunstancias, a los recién nacidos les gusta el contacto ocular, en especial con los rostros sonrientes de la madre y el padre.
- Ruido ambiental apagado y estimulación auditiva. El volumen de los equipos médicos se mantiene muy bajo

para que el bebé, al estar cerca de su madre, pueda oír su voz y el latido de su corazón, que le resultan familiares.

- Caricias suaves. Existen numerosos estudios que demuestran que los bebés humanos, como otros mamíferos, necesitan sentir el tacto de la madre cuando nacen. Existe una investigación que revela que los hijos de madres que no se separan de sus hijos y que los tocan con frecuencia tras el parto son más felices y más sanos en los años siguientes. Se han realizado estudios transculturales en los que se constata que las sociedades en que la gente se toca menos manifiestan una incidencia mayor de conductas agresivas. Para favorecer la seguridad emocional, a las madres que participan en el programa de Panthuraamphorn se les anima a sostener, acariciar y dar palmaditas a sus bebés inmediatamente después del parto.

- Calor. Panthuraamphorn sugiere que el aire acondicionado, que está pensado para los que en la sala de partos van vestidos y llevan guantes, se apague antes de la llegada del bebé. También apoya la práctica de Frederick Leboyer, que recomendaba dar un baño tibio al recién nacido.

- Movimientos y actividad de apoyo. Pasar del calor líquido del vientre de la madre al mundo exterior puede ser todo un contraste. Para facilitar la transición, al bebé habría que envolverlo con ropa muy holgada para permitirle mover con libertad brazos y piernas, como en los primeros días de gestación, y colocarlo sobre el abdomen de la madre, para volver a conectarlo con los sonidos que oía cuando estaba en la matriz.

- Dar de mamar. El feto, cuando está en el seno materno, se chupa los dedos de las manos y los de los pies e ingiere pequeñas cantidades de líquido amniótico. Estos actos de succión que se producen espontáneamente en el útero y que los tranquilizan de manera natural, deben tener continuidad al amamantarlos. Además, dar el pecho pronto propicia una estimulación inmediata de los sentidos del gusto, el olfato, el tacto y la vista.

Las neurohormonas del nacimiento

La obstetricia de los tiempos modernos, muy tecnificada y muy poco táctil, altera la mezcla de hormonas que la evolución nos ha proporcionado para ayudar a madre e hijo durante el alumbramiento. El parto de bajo impacto prepara a las madres y a los niños para que produzcan los niveles necesarios de hormonas cerebrales, mientras que las prácticas médicas agresivas e intervencionistas alteran la producción de éstas.

Todas las hormonas que se liberan durante el parto se originan en las estructuras cerebrales primitivas que compartimos con otros mamíferos: el hipotálamo, la glándula pituitaria, etc. Por otra parte, los mensajes relacionados con la inhibición de hormonas durante el parto se originan en la parte más nueva del cerebro: el neocórtex. Durante el parto, «hay un momento en el que la madre se comporta como si estuviera en otro planeta, entregada a una especie de viaje interior —dice Michel Odent—. Este cambio en el estado de conciencia puede interpretarse como una reducción de la actividad del neocórtex. Mientras se está produciendo, es posible que cualquier estimulación de la corteza cerebral interfiera en el parto. Y eso puede suceder de muchas maneras. La más frecuente pasa por hablar con la parturienta. Imaginemos que una mujer está en pleno parto y ya parece haber llegado a ese otro planeta. Se atreve a gritar y a hacer cosas que normalmente no haría, se ha olvidado de lo que le han enseñado y de lo que ha leído en los libros. Y entonces alguien entra en la sala y le hace una pregunta que la obliga a pensar. Éste es un tipo de estimulación que entraña riesgos».

Aunque admiro enormemente el trabajo de Michel Odent, no estoy de acuerdo con él en este punto. Creo que la presencia de una pareja afectuosa compensa el riesgo de estimular en exceso el cerebro pensante de la futura madre. El verdadero problema es la sala de partos moderna, llena de aparatos de alta tecnología. Las luces intensas estimulan el neocórtex, como lo estimulan los ruidos y la aparatosa maquinaria y los exámenes continuos.

Lo que necesita la mujer que está de parto es apoyo y seguridad. Sin esa sensación de seguridad, es mucho más probable que se produzca la reacción de huida o combate, y su señal química, el incremento en la descarga de adrenalina. El ruido y las luces de los centros médicos modernos y las intervenciones del personal sanitario propician la producción de altos niveles de adrenalina, la hormona del estrés, cuando para un parto eficaz lo que hace falta es precisamente lo contrario. Sin embargo, en el último tramo del parto, cuando sí hace falta una descarga de adrenalina para ayudar en el «empujón final», su efecto puede verse enmascarado si ésta lleva mucho rato segregándose.

Si la madre produce adrenalina durante esas contracciones finales, el bebé también la produce. Como resultado, dice Odent, «el bebé nace en estado de alerta, con los ojos muy abiertos y las pupilas dilatadas. Las madres, por su parte, se sienten fascinadas por la mirada de su retoño. Este contacto ocular es un rasgo importante al principio de la relación materno-filial, y tal vez favorezca la segregación de la hormona del amor, la oxitocina».

Es muy cierto que la oxitocina, hormona cerebral, también debe mantenerse a unos niveles óptimos durante el parto para propiciar las contracciones uterinas. Y, justo después del nacimiento del bebé, hace falta llegar a una segregación máxima de oxitocina para expulsar la placenta fácilmente y sin complicaciones. ¿Cuáles son las condiciones ideales para liberar oxitocina? Un entorno cálido, que la madre sostenga al bebé y sienta el contacto con su piel.

Cualquier distracción puede hacer que esa última oleada de oxitocina no llegue.

«La oxitocina es algo más que la hormona responsable de las contracciones uterinas —afirma Odent—. Si se inyecta en el cerebro de algún mamífero, incluso de ratas macho o ratas vírgenes, induce un comportamiento maternal, como puede ser la necesidad de ocuparse de las crías. Uno de los momentos de máxima segregación de oxitocina se produce inmediatamente después del parto, si éste ha tenido lugar sin intervención alguna.»

Finalmente, durante el parto y en el momento del alumbramiento, tanto la madre como el bebé segregan unas hormonas parecidas a la morfina llamadas endorfinas. Se asocian con una fuerte sensación de alegría, así como de dependencia, y ejercen su influjo al menos hasta una hora después del nacimiento. «Cuando madre e hijo aún no han eliminado sus endorfinas y están cerca el uno del otro, surge el inicio de un vínculo muy profundo entre ellos», asegura Odent.

Los minutos y las horas que siguen al parto son ciertamente sagrados. Gracias a una cascada precisa de hormonas cerebrales, dice Odent, «tanto la madre como el bebé alcanzan un complejo equilibrio hormonal que no durará mucho y que ya nunca volverá a producirse». De más está decir que el proceso puede verse obstaculizado si el nacimiento se produce en condiciones de estrés o si la intervención médica es excesiva.

Para facilitar el alumbramiento resultan de gran utilidad las clases de preparación al parto, así como la presencia en el mismo de una comadrona o una partera. Estas profesionales complementan el apoyo que la mujer recibe de su pareja. La guían en cosas como mantenerse tranquila y cómoda en su casa hasta que el proceso del parto ya esté en una fase avanzada. Una vez en el hospital, ayudan a progresar en el parto y, si es necesario, responden por ella. Interceden para que los padres consigan el tipo de parto que desean. En este sentido, recomiendo encarecidamente a los futuros padres que se planteen contar con una comadrona o una partera además, claro está, de un doctor en medicina, y que ambos asistan a las clases de preparación al parto.

Tipo de parto y rasgos de personalidad

¿De qué manera influyen en el recién nacido los distintos tipos de parto, las tecnologías que se aplican en ellos, y las intervenciones que se realizan? Como es sabido, los humanos somos seres extraordinariamente complejos y, por tanto, cualquier generalización supone un riesgo. Con todo, lo que sigue representa una serie de datos consensuada por los profesionales que trabajan en el área de la fisiología prenatal y perinatal. Hay que tener presente, además, que nadie plantea que se dé una relación unívoca de causa efecto entre el tipo de parto y la personalidad. Se trata más bien de que los factores prenatales y perinatales crearán una predisposición, una especie de sensibilidad psíquica —parecida a la predisposición alérgica de la persona— que, dependiendo de acontecimientos ulteriores, puede soterrarse y no aparecer nunca como problema o, por el contrario, exacerbarse y afectar de manera negativa a la personalidad de cada uno.

- Parto natural vaginal sin medicación: cada vez es más difícil optar por este tipo de alumbramiento, aunque el bebé que nace por ese medio tiene todo tipo de ventajas respecto del que lo hace por cualquier otro. Tenderá a tener más confianza en sí mismo y más energía, a confiar en su propia fuerza. Si tiene una madre cariñosa que le dé la bienvenida, ese bebé iniciará la vida creyendo que el mundo es un buen lugar y alegrándose de formar parte de él. En otras palabras, se sentirá en conexión con su madre, con la sociedad y con el planeta.

- Anestesia y analgésicos: tipo de parto practicado en el 80 por ciento de casos en alumbramientos hospitalarios. Los bebés que nacen bajo la influencia de la anestesia tienen más dificultades para establecer un vínculo tras el parto que los que nacen sin ella. Esto es así seguramente porque los recién nacidos anestesiados están demasiado medicados para poder concentrarse, establecer contacto visual o implicarse en acciones que supongan cualquier vinculación emocional. Es posible que el bebé reciba sobredosis de anestesia, porque los medicamentos se administran teniendo en cuenta las características de la madre, y no las del bebé, pues con menor peso los bebés reciben, proporcionalmente, una dosis aún mayor. Es más, los recién nacidos retienen los anestésicos durante más tiempo a causa de sus mayores niveles de grasa corporal. Los niños a cuyas madres se administró anestesia parcial o total durante el parto están más predispuestos —en etapas posteriores de la vida— a sentirse confusos o paralizados en condiciones de estrés.

- Parto inducido y dilatación provocada: la administración de oxitocina o pitocina, sustancias inductoras del parto, para acelerar o intensificar las contracciones, se da en un número de ingresos hospitalarios que va entre el 20 y el 40 por ciento. Existe un ritmo natural en el momento del inicio y en el tiempo de progresión de cada parto, que se debe en gran parte a la biología de los bebés. Las inducciones y la dilatación provocada interrumpen esos ritmos naturales, los tiempos para cada cosa, la velocidad del proceso. Cuando el ritmo natural del bebé se altera mediante sustancias químicas, éste se siente desconcertado al principio, confuso, asustado. Posteriormente (en orden creciente de traumatización) sienten que les interrumpen, que interfieren en su vida, que son violentados, invadidos y/o controlados. En condiciones de estrés, los adultos a los que al nacer les indujeron el parto tienden a enfadarse más y a mostrar más resentimiento que los que no fueron sometidos a esta práctica.

- Nacimiento mediante fórceps: este tipo de parto supone extraer al bebé del seno materno con la ayuda de unos fórceps. Aunque la mayoría de bebés que nacen con este método también han sido anestesiados, el dolor que producen es mayor que el efecto adormecedor de la anestesia. Si de adultos, en el transcurso de una psicoterapia se someten a alguna regresión hipnótica para rememorar su nacimiento, los pacientes nacidos con fórceps describen este tipo de alumbramiento como doloroso, invasor y violento. En los momentos posteriores al parto, esta experiencia incide negativamente en la creación del vínculo afectivo. De mayores, los bebés que han nacido con fórceps suelen ser más reacios al tacto, y les angustia que los acaricien y los abracen. En condiciones de estrés, tienden a padecer dolores de cabeza, además de molestias en el cuello y los hombros.

- Nacimiento por cesárea: las cesáreas son la primera intervención quirúrgica en número de casos de los Estados Unidos, donde la proporción ha pasado de un dos o un tres por ciento en la década de 1970 al 25 por ciento de la década de 1990. En la actualidad, hay hospitales que admiten una proporción de hasta el 50 por ciento. Muchos expertos aseguran que el número de cesáreas no ha aumentado porque lo hayan hecho las complicaciones durante los partos, sino más bien por las falsas alarmas suscitadas por la monitorización fetal electrónica y por el incremento espectacular de demandas judiciales presentadas contra los tocólogos. (En términos legales, si un médico practica una cesárea, normalmente puede alegar que ha hecho todo lo posible por salvar al bebé.) Los nacidos mediante cesárea pertenecen a una de estas dos categorías. En una minoría de casos, experimentan parcialmente las contracciones y el descenso por el canal del parto pero, por la razón que sea, no pueden nacer vaginalmente. En la mayoría de los casos, se trata de cesáreas decididas de antemano, y los nacidos mediante esta operación no llegan nunca a iniciar su trayecto por el canal del nacimiento. Y se deciden de antemano porque el médico o la madre piensan que la cesárea es, dadas las circunstancias, la mejor acción que se puede emprender.

El perfil psicológico de los nacidos mediante cesárea decidida de antemano se basa en tres características: en primer lugar, como se han saltado la fase de las contracciones, que equivalen a un masaje, presentan una mayor predisposición a buscar el contacto físico, podría decirse que tienen «hambre de abrazos». En segundo lugar, tienden a meterse ellos solos en situaciones difíciles y a esperar que los rescaten. En tercer lugar, son más proclives a mostrarse hipersensibles en temas relacionados con la separación y el abandono.

Los niños nacidos mediante cesárea pero que experimentan algunas contracciones tienden a desarrollar todas las características expuestas arriba más una fuerte sensación de bloqueo, la sensación de que son incapaces de completar o tener éxito en alguna tarea. Con frecuencia, el bien conocido fenómeno del «bloqueo del escritor» puede deberse a este tipo de experiencia natal.

- Niños que nacen con el cordón umbilical enrollado con fuerza alrededor del cuello: más que cualquier otro, estos niños tendrán miedo a morir por asfixia. El cuello y las cuerdas vocales tienden a convertirse en focos de enfermedades psicosomáticas.
- Niños que nacen de nalgas: este tipo de parto supone el 5 por ciento del total. Los bebés nacidos así son, en general, más decididos, más testarudos e impetuosos. En

el guión de su vida normalmente puede leerse: «Quiero hacerlo a mi manera». (Me pregunto si Frank Sinatra nació de nalgas.) Si durante el parto se hicieron muchos intentos para recolocarlos, posteriormente también pueden tener la sensación de estar equivocados, de hacer las cosas mal.

Hace poco fui a Francia a dar unas conferencias, y allí conocí a una música joven llamada Stephanie. Me dijo que desde la infancia se había sentido fascinada con el cuento infantil *Rumpelstiltskin*. El final de la historia es así:

—¿Te llamas Kunz?
—No.
—¿Te llamas Heinz?
—No.
—Entonces tal vez te llamas Rumpelstiltskin.
—¡Te lo ha dicho el demonio! ¡Te lo ha dicho el demonio! —gritó el hombrecillo, y dio un pisotón tan fuerte con el pie derecho que la pierna se le hundió en el suelo hasta la cintura. Entonces, enfadado, se cogió el otro pie con las dos manos y estiró hasta partirse en dos.

A Stephanie le preocupó toda su vida la idea de partirse por la mitad, aunque no sabía por qué. Mientras pensaba en la imagen de Rumpelstiltskin, se acordó de que le habían dicho que nació de nalgas. Así, había olvidado su miedo a que la «rompieran en dos» durante el parto, pero ese miedo se manifestaba en apariencia conscientemente a través de su obsesión por el cuento infantil. Lo cierto es que su identificación inconsciente con la imagen del cuento era tan completa que, con posterioridad, empezó a temer que en ella existiera un aspecto violento y agresivo que amenazara con desgarrar a todos lo que se cruzaran en su camino.
De todo esto se sigue que los hechos fisiológicos que

tienen lugar durante el parto están dotados de un poder emocional y simbólico. Las circunstancias de nuestro nacimiento proporcionan el material a partir del cual creamos nuestros guiones vitales primarios, que ejercerán una atracción gravitatoria muy profunda sobre todos nuestros pensamientos y acciones durante el resto de nuestra vida. La tarea de la psicoterapia o de cualquier otra forma de desarrollo personal consiste en localizar e identificar patrones autodestructivos que se hayan originado en estadios muy tempranos para luego ayudar al paciente a cambiarlos por otros nuevos, que incidan en la afirmación de la vida.

Trauma natal

Gracias a mi propia labor clínica y a las investigaciones que han realizado otros, he llegado a la conclusión de que un parto complicado, acompañado de altos niveles de intervención y de ansiedad materna, desembocan en un trauma natal.

Los bebés presentan muchos síntomas que tanto padres como médicos consideran normales, pero que en realidad denotan un trauma natal subyacente. Por ejemplo, se considera que el tiempo normal que un niño puede pasar llorando a lo largo de un día es de entre dos y seis horas. Sin embargo, conviene saber que el tiempo de llanto medio diario en niños que no sufren trauma natal es de veinte minutos, y la mayor parte de ese llanto tiene la función de comunicar necesidades e incomodidades.

¿Qué hace que la incidencia del trauma natal sea tan alta? El psicólogo californiano William Emerson responsabiliza a la industrialización de la sociedad y al consiguiente incremento de la tecnología aplicada a los partos. Pero dicha tecnología y las intervenciones ginecológicas —cirugía, fórceps, etc.— no son las únicas causas del trauma natal. El estrés de la vida moderna, el aumento de síndromes de abstinencia de alcohol y drogas en fetos, los embarazos no deseados y los malos tratos domésticos también son factores de incidencia. Emerson destaca que si la madre sufrió algún trauma cuando nació, hay más probabilidades de que surjan complicaciones a la hora de dar a luz a su hijo, por lo que el modelo vuelve a repetirse.

El momento adecuado para el parto

Los obstetras están de acuerdo en que, de entre todos los escenarios perjudiciales posibles, el del parto prematuro es el más devastador. El periodo típico de gestación es de 40 semanas, pero entre el 6 y el 8 por ciento de los bebés nacen a las 38 semanas o antes. Aunque la ciencia médica ha realizado progresos en los últimos años para incrementar la esperanza de vida de los bebés prematuros, lo cierto es que los que sobreviven sufren con frecuencia problemas respiratorios, parálisis cerebral, discapacidades intelectuales y otros problemas.

Cerca de la mitad de los bebés prematuros lo son porque se adelanta el momento del parto y, por tanto, los médicos se han concentrado, lógicamente, en intentar que los bebés nazcan «cuando les toca». De todas maneras, esos esfuerzos han fracasado en gran medida. ¿Por qué? A pesar de sus mejores intenciones, los médicos no han llegado a comprender las razones del adelanto en el parto. ¿Qué sistema controla el momento del inicio del parto y qué factores provocan su mal funcionamiento? Los científicos no lo han sabido hasta hace poco.

Sin embargo, en los últimos años, investigadores como Roger Smith, de la Universidad de NewCastle, en Australia, han empezado a desvelar los mecanismos que intervienen en los tiempos del parto, ofreciendo de paso esperanzas de poder evitar alumbramientos prematuros, y de retrasar el parto hasta que el feto esté lo bastante maduro para sobrevivir fuera del útero.

Smith afirma que «en concreto, los científicos saben desde hace cierto tiempo que a lo largo de casi toda la gestación el útero es una bolsa laxa formada por células musculares suaves y desconectadas. Esta bolsa está sellada en su fondo por una anilla fuertemente cerrada —el cuello, que se mantiene firme e inflexible gracias a unas fibras duras de colágeno». Estos rasgos estructurales los mantiene la progesterona, segregada al torrente sanguíneo de la madre por la placenta desde los primeros días del embarazo. En un principio, los niveles de progesterona son altos y los de estrógenos relativamente bajos. El parto se inicia cuando el equilibrio cambia, cuando los estrógenos superan a la progesterona y las contracciones ya pueden iniciarse.

Los niveles elevados de estrógenos hacen que el músculo uterino sintetice una proteína llamada conexina. La conexina une las células musculares antes laxas e independientes y las convierte en una red capaz de contraerse. El estrógeno también estimula a las células musculares para que suministren grandes cantidades de receptores de oxitocinas, lo que provoca que las contracciones uterinas sean más fuertes y se induzca el parto. Simultáneamente, las glándulas suprarrenales del bebé que está por nacer producen la hormona cortisol. El cortisol propicia la liberación de sustancias que eliminan el agua de los pulmones fetales, permitiendo que se hinchen tras el nacimiento para que el recién nacido pueda respirar. Pero incluso a medida que los científicos iban entendiendo la secuencia, seguían sin saber qué actuaba como desencadenante. ¿Qué es lo que estimula la producción de elevadas cantidades de progesterona, que son las que, en definitiva, propician el cambio de equilibrios? La respuesta vino en parte de estudios realizados con ovejas. Los investigadores constataron que hacia la mitad de la gestación el hipotálamo del cerebro fetal en desarrollo empezaba a secretar una hormona llamada liberadora de cortico-tropina (HLC). Ésta, a su vez, inducía a la glándula pituitaria, en la base del cerebro, a liberar adrenocorticotropina en el torrente sanguíneo del feto. La adrenocorticotropina daba instrucciones a las glándulas suprarrenales del feto para que produjeran cortisol, y éste, a su vez, activaba unos enzimas de la placenta que convertían la progesterona en estrógenos.

Los científicos, hoy, saben que en los humanos tiene lugar un proceso similar, con una diferencia: la hormona liberadora de corticotropina no se produce en el cerebro del feto, sino en la propia placenta. Trabajando en colaboración con Mark McClean, alumno de posgrado, Roger Smith confirmó esos hallazgos en humanos mediante un análisis detallado de muestras sanguíneas. Pero los investigadores se llevaron una sorpresa: los valores de HLC entre las 16 y las 20 semanas de gestación —el primer momento a partir del cual los test de laboratorio eran capaces de detectarla— predecían de manera aproximada cuándo darían a luz las mujeres. Las que tenían los niveles más altos tenían mayor probabilidad de parir prematuramente, mientras que las que los tenían más bajos tenían mayor probabilidad de parir a tiempo. McClean y Smith habían descubierto una especie de reloj, cuya hora se fijaba en función de la cantidad de HLC en la sangre de la madre.

Los beneficios futuros de esta investigación van a ser muy amplios. Un análisis de HLC en las primeras fases del embarazo podría servir para identificar los casos de riesgo, lo cual permitiría que las madres con probabilidades de sufrir partos prematuros tuvieran la posibilidad de hacer un seguimiento detallado de su situación y se prepararan convenientemente. Una nutrición adecuada también podría servir para hacer disminuir los peligros de las madres más expuestas: Caroline McMillen, de la Universidad de Adelaida, en Australia, ha constatado que la privación de nutrientes precipita los partos prematuros en las ovejas; y un estudio israelí realizado con embarazadas judías que ayunaban durante la celebración del Yom Kippur puso de relieve que entre ellas había una mayor incidencia de partos prematuros que entre las mujeres beduinas de la misma región, que no ayunaban.

Creo que estos descubrimientos son significativos en dos sentidos. En primer lugar, demuestran la importancia que juega la placenta —órgano del futuro bebé— en la preparación del parto y en su inicio. Y, en segundo lugar, estos estudios plantean la cuestión siguiente: ¿qué hace que la placenta produzca niveles altos, bajos o normales de HLC? Sospecho que aquí interviene una combinación de mensajes físicos y emocionales de la madre a su futuro hijo, y espero impaciente el día en que esta teoría pueda demostrarse experimentalmente en el laboratorio.

Comportamiento auto-destructivo y violencia

La experiencia del nacimiento es de tal alcance que hay estudios que vinculan los nacimientos traumáticos al consumo de drogas, la violencia e incluso al suicidio. El reputado psicólogo Lee Salk, por ejemplo, atribuía los suicidios de adolescentes al trauma de un parto difícil. Comparando los registros del nacimiento de 52 suicidas nacidos entre 1957 y 1967 con otros 104 de grupos de control, constató que por lo general los primeros no habían contado con atención prenatal, eran hijos de madres que habían tenido enfermedades crónicas durante el embarazo y habían padecido problemas respiratorios durante la hora siguiente a su nacimiento.

En un estudio análogo, Bertil Jacobson, del Instituto Karolinska, en Estocolmo, halló una correlación entre el tipo de trauma natal y la manera de llevar a cabo el suicidio. Por ejemplo, los que se asfixiaban a sí mismos, ya fuera ahorcándose, ahogándose o inhalando gases tóxicos, tenían una probabilidad cuatro veces mayor que los sujetos de grupos de control de haber tenido carencia de oxígeno durante el parto. Jacobson también detectó mayor adicción a las drogas entre los adultos nacidos de madres que durante el alumbramiento habían recibido opiáceos, barbitúricos o cloroformo.

Trabajos más recientes apuntan a que las complicaciones durante el parto, incluido el trauma, desembocan en un daño cerebral que predispone al niño a cometer actos impulsivos y agresivos. Un estudio danés comparó a 15 criminales violentos con 24 delincuentes que habían cometido delitos contra la propiedad y con 177 personas sin antecedentes penales sobre la base de acontecimientos sucedidos durante el embarazo y el parto. Las complicaciones durante el alumbramiento, entre ellas el desgarro del útero, el prolapso del cordón umbilical —su colocación rodeando el cuello del feto, permitían pronosticar la comisión de delitos violentos, en concreto en sujetos cuyos padres ya presentaban alteraciones psiquiátricas.

En otro estudio, investigadores de la Universidad del Sur de California-Los Ángeles y del Instituto de Medicina Preventiva de Copenhague afirman que cuando las complicaciones durante el parto se combinan con un rechazo temprano por parte de la madre, el pequeño se encuentra muy expuesto a cometer algún delito violento al cumplir los 18 años. Para poder llegar a esta conclusión, hicieron un seguimiento de los 4.269 hombres nacidos en el Hospital Estatal Universitario de Copenhague entre septiembre de 1959 y diciembre de 1961. Catalogaron a los chicos en función de las complicaciones durante el parto, incluida la extracción con fórceps, el prolapso del cordón umbilical, la preeclampsia (toxemia que provoca convulsiones) y la larga duración del parto. También recopilaron información demográfica, familiar y psicosocial durante el embarazo y al año del nacimiento. Se interesaron mucho por saber si los embarazos habían sido deseados o no deseados, y si la madre había intentado abortar alguna vez.

El estatus criminal se determinaba cuando los chicos tenían entre 17 y 19 años, basándose en datos del Registro

Nacional Danés para la Prevención del Crimen. Para el objeto del estudio, los delitos considerados violentos fueron el asesinato, el intento de asesinato, el asalto, la violación, el robo a mano armada, la posesión ilegal de armas y las amenazas de violencia. En la definición de delito no violento se incluían el robo, el fraude, la falsificación, el chantaje, el allanamiento con fuerza y otros delitos análogos. Del grupo de estudio original, 145 (el 3,4 por ciento) eran delincuentes violentos, 540 (el 12,6 por ciento) eran delincuentes no violentos, y 3.584 (el 84 por ciento) no mostraban ningún tipo de comportamiento criminal. El índice de criminalidad en esta muestra, del 16 por ciento, era parecido al que se halló entre un grupo de hombres ingleses, que era del 17 por ciento. Sorprendentemente, mientras se descubrió que sólo el 4,5 por ciento de los sujetos había sufrido tanto complicaciones durante el parto como rechazo materno temprano, en ese reducido grupo la cifra de los que habían cometido crímenes con violencia ascendía al 18 por ciento. Los investigadores no hallaron ninguna asociación comparable entre las complicaciones en el parto y las condiciones sociales difíciles, incluida la pobreza.

En un escrito aparecido en «Archives of General Psichiatry» [Archivos de Psiquiatría General], los investigadores sugieren que las complicaciones durante el parto pueden «producir disfunciones cerebrales y déficits neurológicos y neuropsicológicos, que a su vez predisponen a la violencia de manera directa e indirecta». Sin embargo, según destacan, estas complicaciones no predisponen a la violencia cuando se combinan en una fase temprana con un entorno doméstico de afecto. La conclusión sugerida sería que el amor y el apoyo protegen contra los efectos, de otro modo negativos, de las complicaciones del parto. Los buenos cuidados de los padres y la oportunidad de establecer un vínculo afectivo con una persona encargada de su crianza durante el primer año de vida pueden lograr que se reduzca el riesgo de violencia delictiva, algo que los padres deberían tener en cuenta en caso de surgir complicaciones durante el parto.

Orden de nacimiento

Ningún estudio sobre nacimiento y cerebro sería completo sin abordar el tema del orden entre hermanos. Algunos expertos esgrimen que, si ni la naturaleza ni la educación bastan para dar razón adecuadamente de nuestra personalidad, es porque en el conjunto se ha pasado por alto el factor del orden. Según el investigador Frank Sulloway, que lleva años recopilando pruebas, los hermanos se labran unos puestos únicos en la familia a través de una competición darwiniana por obtener el amor y la atención de sus padres.

Su investigación, basada en miles de biografías históricas, indica que los hijos mayores, seguros en sus puestos y fieles a los valores paternos, acaban siendo los más conservadores. (Los hijos mayores son líderes natos; todos los tripulantes de las misiones de la nave espacial Apollo que han ido a la Luna lo eran.) Los hijos medianos o los menores, que deben desarrollar diversas estrategias para captar la atención, suelen ser más creativos, rebeldes y empáticos. Los medianos, en concreto, suelen tener un menor grado de confianza, aunque con frecuencia asumen el papel de mediadores. Los menores, por su parte, suelen estar más mimados y consentidos, y tienden a ser más relajados y sociables.

Coincido con muchas de las observaciones de Sulloway, pero en el tema del orden entre hermanos hay todavía más de lo que él ve. Hasta hace poco los estudios realizados sobre este tema se desarrollaban en el marco de las ciencias sociales, pero en la actualidad están surgiendo numerosos indicios que apuntan a que éste es un aspecto que también influye en la vida fetal. Es un hecho que el peso del bebé al nacer aumenta en cada embarazo; la diferencia entre el primer y el segundo hijos es, de promedio, de 138 gramos. No obstante, los hijos mayores tienen comparativamente una placenta mayor, lo que implica que reciben más nutrientes que los hijos que les siguen.

También es posible que los primogénitos reciban mayores cantidades de ácidos grasos omega-3, tan esenciales para el crecimiento cerebral. Los depósitos maternos de omega-3 disminuyen con cada parto, en especial en las sociedades occidentales, en las que el consumo alimentario de este ácido es relativamente bajo. Si la madre no complementa el suministro de dicho nutriente esencial, cada hijo que tenga sólo podrá acceder a una cantidad menor.

Otros factores que afectan a los hijos son las expectativas de los padres, que varían según los hijos, y sus preferencias, que determinan quién es el favorito en un grupo de hermanos. Por lo general, los mayores son los favoritos de los padres y los pequeños de las madres. Los medianos tienden a obtener menos atención de sus padres, lo que explica por qué son con frecuencia los menos felices.

Resumen

Está claro, dados los hallazgos realizados por la neurociencia, que el parto juega un papel fundamental en la formación de la infraestructura cerebral, de la base de nuestro inconsciente y de los elementos de nuestra personalidad. El parto deja una huella duradera en nuestras psiques porque queda grabada en todas y cada una de las células de nuestro cuerpo, moldeando el cerebro para que se adapte al estrés y al dolor, a los vínculos emocionales y al amor.

Para potenciar el flujo de hormonas y facilitar la llegada del bebé al mundo, los padres deberían, en la medida de lo posible, propiciar un entorno para el parto que se parezca lo más posible al seno materno —cálido, tranquilo, silencioso y cómodo— para que la madre y su hijo se puedan relajar y empezar a crear un vínculo afectivo.

No hay que olvidar que un parto difícil no condena a los hijos a sufrir consecuencias negativas el resto de su vida. Las experiencias prenatales y perinatales pueden superarse normalmente con amor y apoyo por parte de los padres.

Puntos básicos para madres y padres

- Asistir a clases de preparación al parto, si se puede en compañía del padre.
- Evitar en la medida de lo posible actuaciones médicas innecesarias a lo largo del embarazo y del parto; por ejemplo, una ecografía semanal sólo porque se desea ver al bebé.
- Contemplar la posibilidad de contar con los servicios de una comadrona o una partera.
- Escoger sólo a la gente que de verdad queremos que esté presente en el parto.

6

Sentidos y sensibilidad del recién nacido

Las concepciones erróneas de los pediatras respecto de los recién nacidos no son nuevas. Ya en 1895, J. P. C. Griffith, profesor clínico de enfermedades infantiles de la Universidad de Pensilvania, escribió: «Cuando el bebé acaba de nacer [...] es [...] poco más inteligente que un vegetal [...] el bebé no ve, y sólo distingue entre claridad y oscuridad [...] también parece incapaz de oír [...] en realidad no es directamente consciente de nada.»

En 1946, Benjamin Spock, cuyo libro *Baby and Child Care* [Cuidado del bebé y del niño] ha sido uno de los más vendidos de los últimos cien años, decía lo siguiente: «El niño no te quiere con locura. Aún no sabe que tú eres una persona y que él es una persona. Durante el primer mes es sólo un amasijo de órganos y de nervios.»

Pero hoy, en los laboratorios de todo el mundo donde se llevan a cabo investigaciones sobre el recién nacido, se está descubriendo precisamente lo contrario: que los sistemas sensoriales del recién nacido están operativos desde el nacimiento, que pueden informar al bebé y ayudarle a relacionarse con su entorno. Como además controla bastante bien sus facultades de expresión, incluida la voz, sus músculos faciales y sus movimientos, el recién nacido no es en absoluto esa criatura pasiva que no siente ni se da cuenta de nada, tal como se creía hace sólo unas décadas.

En realidad, no fue hasta la década de 1970 cuando los científicos que se encargaban del estudio de los recién nacidos empezaron a observarlos más detalladamente. Equipados con electrodos para registrar el ritmo cardíaco de los recién nacidos, con chupetes conectados a equipos electrónicos para hacer un seguimiento de los modelos de succión de los bebés, con aparatos que permitían seguir el movimiento de los ojos y con cámaras de vídeo, entre otras herramientas de trabajo, los investigadores descubrieron que el recién nacido era un ser que aprendía y comunicaba de manera activa, muy atento a su entorno y capaz de una amplia gama de comportamientos deliberados.

La primera área que atrajo la atención de los especialistas fue la de los sentidos del recién nacido. Los exámenes sistemáticos han demostrado que:

- En la sala de partos, a los pocos minutos del nacimiento, el recién nacido se fija en los objetos que presentan fuertes zonas de contraste, como los rostros.
- Cuando el objeto se mueve despacio, el recién nacido puede seguirlo durante varios minutos con ojos y cabeza. La expresión de su cara es de alerta, excluye otras actividades y se concentra en el estímulo.
- Los recién nacidos poseen visión tridimensional y una coordinación rudimentaria entre manos y ojos.
- Los recién nacidos son capaces de distinguir a su madre de otras madres a través de los olores del pecho y la leche, de la axila y de los perfumes que lleve.
- Olores que pueden clasificarse de lácteos o afrutados despiertan en los recién nacidos expresiones sonrientes acompañadas de movimientos de succionar y de lamer. Los olores a pescado y a huevos podridos suscitan expresiones de desagrado, acompañadas con frecuencia por movimientos de escupir.
- A la semana de vida, un bebé suele diferenciar la voz de su madre entre un grupo de otras voces femeninas, y a

las dos semanas ya reconoce que la voz y el rostro de su madre corresponden a la misma persona.

- Tras varias semanas de vida, los niños dan muestras de una actitud totalmente distinta —tienen los ojos más abiertos, juegan más, su expresión es más radiante— con sus padres respecto de la que manifiestan con sus madres.
- A las ocho semanas son capaces de diferenciar entre las formas de los objetos, además de entre colores (normalmente prefieren el rojo y el azul).
- Los bebés de cuatro meses discriminan entre los movimientos de objetos animados e inanimados.
- Los bebés de cinco meses reconocen la correspondencia entre los movimientos de los labios y el habla.

Explosión de los sentidos

Estos hallazgos son parte de una explosión de datos que salen a la luz casi a diario en relación a las aptitudes y talentos del recién nacido. Así es, en las dos últimas décadas los científicos han llevado a cabo miles de estudios sobre las capacidades sensoriales del recién nacido, con el empeño de redactar de nuevo el manual de psicología infantil y de pediatría del comportamiento. Este convincente cúmulo de pruebas ha puesto en evidencia, sin ningún género de dudas, que los recién nacidos no son masas de protoplasma sin mente ni sentidos, como se los describía hace unos años.

Más bien, tomadas en su conjunto, las investigaciones establecen que los recién nacidos normales entran en este mundo con sus sistemas sensoriales listos y en funcionamiento. Unos sentidos están más desarrollados que otros, pero se ha comprobado que todos responden a los estímulos. A través de la medición de las respuestas, como la contracción de piernas, los giros de cabeza, los comportamientos que denotan miedo o parpadeo de ojos, los investigadores han demostrado el alcance de la evolución sensorial en cada estadio de desarrollo.

Jacob E. Steiner, de la Universidad Hebrea de Jerusalén, por ejemplo, ha estudiado la reacción de los recién nacidos al gusto y al olfato. En una serie de pruebas, dio sustancias dulces, agrias y amargas a niños normales a las pocas horas de vida, antes de que probaran cualquier tipo de alimento. En todos los casos, las sustancias dulces provocaban relajación facial y expresiones de alegría parecidas a la sonrisa. El estímulo agrio producía la clásica contracción de labios, mientras que el amargo hacía que se abriera la boca y apareciera una expresión asociada al desagrado. El agua se la tragaban sin mostrar ninguna expresión facial. En otra prueba, a los bebés se los exponía a olores asociados a comidas que un grupo de adultos había clasificado de agradables o desagradables. Los estimulantes afrutados o lácteos provocaban expresiones faciales de sonrisa acompañadas por movimientos de succionar o de lamer. Los olores a pescado o a huevos podridos daban como resultado expresiones de desagrado, acompañadas con frecuencia por movimientos de escupir y salivar.

Cuando se trata de diferenciar olores, a los bebés seguramente se les da mejor que a los adultos. Aiden MacFarlane lo demostró hace unos años, cuando pidió a varias mujeres que daban el pecho a sus hijos que, entre toma y toma, se colocaran unas telas de gasa entre el pecho y el sujetador. Después tomó las telas y las colocó una a cada lado de la cabeza del bebé: una correspondía a su madre, la segunda a otra madre. Casi todos los recién nacidos reconocían la tela de su madre y se giraban hacia ella.

A la semana de vida el bebé puede distinguir la voz de su madre de entre otras voces femeninas; a las dos semanas reconoce que la voz y la cara de su madre corresponden a la misma persona. Esto lo demostró con un bello y sencillo experimento la investigadora inglesa Genevieve Carpenter, que sometió a unos bebés de dos semanas de vida a cuatro situaciones:

1. La madre habla con naturalidad a su bebé.
2. Otra mujer que no es la madre habla también con naturalidad al bebé.
3. La madre habla al bebé imitando la voz de la otra mujer.
4. Una desconocida intenta hablar como la madre del bebé.

Los bebés prestaban más atención ante la primera situación, cuando la madre hablaba con su propia voz, pero daban muestras de agitación en los dos últimos casos. La mezcla de lo familiar y lo desconocido asustaba a los pequeños, y demostraba que ya había en marcha sofisticadas aptitudes de diferenciación.

Otros experimentos han demostrado que si se coloca a un bebé a una distancia en la que pueda oír, pero fuera de la línea de visión de un hombre y una mujer, y se les pide que hablen a la vez, el recién nacido se girará sin excepción hacia la mujer. Según T. Berry Brazelton, del Hospital Infantil del Centro Médico de Boston, los bebés también prestan una atención especial a sus padres. «Por sorprendente que parezca —afirma Brazelton—, a las pocas semanas de vida el bebé muestra una actitud diferente —tiene los ojos más abiertos, juega más, su expresión es más radiante— con sus padres respecto de la que manifiestan con sus madres.» Brazelton cree que los bebés reconocen las altas expectativas que los padres depositan en ellos, en comparación con las madres, y que por tanto actúan de manera más extrema.

Radar emocional

Los recién nacidos no sólo son capaces de captar e interpretar la luz y el sonido, el olor y el gusto, también pueden percibir emociones matizadas. Los niños muy pequeños miran las caras de los adultos y responden de maneras que parecen corresponder con sus expresiones verbales o faciales. Sonríen cuando lo hacen los adultos y se mueven al ritmo de éstos. Cuando las predicciones del bebé sobre la respuesta del adulto no se cumplen —por ejemplo, cuando la madre reacciona a los arrullos del bebé con una expresión fría y distante— el recién nacido da muestras claras de malestar.

Brazelton destaca que cuando el bebé tiene cuatro semanas de vida, las reacciones emocionales son claras. «El comportamiento del bebé es todo un lenguaje —asegura—. Nos dice cuándo empiezan a disgustarse, cuándo se desaniman, cuándo empiezan a desconectar ante un exceso de estímulo, etc. Ante la mayoría de emociones que experimentamos, puedo decir cuál es el comportamiento correspondiente para un recién nacido. De hecho, a las cuatro o seis semanas de vida, es posible fijarse en el comportamiento de un dedo de la mano o de un pie y saber si el bebé está mirando un objeto o a un desconocido, a su padre o a su madre. Se puede saber a quién mira el bebé sólo con fijarse en lo que éste hace con las manos y los pies.»

Aptitudes al nacer

Los bebés no son sólo individuos que tienen sensaciones y sentimientos, participan en su mundo de manera activa. Cuando abandonan el seno materno, lo hacen con una sorprendente variedad de aptitudes.

Randi Wasserman, profesor asistente de pediatría clínica del Centro Médico Universitario de la Universidad de

Nueva York, destaca que los bebés, al nacer, «se agarran mecánicamente a las cosas con tanta fuerza que es posible levantarlos a pulso y no se sueltan». Wasserman dice que esa manera de agarrarse puede ser un residuo de nuestro pasado evolutivo, cuando la fuente suministradora de leche —la madre— saltaba de árbol en árbol.

Esa increíble capacidad de sujeción suele desaparecer hacia el segundo o el tercer mes de vida, pero en su lugar los padres hallarán otra: la coordinación entre la mano y el ojo. El primer requisito para que se produzca es, claro está, una correcta visión. Según Asma Sadiq, que dirige el departamento de pediatría del desarrollo y del comportamiento en el Centro Médico Beth Israel de Nueva York, los recién nacidos ven objetos que están a una distancia igual o inferior a unos 20 centímetros. Otros médicos y psicólogos creen que los bebés tienen un campo óptimo de visión entre los 30 y los 45 centímetros. Ven en color, pero el mundo se les aparece desenfocado. Lo cierto es que una coordinación rudimentaria entre la mano y el ojo ya se da incluso tras el parto, pero hacia los cinco meses de vida, a medida que la visión se agudiza, los bebés desarrollan una destreza que les permite pasarse objetos de una mano a otra. A los seis meses, cuando la vista enfoca mejor, la coordinación entre mano y ojo juega un papel importante en su interacción con el mundo.

Los bebés sintonizan desde el principio con los estados de ánimo de sus padres y con sus reacciones, claro. Pero, además, sacan provecho de esas percepciones a través del progreso de sus aptitudes. Arnold Shapiro, director del Centro de los Trastornos de Comunicación del Centro Médico Sinai, en Nueva York, destaca que el lenguaje receptivo —la capacidad para comprender lo que se dice— se desarrolla con mucha mayor rapidez que la capacidad verbal. Y cuando los niños empiezan a hablar, suelen hacerlo para comunicarse en aquellas áreas que les resultan más importantes: «baba» (papá/agua) o «dada» son muchas veces las primeras palabras que pronuncian; «mama» viene luego, porque es más difícil de decir.

Shapiro sostiene que deletrear palabras delante de los niños, incluso de los bebés más pequeños, como método para evitar que entiendan lo que estamos diciendo es contraproducente. «No saben qué es lo que estamos deletreando —dice—, pero sí que es un código, algo de lo que no queremos que se enteren. Creo que se sienten enfadados.»

Amy Flynn, directora del Centro Familiar Bank Street, en Nueva York, destaca que los pequeños interpretan el lenguaje hablado y el mundo que los rodea de manera muy literal. Un día, al intentar animar a una clase de niños pequeños, les dijo: «Cuando veáis lo que tengo aquí se os van a caer los pantalones». Miró a los niños y se dio cuenta de que uno, en previsión de aquel hecho, se estaba desabrochando el cinturón.

Si la comunicación verbal es bastante elemental, Sadiq añade que la sonrisa de un bebé puede ser una de las mejores técnicas de supervivencia con las que cuenta. Los niños empiezan a sonreír de manera intencionada cuando tienen unos dos meses, animando a sus padres a hacer el esfuerzo por acercarse a ellos y entenderlos.

Pero, a cada mes que pasa, el bebé es cada vez más capaz de hacer cosas por sí mismo. A los seis meses, casi todos se sientan. Hacia los nueve, se levantan agarrándose a los muebles. Entre los 12 y los 15 meses dan sus primeros pasos. Sadiq afirma que, hacia los 18 meses, el niño medio es capaz de caminar, de agacharse para recoger un juguete y de seguir caminando.

Dolor infantil

Uno de los mitos más arraigados del desarrollo humano es que los bebés muy pequeños no sienten dolor. A pesar de las aplastantes evidencias que aseguran lo contrario, algunos de los que se aferran con más fervor a esta idea errónea pertenecen a la profesión médica. Estas actitudes, causa de muchas dolencias y de una gran mortalidad entre un gran número de niños, reflejan un grado de ignorancia inaceptable sobre los recién nacidos a los que estos profesionales dicen servir. Teniendo en cuenta que, desde principios de la década de 1960, se ha demostrado que la reacción del recién nacido al dolor es parecida a la del adulto, resulta difícil mostrarse comprensivo con médicos que causan dolor a los niños aduciendo que se carece de información fiable al respecto.

Hasta 1987 la profesión médica no despertó por fin de su sueño autoinducido, gracias en gran parte al revelador ensayo escrito por K. J. S. Anand, responsable del departamento de anestesia de la Escuela de Medicina de Harvard, y que se publicó en la prestigiosa *New England Journal of Medicine*. Su conclusión: «Numerosas líneas de evidencia apuntan a que, incluso en el feto humano, las vías del dolor, así como los centros corticales y subcorticales necesarios para la percepción del dolor están bien desarrollados, sobre todo en el último tramo de la gestación, y que los sistemas neuroquímicos que hoy sabemos que están asociados con la transmisión y la modulación del dolor están intactos y funcionan a la perfección. Se han documentado respuestas fisiológicas a estímulos dolorosos en neonatos de diferentes semanas de gestación, y éstas se traducen en cambios hormonales, metabólicos y cardiorrespiratorios parecidos, pero mayores que los que se observan en sujetos adultos. Otras respuestas en recién nacidos sugieren que existen reacciones al dolor que se dan de manera integrada en un plano emocional y de comportamiento, y que permanecen en la memoria el tiempo suficiente para modificar patrones de conducta ulteriores».

Gideon Koren, responsable de farmacología clínica del Hospital de Toronto para Niños Enfermos, destaca que, en el caso de los recién nacidos, «muchas veces se practican intervenciones quirúrgicas importantes con muy poca anestesia, o sin anestesia de ningún tipo. Existe la idea general de que, aunque sienten dolor, no lo recordarán. Pero no es así».

En el estudio de Koren, publicado en *The Lancet*, revista médica muy prestigiosa, se constata que existen pruebas concluyentes de que las intervenciones quirúrgicas realizadas sin anestesia tras el nacimiento llevan asociado un reflejo de dolor duradero. Koren comparó a un grupo de bebés circuncidados sin anestesia al nacer, con otro cuyos miembros no habían sido circuncidados. A los seis meses de su nacimiento, midió el recuerdo al dolor de los niños. «Los circuncidados, ante la aplicación de una inyección normal, reaccionaban mostrando más dolor que los no circuncidados», afirma Koren, que sugiere que el trauma de la intervención quirúrgica sin anestesia perduraba.

Cartas desde la frontera

En un ejercicio de libre expresión, en la revista *Birth*, distintos padres desengañados describían el increíble dolor al que unos profesionales de la medicina habían sometido a sus hijos al insistir, a pesar de las pruebas concluyentes en contra, que los recién nacidos no sienten dolor.

«Hace diez años, a nuestro hijo prematuro, Edward, se le intervino de hidrocefalia mientras lo mantenían paralizado con curare —escribía una madre—. Aunque no podía moverse, llorar ni reaccionar de ningún modo, sí veía, oía y notaba las grandes incisiones que le iban haciendo en el cuero cabelludo, en el cuello y en el abdomen; notaba el agujero que le perforaron en el cráneo, el tubo que le insertaron en el centro del cerebro y que le fueron pasando bajo la piel del cuello, el pecho y el abdomen, hasta implantárselo muy profundo en la cavidad abdominal. Para mí es fuente de gran angustia pensar que mi esposo y yo firmamos un impreso en el que dábamos nuestro consentimiento para que se le realizara esta intervención, pero nos dijeron que, si no se hacía así, nuestro hijo podría morir o sufrir daños cerebrales, y que la anestesia podía matarlo. Además, los médicos nos aseguraron que en realidad estos bebés no sentían dolor. Entonces yo ya sospechaba lo que ahora sé: que eso no es cierto.

»En la actualidad, nuestro hijo discapacitado no permite que nadie le toque la cabeza, el cuello y el abdomen. Por más sedado que vaya, reacciona con temblores violentos, transpiración abundante, gritos, forcejeos y vómitos a los procedimientos médicos más simples o a la mera visión de un hospital. No puedo evitar sentir que, en cierto modo, aún se acuerda del horrible dolor al que fue sometido durante aquella intervención sin anestesia y en el transcurso de toda su estancia en la sala de cuidados intensivos de neonatología.»

En el mismo número de la revista, otra carta de una madre destrozada describía así el tratamiento al que se había sometido a su bebé prematuro: «La mañana en que se realizó la operación, programada con tres días de antelación, el equipo encargado de trasladarlo lo describió como "un niño muy pequeño y sonrosado [...], muy activo [...], con respuestas y gestos apropiados". No se trataba de una intervención de urgencia; era más bien una operación programada para incrementar la probabilidad de mejoría en un lapso de tiempo amplio. A pesar de ello, el anestesista decidió que la operación no se retrasaría y lo paralizó sin emplear ningún calmante o anestesia de ningún tipo ni antes, ni durante ni después de la cirugía.

»Durante una hora y media tuvo incisiones abiertas a ambos lados del cuello, otra en el lado derecho del pecho y un catéter insertado en la yugular. Luego le cosieron las heridas. A continuación, el cirujano nos dijo que habían tenido problemas al asegurar el catéter, así que habían repetido el proceso. Acto seguido, a Jeffrey lo abrieron desde el esternón hasta la columna vertebral. Cuando le separaron la carne, las costillas se le abrieron, el pulmón izquierdo se retrajo y se bloqueó el vaso sanguíneo cercano al corazón. Luego le cosieron los tejidos "a capas" y se le practicó un último corte lateral en el costado para insertarle un tubo en el pecho.

»Jeffrey murió cinco semanas después de la operación.

»Una de las cosas más perturbadoras durante aquel proceso fue el comentario que me hizo el responsable de neonatología del Hospital Infantil. En una visita en la que estábamos comentando el tratamiento de Jeffrey, me dijo que lo que le había pasado a mi hijo no importaba porque era un feto. Cuando le pregunté qué edad debía tener alguien para sentir dolor, situó el límite aproximado en los dos años.»

Edward nació en 1975; Jeffrey en 1985. Sus historias no son casos aislados. En 1987, una encuesta realizada entre enfermeras de departamentos de neonatología reveló que el 79 por ciento creía que los analgésicos se usaban poco, que al 33 por ciento de los bebés no se les suministraban analgésicos después de las operaciones y que el 34 por ciento no los recibían antes de tratamientos invasivos. Un año después, otra encuesta mostró que el 15 por ciento de los pediatras anestesistas creían que los bebés menores de un mes no sentían dolor, que ninguno prescribía opiáceos en el preoperatorio, que el 98 por ciento no recetaba opiáceos para tratamientos menores, que el 30 por ciento no lo hacía ni en casos de tratamientos importantes, y que el 48 por ciento no recetaba analgésicos opiáceos en los posoperatorios.

J. Winberg, del Instituto Karolinska de Estocolmo, compara la reacción del bebé a una operación sin anestesia o con una anestesia no adecuada al trastorno de estrés postraumático, algo parecido han experimentado los veteranos de la guerra del Vietnam, las víctimas de violaciones, los supervivientes de terremotos. En otras palabras, cuando los recién nacidos experimentan un dolor agudo, el resultado es un recuerdo perturbador y persistente, que se desencadena cada vez que el dolor vuelve a manifestarse.

Además, un dolor agudo o repetido en una fase tan temprana de la vida supone una agresión al cerebro. Fran Lang Porter, de la Escuela Universitaria de Washington, en Saint Louis, destaca que la plasticidad del cerebro está en su punto álgido en el periodo inmediatamente posterior al parto, «se trata de un momento crítico del desarrollo de todas las especies, incluida la humana, durante el que se potencia al máximo la influencia del entorno sobre el cerebro y, por tanto, sobre el comportamiento posterior». Afirma que en este contexto «parece lógico pensar que la exposición reiterada al estrés o al dolor tenga unos efectos más profundos y permanentes sobre el desarrollo cerebral que otras experiencias similares que ocurran en momentos posteriores de la vida».

Cierto. Parece que el dolor sentido durante esos momentos cruciales para el desarrollo cerebral que se dan durante la primerísima infancia provocan una cascada de acontecimientos, incluidos los daños o la muerte de células nerviosas y, en opinión de muchos investigadores, una reorganización estructural y funcional del sistema nervioso mismo. Según ellos, con el paso del tiempo, el impacto puede incluir desde trastornos por estrés y sensibilidad alterada al dolor hasta dificultades de relación social.

La incidencia del dolor sobre la estructura cerebral hace casi superflua la siguiente cuestión: ¿Recuerdan los bebés el dolor? Porter afirma que los investigadores han documentado memoria consciente de dolor en bebés de hasta seis meses. En este grupo, la exposición al dolor en un momento determinado implica una anticipación del dolor cuando su estímulo aparece de nuevo como amenaza.

Pero Porter y otros investigadores dicen que el daño se puede mitigar, y tal vez evitar totalmente, con anestesia. Por ejemplo, en un estudio realizado con bebés prematuros, los investigadores constataron que las infusiones de morfina y midazolan reducían la respuesta al dolor y estabilizaban constantes vitales como el pulso y la presión sanguínea. La anestesia también reducía la incidencia de complicaciones neurológicas, desde el daño cerebral hasta la muerte.

Enfrentarse al dolor es un reto para los pacientes de cualquier edad. Pero las consecuencias son más graves en los bebés, porque en su caso el propio dolor puede alterar la estructura del sistema nervioso y afectar de manera permanente las percepciones, las estrategias de superación y el estatus emocional a lo largo de toda la vida.

El factor estrés

Los investigadores que estudian el dolor infantil apuntan que bajo condiciones de estrés se produce un asalto similar al cerebro. Los científicos que se dedican a este órgano saben desde hace tiempo que la respuesta al estrés coincide con la producción de hormonas del estrés. Un equipo de investigadores americanos y canadienses que lo estudian afirma que la fuerza de la respuesta se afianza en los primeros días de vida. En sus experimentos, tomaron crías de rata recién nacidas y las sometieron a un estrés ligero, sacándolas de sus nidos durante periodos de 15 minutos cierto número de días consecutivos. Los resultados fueron bastante sorprendentes: cuando ya de adultas se las sometía a condiciones de estrés, estas ratas reaccionaban segregando niveles bajos de corticosterona, la hormona del estrés, y mostrando un grado bajo de ansiedad en comparación con individuos de un grupo de control a los que no se había manipulado de ninguna manera al nacer. Las crías de rata sometidas a un estrés agudo —dejarlas fuera del nido tres horas seguidas— mostraban una respuesta contraria. De adultas, liberaban más corticosterona y mostraban mayores niveles de ansiedad que los individuos no estresados del grupo de control.

Al revisar la situación, los investigadores lograron dar sentido a aquellos desconcertantes resultados. Cuando las crías manipuladas se devolvían a la madre, ésta intensificaba los lametones y las caricias. De adultos, los hijos de estas madres más cariñosas sentían menos ansiedad que los demás. El equipo de investigación también descubrió otro efecto secundario interesante del «estrés ligero» y de la dosis suplementaria de afecto que provoca: en la vejez, las crías de las madres cariñosas mostraban señales de pérdida de memoria mucho después que los individuos del grupo de control.

La unidad de cuidados intensivos de neonatología

Dado todo lo que sabemos sobre los sentidos de los recién nacidos, las unidades de cuidados intensivos de neonatología (UCIN) son lugares especialmente peligrosos para los bebés. Si el dolor y el estrés son perjudiciales para los que acaban de nacer, hay pocos sitios donde estos dos factores se den de manera tan sostenida como en las UCIN.

En condiciones ideales, los bebés prematuros que ingresan en estos centros deberían estar aún en el seno materno. Allí, la luz y el sonido les llegarían amortiguados y mezclados con los latidos del corazón de su madre y con la tensión ondulante de su útero, cada vez más estrecho por el crecimiento del bebé. Por el contrario, en las unidades de cuidados intensivos, a los bebés (tanto los prematuros como los que no lo son) los bombardean con luces brillantes y sonidos estridentes de máquinas eléctricas y alarmas, mientras prácticamente nadie los toca y permanecen en unas incubadoras sanitarias. Estoy convencido de que muchos prematuros estarían mejor si los dejaran junto a sus madres, y no metidos en esos lugares ruidosos y asépticos que son las UCIN, donde se les inyectan cosas constantemente y se les insertan todo tipo de tubos.

Un ejemplo dramático de este problema es el de un pediatra de Seattle que trataba a un bebé gravemente enfermo en la unidad de cuidados intensivos de neonatología de su hospital. Conectado a un montón de máquinas de apoyo, el bebe recibía una luz muy intensa y más ruido que el de una gran avenida en hora punta.

El niño, que no recibía suficiente oxígeno, se estaba poniendo azul. El médico consideró que el bebé se iba a morir de todos modos, así que lo desconectó de las máquinas, las desenchufó y apagó las luces. Sacó al niño de la incubadora y empezó a mecerlo suavemente. En pocos minutos, al bebé le volvió el tono rosado y se recuperó del todo.

Esta anécdota no es para nada excepcional. En otra historia que llegó a divulgarse bastante, una madre que deseaba ayudar a su hijo mayor a adaptarse a su futura hermanita, lo alentaba para que le cantara canciones a través del útero. Su canción favorita decía así: «Eres mi sol, mi único sol.»

Aunque el embarazo fue normal, la pequeña nació con complicaciones. Estuvo dos semanas en la unidad de cuidados intensivos, debatiéndose entre la vida y la muerte. Sus padres ya se preparaban para lo peor, pero su hijo les suplicó que le dejaran cantarle aquella canción una vez más. Aunque no permitían la entrada de niños en la UCIN, la madre decidió finalmente llevarlo al hospital, a pesar de las objeciones del equipo. Le pareció que, si no la veía en aquel momento, tal vez no pudiera verla nunca.

Le puso un mono de trabajo que le iba enorme y lo acompañó hasta la UCIN. Parecía una especie de cesto de la ropa sucia andante, pero la jefa de enfermería se dio cuenta de que era un niño y se puso a gritar: «¡Sáquelo de ahí inmediatamente! ¡No se permite la entrada de niños!» La madre, que normalmente se comportaba de manera muy tranquila, le dedicó una mirada gélida y le respondió: «No se irá hasta que le cante a su hermana.»

Una vez junto a la incubadora, el niño de tres años miró a su hermana, que estaba perdiendo la batalla por la vida. Entonces, empezó a cantarle. «Eres mi sol, mi único sol.» La pequeña reaccionó al momento, y se le estabilizó el pulso por primera vez desde su nacimiento. A medida que su hermano cantaba, se le fue equilibrando el ritmo de la respiración y se fue relajando. Incluso a aquella enfermera implacable se le saltaron las lágrimas. Los planes para el funeral se dejaron de lado y al día siguiente la niña estaba tan bien que se la llevaron a casa.

No es mi intención sugerir que se supriman las unidades de cuidados intensivos de neonatología. Lo que creo es que deberíamos hacerlas mejores. Habría que reducir la iluminación, el ruido, la extracciones de sangre. Habría que partir de la premisa de que el recién nacido gravemente enfermo necesita tanta paz y tranquilidad como el adulto gravemente enfermo.

El poder del tacto

Privados de la correcta estimulación en las UCIN y en otros entornos pensados para ayudar a los pequeños que están en situación de riesgo, es posible que los bebés prematuros nunca «se pongan al día». En la actualidad existen cientos de estudios que muestran que estos niños sufren bastantes más problemas de desarrollo y funcionamiento físicos, neurológicos, sociales y mentales que los bebés que completan el tiempo de gestación. En parte, el motivo es la falta de estimulación. Cuando está en el vientre de su madre, el bebé recibe estimulación táctil y cinestésica a través de los movimientos de la madre, del líquido amniótico y de las paredes musculares del útero y la placenta. A medida que el futuro bebé crece, las paredes del útero se van estrechando cada vez más, haciendo que la estimulación táctil sea aún más intensa.

En vez de recibir esta estimulación táctil en el seno materno, al bebé prematuro se lo aísla; además de verse expuesto a niveles inadecuados de ruido y luz, prácticamente desaparecen el tacto y el movimiento.

Incluso después de irse a casa, es posible que los padres sigan tratándolo con excesivo cuidado, porque tienen miedo de hacerle daño y adoptan las mismas precauciones que en el hospital.

Hoy en día, afortunadamente, se sabe que una compensación rigurosa durante las primeras semanas de vida del bebé puede conseguir neutralizar las desventajas asociadas a los nacimientos prematuros, poniendo a los recién nacidos más pequeños en la senda de la salud. Una de las técnicas de compensación más eficaces, tal como demuestra un número impresionante de estudios, es el masaje.

A la cabeza de estas investigaciones se encuentra Tiffany M. Field, directora del Instituto de Investigaciones del Tacto, de la Escuela de Medicina de Miami. Uno de sus estudios más reveladores consistía en dar a veinte bebés prematuros unos masajes diarios de 45 minutos en total, repartidos en tres sesiones de 15 minutos cada una. El tratamiento duró diez días. El aumento de peso de los bebés sometidos a masajes fue un 47 por ciento superior que el de los individuos del grupo de control a los que no dieron masajes, según las conclusiones de Field. Para su sorpresa, los bebés sujetos de su investigación se mantenían despiertos y activos en un porcentaje mayor, en contra de la creencia de que los masajes los relajarían y les harían dormir más. Y obtuvieron mejores puntuaciones en una serie de pruebas neurológicas y de funcionalidad. Como promedio, esos bebés abandonaron el hospital seis días antes que los que no habían recibido ninguna estimulación extra.

Field y sus colegas constataron que los beneficios del

masaje eran extensibles a los bebés no prematuros. Entre los hallazgos que hicieron, destacan los siguientes:

- Los recién nacidos a los que se ponía en contacto directo con la piel de sus madres se mostraban tranquilos, aunque si se los separaba de ellas empezaban a llorar. Cuando se restablecía el contacto físico, los bebés se calmaban.
- Los niños sometidos a masajes establecían patrones de sueño más regulares y aumentaban de peso más que los de grupos de control a los que, en vez de darles masajes, se los acunaba.

Aunque no se han llevado a cabo estudios formales al respecto, los grupos dedicados a la divulgación del masaje infantil que existen en los Estados Unidos constatan que esta técnica reduce las respuestas de estrés ante procesos de dolor, incluida la aplicación de vacunas; que reduce el dolor asociado a la salida de los dientes y al estreñimiento; que reduce el cólico; y, por si esto fuera poco, hace que los padres se sientan mejor.

Se ha demostrado que el masaje fortalece el vínculo entre el bebé y su padre. En un estudio australiano, los padres que dieron masaje y bañaron a sus hijos durante cuatro semanas recibieron más contacto visual, sonrisas, vocalizaciones y conocieron menos conductas de rechazo que los padres que no lo hicieron.

Según hace constar Field, el masaje beneficia hasta al más sano de los bebés, en parte gracias a la capacidad de esta técnica para reducir el estrés. En este sentido, su equipo llevó a cabo una serie de estudios que concluyeron que los masajes reducen la incidencia de indicios de estrés, como los movimientos de boca, las muecas y los puños cerrados. Los investigadores también constataron que los niveles de catecolaminas en la sangre —la norepinefrina y la epinefrina— aumentaban durante el periodo de estimulación. «Aunque las catecolaminas por lo general aumentan tras la sensación de estrés en el adulto, de lo que se podría deducir que no es algo deseable», Field afirma que un incremento durante el periodo neonatal, inmediatamente posterior al parto, forma parte del desarrollo normal. En pocas palabras, que la terapia de masaje facilitaba la liberación normal de hormonas que de otro modo se lentificaría. El poder del masaje recibió un empujón cuando un equipo sueco divulgó que dar un masaje en el interior de la boca incrementaba la liberación de unas hormonas vinculadas a la absorción de alimentos.

Estimulados por sus hallazgos, Field y sus colegas han empezado a aplicar la técnica del masaje a pequeños que sufren otros problemas. Cuando se les dan masajes, los bebés que han entrado en contacto con cocaína y con el virus del sida ganan más peso, dan menos señales de estrés y demuestran un comportamiento motor más maduro. En la misma línea, los bebés de madres deprimidas a los que se dan masajes son más interactivos, menos protestones y menos proclives a presentar problemas de sueño que los sujetos de los grupos de control a los que no se dan masajes.

El poder de la música

La música, igual que el masaje, es una técnica poderosa para calmar la sensibilidad del bebé de la manera adecuada. Numerosas investigaciones demuestran que es especialmente útil a la hora de promover la relajación. Las melodías fluidas y líricas, las armonías sencillas, los ritmos fáciles de entre 60 y 80 compases por minuto (los mismos que los del corazón humano en estado de reposo), relajan sistemáticamente a niños y a adultos. Las mediciones fisiológicas demuestran que dichos ritmos estimulan la liberación de endorfinas en el cerebro y reducen los niveles de la hormona adrenocorticotrópica, asociada al estrés. Estas músicas estimulan las ondas alfa del cerebro y relajan el tono muscular, así como la respuesta galvánica de la piel (incremento de la conductividad eléctrica), entre otras constataciones fisiológicas. Además, contribuyen a la consecución de la estabilidad emocional.

Nuestra reacción a la música deriva con toda probabilidad de nuestra experiencia prenatal. Los ritmos del útero son tan relajantes que sirven para enriquecer al futuro bebé desde el momento en que puede oír, unos tres meses antes del nacimiento. A partir de ese punto, los sonidos en el seno materno son constantes y tranquilizadores. La sangre que corre por la placenta produce un sonido que llega a alcanzar máximos de 95 decibelios. Este silbido rítmico de la sangre al pasar por los vasos sanguíneos es la nana intrauterina que echamos de menos cuando abandonamos el cuerpo de nuestra madre. Lo cierto es que uno de los cambios más estresantes de la transición entre la matriz y el mundo es la pérdida del ritmo asociado a los movimientos maternos, a la respiración y al latido del corazón.

Las madres, que comprenden de manera intuitiva la necesidad de compensar esa pérdida, muestran una preferencia natural por acunar a sus bebés sobre el pecho, cerca del corazón. El psicólogo Lee Salk creía que el sonido del corazón era tranquilizador y planteó la hipótesis de que el feto asociaba los sonidos rítmicos con la comodidad y la seguridad del seno materno. Por tanto, según su razonamiento, si se tocaban unos sonidos similares justo después del parto, la transición entre el útero y el mundo exterior sería más fácil.

Los científicos no tardaron en demostrar que aquella idea era correcta. Un equipo de investigación descubrió que el ritmo de la sangre que pasa por la placenta poseía un efecto tranquilizador en los recién nacidos. Otro demostró que los bebés expuestos a sonidos intrauterinos grabados se calmaban. Un tercer equipo fue más allá y mostró que los recién nacidos se calmaban cuando oían la sintonía de una telenovela que sus madres veían a diario mientras estaban embarazadas. También se constató que la música hace que el parto sea más breve y que el dolor en madre e hijo se reduzca.

En un excelente trabajo, las enfermeras canadienses June Kaminski y Wendy Hall estudiaron a veinte recién nacidos en su hospital. Se dieron cuenta de que si ponían música clásica a bebés normales, éstos tenían muchas más probabilidades de mantener su estabilidad emocional. Durante periodos de control, en los que no sonaba ninguna música, los bebés eran más proclives a pasar de un estado emocional a otro, llorando a menudo o mostrándose desorientados. Las enfermeras manifestaron que, cuando sonaba la música, mantenían un estado de relajación, literalmente opuesto a la respuesta de estrés.

Igual que sucede con el tacto, el valor terapéutico de la música alcanza todo su potencial cuando se aplica a un bebé prematuro o con algún tipo de dificultad en esta primera etapa de la vida. Los recién nacidos que han completado el tiempo de gestación tienen el sistema nervioso más plenamente desarrollado, y son por tanto más susceptibles de manifestar lo que los psicólogos denominan «estado organizado»: a sus cuidadores les resulta más fácil interpretar sus necesidades y se pasan la mayor parte del tiempo durmiendo o en un estado de relajación tranquila. Por su parte, los prematuros suelen ser demasiado inmaduros para mantener la estabilidad emocional. Desorganizados con frecuencia, se pasan periodos desproporcionados de tiempo en estados de letargo, de llanto y de distracción. Los bebés desestructurados presentan niveles excesivos de estrés y sus cuidadores, que no siempre pueden sintonizar con ellos, invierten más energía para atenderlos.

Con la esperanza de emplear esta forma de estimulación para ayudar a los prematuros con los que trabajan, el personal de enfermería de la Unidad de Cuidados Intensivos Neonatales del Centro Médico Baptista de Georgia, en Atlanta, probó un experimento. Los bebés a los que escogieron para su prueba eran prematuros, daban muestras claras de agitación y exhibían con frecuencia determinados comportamientos, como sacudidas violentas de las extremidades, movimientos excesivos de cabeza y muecas. Cuando los recién nacidos se mostraban agitados, los investigadores se pasaban diez minutos intentando calmarlos y otros diez haciendo sonar una cinta de casete con sonidos intrauterinos combinados con el canto de una mujer, mientras les registraban el ritmo cardíaco, la saturación del oxígeno y la presión sanguínea. Los prematuros del estudio experimentaban menos episodios de privación de oxígeno y una mayor estabilidad de comportamiento mientras sonaba la música, lo cual convenció al personal de enfermería de que habían dado con un útil instrumento terapéutico.

Es probable que la terapia musical no relaje sólo a los bebés prematuros, sino que además reestructure sus cerebros. Y eso es particularmente importante, ya que estos recién nacidos se pierden la estimulación auditiva que debería proporcionarles el entorno uterino durante las últimas semanas de vida en el seno materno. Dado que el cerebro se construye como respuesta al entorno, el de un bebé prematuro no puede contar con la misma «configuración» que tendría si hubiera completado el tiempo de gestación, a causa de su temprana llegada al mundo. En esos casos, intervenir haciendo sonar una música que recuerde los sonidos uterinos puede ayudar a completar la «configuración». Así, no se trataría sólo de relajar al bebé, sino de equiparlo con un cerebro más resistente para los años venideros.

Resistencia a aceptar los nuevos conocimientos sobre los bebés

Aunque los psicólogos del desarrollo y los científicos han empezado a revisar sus ideas sobre el funcionamiento sensorial y mental del recién nacido, muchos son los profesionales que siguen mostrándose reticentes a hacerlo.

Algunos psicoterapeutas, por ejemplo, en especial los de fuerte orientación psicoanalítica, ven a los bebés como a animales primitivos y agresivos motivados sólo por la satisfacción de sus necesidades básicas.

La siguiente cita, extraída de un libro por lo demás muy sensato y de corte humanista, ejemplifica esta actitud:

«Cuando está despierto y en estado de alerta, el bebé siempre busca algo, aunque su mente aún no sea consciente de dónde empieza o termina su cuerpo ni de dónde empiezan o terminan las demás cosas. En sus momentos de tensión y de necesidad, un bebé indefenso puede ser implacable. Posee y destruye el pecho que lo alimenta. Devora los brazos que lo sostienen. Se desprende de sus desperdicios corporales sin ningún reparo. La presencia de una madre en la vida del bebé absorbe, contiene y tolera los apetitos incontrolados de éste y, en consecuencia, los domestica y los humaniza. La sincronización de la madre con las excitaciones bastas y rudimentarias de su bebé hace que éstas se transformen en emociones y afectos humanos y socializados.»

Sorprende constatar que, a la luz de las pruebas abrumadoras que demuestran lo contrario, estas ideas siguen siendo muy comunes. Mi experiencia en este sentido dice que nueve de cada diez doctores en medicina consideran al bebé y, claro está, también al que aún no ha nacido, un ser que básicamente carece de mente y de capacidad sensorial. Y, como ya hemos visto, la mayor parte de ellos dudan incluso de que sientan dolor. Los obstetras, en concreto, suelen oponerse con vehemencia y se ríen de los hallazgos que se efectúan en los laboratorios más prestigiosos del mundo en materia de futuros bebés y de recién nacidos. Sospecho que en algún nivel de su conciencia, estos médicos se dan cuenta de que si llegaran a considerar a los pequeños seres dotados de sensibilidad, y también sensitivos, tendrían que cambiar su manera de tratar a las embarazadas y a los recién nacidos. Tendrían que abandonar su idea de que las mujeres son unas máquinas imperfectas de parir y de que ellos son los caballeros salvadores que acuden a su rescate. Implicaría un cambio radical que haría que se pasara de una mentalidad intervencionista y basada en la acción a otra más paciente, basada en el cuidado, en la espera, la observación y el intento de adaptarse al bebé.

A pesar de su reticencia, el cambio se está produciendo. La ciencia ha iniciado por fin investigaciones que constatan lo que las madres siempre han sabido: que los recién nacidos tienen sentidos, sensaciones y mente, y que el tratamiento que reciban tendrá consecuencias a largo plazo en sus vidas.

Resumen

Existen pruebas abrumadoras que demuestran de modo concluyente que los recién nacidos normales llegan a este mundo con todos sus sistemas sensoriales e intelectuales en perfecto funcionamiento, en perfecto estado. Aunque cada uno de los sentidos está desarrollado hasta un punto, a todos los bebés, desde el momento del nacimiento, les funcionan los sentidos de la vista, el gusto, el tacto y el olfato. Y, lo que es más importante, los bebés están preparados biológicamente para relacionarse con sus cuidadores. Así, se entiende que las aptitudes del bebé ayuden a sus padres a relacionarse con ellos desde el momento del parto. Más aún, entender el daño que se asocia al estrés y al dolor permitirá a los padres prevenir, o al menos reducir, esas situaciones y neutralizarlas en caso de que se produzcan.

Puntos básicos para madres y padres

• Los padres que tengan presentes las sensaciones, emociones y aptitudes de sus bebés podrán usar ese conocimiento para maximizar su desarrollo.

- Los bebés sanos y felices deberían comer bien, dormir bien y llorar muy poco.
- Si el bebé necesita que lo tranquilicen, es bueno hacerlo a través del contacto ocular, de la sonrisa y las caricias. No hay que gritar, golpear ni agitarlos nunca.
- Durante los primeros meses, el lugar ideal para un bebé despierto es sobre el cuerpo de la madre o el padre. Las mochilas para bebés o las bandas de tela para transportarlos son recomendables.
- Tener en cuenta las indicaciones que nos da el bebé, tanto cuando está en contacto con nosotros como cuando no lo está, y actuar en consecuencia.
- No permitir ninguna intervención quirúrgica sin un analgésico adecuado.
- Si el bebé se ha visto expuesto a estrés o dolor, hay que sostenerlo en brazos, abrazarlo y acariciarlo con frecuencia. También pueden ser de ayuda los masajes, algún tratamiento de corrección quiropráctica pediátrica y la música.
- Recordar que la música que la madre ha oído durante el embarazo y el parto tiene un efecto tranquilizador cada vez que el bebé no se sienta del todo bien.

7

La alquimia de la intimidad

Una amiga mía estaba en la cocina haciendo la comida, dos días después del nacimiento de su hija, y oyó a la niña llorar. «De pronto me salió un chorro de leche de los pechos. Aquello me pareció algo increíble. Estábamos más conectadas que cualquier otro par de personas en todo el mundo.»

No hay otra experiencia que pueda compararse al poder y la belleza luminosa de ese primer contacto entre los padres y su bebé recién nacido. Formar parte de esa experiencia como madre o padre es participar en uno de los milagros más excepcionales de la vida. La corriente de amor que se da entre madre, padre e hijo es la emoción más palpable que existe; el vínculo que se forma en esos primeros días y semanas se transformará en un manantial de amor y atenciones para el niño y sus padres a lo largo de sus vidas. Por raro que parezca, sólo hace unos treinta años que hemos empezado a valorar los beneficios a largo plazo de lo que ha dado en llamarse «apego» o «vínculo paterno-filial».

El apego es el proceso mediante el cual el recién nacido y sus padres se vinculan, se conectan e intiman mutuamente. El apego es un diálogo, una danza entre el niño y el progenitor que se inicia antes del nacimiento, pero que florece en todo su esplendor en las primeras semanas y meses de vida, tras el parto.

En su obra ya clásica *Maternal-Infant Bonding*, publicada en 1976, Marshall H. Klaus y John H. Kennell lo expresaban así: «El apego de la madre hacia su hijo es el vínculo más fuerte que se da en los seres humanos. Su poder es tal que permite que la madre o el padre realicen los sacrificios excepcionales que se necesitan para el cuidado del bebé día a día, noche a noche: cambiar pañales sucios, acudir cuando llora, protegerlo del peligro, alimentarlo en plena noche a pesar de necesitar dormir desesperadamente.

»Este apego madre-hijo es el manantial del que el bebé extraerá todos los vínculos afectivos ulteriores y la relación formativa en cuyo transcurso el niño desarrollará el sentido de sí mismo. Los vínculos muy estrechos pueden sobrevivir a separaciones muy prolongadas en tiempo y en distancia, aunque a veces no haya signos visibles de su existencia. Sin embargo, un grito de auxilio incluso cuarenta años después puede llevar a una madre hasta su hijo y evocar comportamientos de apego de la misma fuerza que los que se dieron durante el primer año de vida de éste».

Los elementos del apego

Para potenciar el apego tiene que haber periodos extensos de contacto entre madre, padre e hijo. Entre las técnicas inconscientes y las características físicas que los padres pueden usar para atraer al bebé están las siguientes:

1. Tacto. Contacto de piel contra piel y transporte sobre el cuerpo.
2. Calor que se genera al abrazar y sostener al hijo.
3. Contacto ocular.
4. Olor. A través del sentido del olfato, el bebé aprende a identificar a su madre gracias a su olor diferenciado.
5. Voces agudas. La risa y las sonrisas tienen efectos calmantes.

6. Besos y abrazos. Así se ayuda a que la flora bacteriana se transfiera de madre a hijo y se protege al bebé de infecciones comunes.
7. Amamantar. Dar el pecho hace que se creen anticuerpos en el bebé.
8. Respuesta. El padre o la madre responden a las indicaciones del bebé a través de movimientos corporales, de expresiones faciales y del habla.
9. Ritmo. Los padres recrean los ritmos vitales que el bebé ha experimentado en el útero, mientras que al mismo tiempo lo ayudan a adaptarse a nuevos ritmos.

Las técnicas de comunicación y las características físicas empleadas por el bebé para atraer a los padres incluyen las siguientes:

1. Contacto ocular.
2. Llanto.
3. Tomar el pecho. A través de la succión, el bebé ayuda a liberar unas hormonas relacionadas con los sentimientos de amor y curación.
4. Olor. Especialmente después del baño.
5. Respuesta. El bebé responde a los padres imitando el habla y otras pautas, como la comunicación mediante el movimiento corporal.

Primeros estudios

La era moderna de investigación sobre el vínculo materno-filial (y, posteriormente, paterno-filial) se inició en 1945, cuando el psicólogo Rene Spitz estudió a dos grupos de niños. Uno lo componían niños de un centro de acogida de menores abandonados; el otro, hijos de madres presas que se habían criado con ellas en la guardería de la cárcel. En ambas instituciones, las condiciones de higiene eran impecables. En el centro de menores abandonados, el equipo médico visitaba a los pequeños al menos una vez al día. En la cárcel, el doctor sólo acudía cuando se lo llamaba.

Aparte de la atención médica, en el centro de acogida los niños recibían pocas atenciones. Con ocho bebés bajo el cuidado de una sola enfermera, los niños abandonados apenas recibían estímulos y normalmente se los ignoraba. Las enfermeras sólo aparecían para darles de comer y cambiarles los pañales, y luego desaparecían largos periodos de tiempo. Los niños no tenían juguetes y su aislamiento era tal que tenían unas sábanas puestas sobre los barrotes de las cunas que les impedían incluso el estímulo visual. Por si eso fuera poco, no podían ni oír a los demás niños, porque cada cuna estaba metida en un cubículo acristalado.

Los niños de la guardería de la institución penitenciaria, por el contrario, estaban siempre expuestos a la incesante actividad de sus madres, que les daban de mamar, jugaban con ellos, les cantaban y charlaban las unas con las otras. En la guardería trabajaban una jefa de enfermería y tres ayudantes, cuyas tareas consistían básicamente en enseñar cuidados infantiles a las madres. Allí, todos los niños contaban con la dedicación constante de sus madres o, en ocasiones, de las madres de algún otro niño.

Cuando llegaban al centro de acogida, los niños abandonados tenían un cociente de desarrollo mucho mayor que el de los niños de la guardería penitenciaria. Sin embargo, el índice de desarrollo empezaba a declinar rápidamente en los niños abandonados, mientras que aumentaba a la misma velocidad el de los hijos de las presas. Hacia el quinto mes del estudio, las dos curvas se encontraban, y los niños abandonados seguían deteriorándose mientras que los de la cárcel seguían progresando.

Al final, los niños del centro de acogida mostraban todas las manifestaciones de lo que Spitz dio en llamar «hospitalismo», que se caracterizaba por una falta de relaciones sociales, además de una tasa extraordinariamente alta de

mortalidad y propensión a contraer infecciones y enfermedades. El deterioro era tal que sólo dos de los 26 niños
abandonados de entre 18 y 30 meses eran capaces de arti-
cular siquiera un par de palabras. Esos mismos dos niños
caminaban. Casi ninguno sabía comer sin ayuda, y ninguno controlaba sus esfínteres.

Sin embargo, en la guardería, el problema no era si los
niños andaban o hablaban a los 12 meses, sino más bien
cómo contener su vitalidad. Con o sin ayuda, todos andaban. Vocalizaban a voluntad y algunos sabían algunas palabras.

Es obvio que los niños abandonados estaban gravemente privados de estimulación sensorial. Pero lo que demostraba ser más perjudicial era la ausencia de contacto y
de amor maternal.

Los estudios más importantes sobre el impacto de la
pérdida materna los dirigieron unos años más tarde, en la
década de 1950, los estudiosos de primates Harry y Mar-
garet Harlow, de la Universidad de Wisconsin. El matrimonio Harlow y sus alumnos separaron a unos monos recién
nacidos de sus madres inmediatamente después del parto.
He visto grabaciones de estos pobres monitos y la experiencia es de lo más sobrecogedora. Se muestran inconsola-
bles, abatidos, flacos. Apenas comen o se mueven. Se acu-
rrucan en un rincón de la jaula o se aferran a «madres
sustitutas» hechas de tela o de un amasijo de alambres que
imitan la forma de un mono grande.

La mayoría de los monos que sobrevivieron a esa privación precoz de madre no lograron emparejarse cuando
llegaron a adultos. Los que sí lo lograron (o bien fueron in-
seminados artificialmente y parieron crías) no fueron capaces de hacerse cargo de sus retoños. En realidad, con frecuencia los atacaban violentamente.

Estos hallazgos los sintetizó en las décadas de 1950 y
1960 John Bowlby, psicoanalista inglés famoso por acuñar
el término «síndrome de privación de la madre», relativo a

lo que hoy se conoce como «teoría del apego». Basándose en investigaciones con animales, además de en estudios realizados con delincuentes juveniles, Bowlby defendía que el vínculo afectivo entre madre e hijo era una condición imprescindible para la plenitud psicológica. Si no se daba, surgirían trastornos en el cerebro y la psique.

Mary Ainsworth, psicóloga experimental de la Universidad de Virginia, amplió los trabajos de Bowlby al intentar caracterizar los rasgos del niño «firmemente apegado». En un experimento que hoy se considera clásico, conocido como la Situación Rara, Ainsworth hacía entrar a un niño de un año, acompañado de su madre o su padre, en una habitación llena de juguetes, atractiva. Durante una sesión de 20 minutos, la madre o el padre abandonaban la habitación dos veces y regresaban dos veces. La primera vez, el niño se quedaba con un desconocido (un investigador); la segunda vez, se quedaba solo. Ainsworth observó que la mayoría de niños se disgustaba cuando la madre o el padre se iba, pero lo que más cosas revelaba de la relación paterno/materno-filial era el momento del reencuentro.

Según Ainsworth, el bebé que buscaba el consuelo de la madre o el padre a su regreso estaba «firmemente apegado». Como tenía una relación «lo bastante buena» con su progenitor, ese niño podía ir por la vida con confianza y seguridad. Y el niño a quien la madre o el padre no consolaba o que sencillamente ignoraba a sus padres, se consideraba que era inseguro, que carecía de las lecciones emocionales básicas de la confianza, la interactividad y el amor. Ainsworth afirmaba que el apego del segundo grupo era «incompleto». Se trataba de niños capaces de funcionar, pero tal vez con tendencia a la inseguridad, a los cambios de humor, a los problemas de intimidad, etc.

Finalmente, en la década de 1970, Marshall Klaus y John Kennell establecieron que un contacto estrecho entre madre e hijo en las horas inmediatamente posteriores al parto favorecía la aparición de una cascada de hormonas

maternas y la posibilidad de establecer un vínculo saludable en los años venideros.

Las hormonas del apego

En la última década, los científicos han ido comprendiendo
que estas primeras relaciones son muy profundas porque
dan forma, literalmente, a la neuroquímica de las emociones y a todo el sistema nervioso, incluido el cerebro. En
efecto, a medida que estos sistemas se desarrollan indefectiblemente, propulsan el proceso del apego y graban sus lecciones en los intersticios de nuestros cuerpos y mentes.

Ya sabemos cómo se comunican los padres y se vinculan afectivamente con sus futuros hijos. De manera similar,
el apego posnatal también se da a través de tres canales. El
primero de ellos es neurohormonal. Hace tiempo que se reconoce el papel de una hormona —la oxitocina— para provocar las contracciones del útero que llevan al parto y a
iniciar el flujo de leche durante el tiempo de lactancia. Los
investigadores ya saben que esa hormona, particularmente
abundante en el cerebro femenino, también potencia la sociabilidad y la receptividad sexual, además de propiciar el
impulso de proteger a los más pequeños, tanto en las madres como en los padres.

En fechas más recientes, estudios realizados con animales y seres humanos han aclarado qué papel desempeña
la oxitocina en el apego. Cuando se amamanta a un bebé,
éste recibe oxitocina a través de la leche de su madre. Si los
niveles de esta hormona sobrepasan una cierta cantidad, su
memoria se verá debilitada, lo que explicaría, al menos en
parte, la amnesia que se asocia al parto. Pero si los niveles
de oxitocina son los correctos, los bebés disfrutarán de la
proximidad física, el tacto y la sociabilidad.

La producción de oxitocina depende de un circuito de
retroalimentación que se establece entre el bebé y la madre.

Cuando el pequeño succiona el pezón al mamar, el hipotálamo de la madre entra en estado de alerta, lo que desencadena la secreción de oxitocina desde la glándula pituitaria
hasta el torrente sanguíneo. La oxitocina hace que se con-
traigan los músculos blandos de los tejidos mamarios que
bombean la leche del pecho.

La hormona prolactina ayuda a la oxitocina en la producción de leche. Los niveles de prolactina se incrementan
durante el embarazo y disminuyen rápidamente tras el parto. Pero cada vez que se toca el pezón de una madre —ya
sea con la boca del bebé o con un dedo— hay un incremento de entre cuatro y seis veces en sus niveles de prolactina,
seguido de un descenso, una vez que el pequeño ha empezado a mamar.

Al principio, es posible que sea necesario un contacto físico para que se liberen estas hormonas. Pero los investigadores han descubierto que, más adelante, el cerebro llega a
condicionarse, de manera que las hormonas se segregan
simplemente cuando existe el sentimiento, o incluso sólo la
idea, de amor y aprecio. Se ha constatado que los niveles de
prolactina aumentan cuando la madre toca a su hijo, sea o
no el momento de darle el pecho. En el caso de la oxitocina
se ha descubierto que el proceso es acumulativo, de manera
que cuanto más perduran los sentimientos, más hormona se
libera y, a su vez, más crece el sentimiento amoroso.

Esa mezcla de amor, seguridad y oxitocina es el nirva-
na para el recién nacido porque calma sus sensaciones de
estrés o dolor e intensifica sus deseos de permanecer junto
a su madre. Además, al estimular la producción de endorfinas, la oxitocina induce la euforia tanto en la madre como
en el niño. Ante estos hallazgos, Michel Odent dio en el
blanco al bautizar a la oxitocina como la «hormona del
amor».

El vínculo afectivo que se establece al mamar

No se puede tratar el tema del apego y de su papel en la construcción cerebral sin tener en cuenta la importancia de la lactancia. Existen pruebas determinantes que hablan de los beneficios físicos de dar el pecho. A continuación expongo algunos ejemplos:

- Cuando el pequeño succiona el pecho, se segregan 19 hormonas gastrointestinales distintas tanto en la madre como en el bebé, incluida la colesistoquinina y la gastrina, que estimulan el crecimiento de vello intestinal de madre e hijo e incrementan la absorción de calorías.
- Si los labios del recién nacido tocan el pezón de su madre en la primera hora de vida, la madre decidirá quedarse con su hijo en la habitación del hospital 100 minutos más que las madres que no experimentan este contacto inmediato.
- A las madres que dan el pecho a sus hijos en la primera hora tras el parto les resulta más fácil amamantar a sus hijos y hacerlo durante más tiempo.
- Las madres que amamantan a sus hijos sólo tres meses consiguen reducir el riesgo de que éstos sufran síndrome de muerte súbita, neumonía, otitis, alergias, obesidad, meningitis, enfermedad de Crohn, colitis, cirrosis y linfoma.
- Se han realizado más de cien estudios que demuestran que dar el pecho previene la aparición de la diabetes infantil.
- Los niños alimentados con biberón tienen una probabilidad 6,9 veces mayor de desarrollar diarrea con deshidratación, en comparación con los que toman pecho.
- Los bebés que toman leche materna están mejor inmunizados, ven mejor y tienen cocientes intelectuales superiores que los que toman biberón

- Una investigación llevada a cabo en Australia demuestra que los niños que toman el pecho tienen muchas menos probabilidades de padecer asma en el futuro que los que toman el biberón.
- Las mujeres que de niñas se alimentaron con leche materna tienen un menor riesgo de contraer cáncer de mama; el riesgo se reduce de un 40 por ciento a un 25 por ciento.
- Las madres que amamantan a sus hijos tienen menos probabilidades de sufrir osteoporosis, cáncer y depresión posparto que las que no lo hacen.
- Dar el pecho hace que las madres recuperen antes el peso que tenían con anterioridad al embarazo, retrasa el retorno de la ovulación —por lo que los embarazos se espacian más— y reduce el riesgo de padecer cáncer de ovarios y de mama premenopáusico.

Pero tal vez lo más importante de amamantar a un niño sea el papel que desempeña en el apego. La proximidad al latido del corazón de la madre actúa como señal principal que hace que el bebé interrumpa la producción de hormonas del estrés. En efecto, hay estudios que demuestran que el sonido de un corazón grabado que suena en la nursería de un hospital logra reducir el llanto de los recién nacidos entre un 40 y un 50 por ciento. Esta comunicación corazón a corazón inicia en la madre la producción de neurohormonas asociadas a la protección y el amor.

Tanto si al niño se le amamanta como si se le da el biberón, lo que importa más, evidentemente, es dedicarle toda la atención y el amor del mundo. Sólo así se generará la intimidad que va asociada al apego. Si la experiencia de amamantar al niño es placentera y plena, el bebé desarrollará una saludable sensación de confianza en su madre, su padre o sus demás cuidadores y, con el tiempo, la sensación saludable de su propio yo.

Canales de sintonía

Durante el primer año de vida, el pequeño escruta la cara de la madre (o del padre) y, sobre todo, los ojos, con gran intensidad. Un nivel elevado de interés por el rostro de la madre produce una alta concentración de factor liberador de corticotropina (FLC), un neuropéptido que estimula la producción de endorfinas en la glándula pituitaria. Además, activa el sistema nervioso autónomo, lo que aumenta el consumo de oxígeno y el metabolismo energético.

A medida que madre y padre establecen conductas de apego con su hijo, inician un diálogo organizado en que los dos miembros de la pareja mantienen un mismo estado emocional y adaptan su atención social a las señales del otro. Al adaptar su cerebro a los ritmos del cerebro materno, el bebé acaba aprendiendo el arte de la autorregulación; en otras palabras, estas primeras experiencias permiten al recién nacido disfrutar de su yo emocional y controlarlo.

La idea de que este tipo de interrelación establece el escenario que posibilita la salud emocional del bebé se ve avalada por investigaciones que demuestran que las células cerebrales cambian y crecen en respuesta a series de estímulos (incluidos los pensamientos y las reacciones interpersonales) que duran sólo fracciones de segundo. Harry Chugani, neurólogo del Hospital Infantil de Michigan, se ha dedicado a comparar escáneres de TEP (tomografías de emisión de positrones) de los cerebros de ocho niños huérfanos rumanos, aparentemente sanos, adoptados por estadounidenses, con escáneres de niños de un grupo de control criados en entornos familiares normales. En los resultados preliminares se aprecia que los ocho niños huérfanos muestran un metabolismo anormal en el área concreta de los lóbulos temporales del cerebro, que se cree que están relacionados con la sociabilidad. «Se puede formular la hipótesis —dice Chugani— de que lo que muestran estos escáneres está relacionado con el abandono, con una falta de relación materno-filial en una fase crucial.» Los lóbulos temporales están estrechamente ligados a la corteza cerebral frontal, en especial a la prefrontal.

Mediante la síntesis de una enorme cantidad de investigaciones, el neurocientífico Allan N. Schoore, del departamento de psiquiatría y ciencias del comportamiento de la Facultad de Medicina de la Universidad de California en Los Ángeles (UCLA), ha demostrado que durante los primeros dos años de vida la maduración del cerebro se controla a través de la interacción con el cuidador. Con esta relación íntima, de naturaleza sutil y oportuna en el tiempo, el cerebro del bebé se sintoniza literalmente con el de su cuidador para producir las hormonas y los neurotransmisores adecuados en la secuencia correcta; esta sintonía o modelaje determina la arquitectura cerebral de un modo permanente y poderoso.

La región del cerebro que se muestra más receptiva a la sintonización maternal es el hemisferio derecho de la corteza cerebral; especialmente sensible es la región conocida como corteza orbitofrontal, situada sobre los ojos.

Las estructuras del hemisferio derecho, que son las que maduran antes, regulan la aparición y el espectro de las emociones primarias no verbales. Son muy ricas en receptores de neurohormonas, como la serotonina, y son responsables del reconocimiento de los rostros y de emociones como la excitación, la alegría, el terror y la vergüenza. Cuando el bebé tiene un año, las regiones del cerebro derecho, en especial la corteza orbitofrontal, ya han empezado a regular la aparición y a procesar las señales interpersonales necesarias para iniciar relaciones de tipo social.

De desarrollo posterior, el hemisferio izquierdo, que madura hacia el final del segundo año de vida, regula las aptitudes lingüísticas, sociales y los comportamientos emocionales. Un hemisferio izquierdo bien formado controla los sentimientos de ansiedad, interés, disfrute y culpabilidad.

El éxito en este proceso permite que el bebé se atreva a

salir de la órbita familiar de la madre y se aventure a la novedad que supone el mundo exterior. Sin duda, los padres que motivan emocionalmente al bebé le están creando una base segura desde la que el niño puede iniciar la exploración. Para lograrlo, éste se vale de la expresión facial de la madre o el padre como guía. ¿Es peligroso eso de ahí? ¿Puedo caminar tranquilo? La cara de la madre proporciona una respuesta. Si la actitud es positiva, esta dinámica genera niveles muy altos de energía, infundiendo al pequeño la sensación de euforia necesaria para jugar y explorar. A su vez, estos comportamientos llevan a la creación de situaciones nuevas que potencian el aprendizaje y el crecimiento del cerebro.

El sistema nervioso social

La corteza orbitofrontal y la «hormona del amor», la oxitocina, ambas tan fundamentales para las emociones, están —y tal vez es lógico que así sea— unidas por el diseño evolutivo. En una teoría muy interesante propuesta por el neuropsicólogo Stephen Porges, el conector es un tercer elemento, el «sistema nervioso social», el conducto entre las moléculas de la emoción, el corazón y la mente.

Director del Instituto de Estudios Infantiles de la Universidad de Maryland, Porges afirma que el sistema nervioso social surgió del antiguo sistema nervioso autónomo, empleado por organismos que van desde los reptiles hasta los seres humanos para encargarse de la respiración, el pulso, el apetito, la agresividad, el instinto de huida, etc. Como un perro guardián contra el peligro, el sistema nervioso autónomo es complementario del sistema nervioso central y del sistema inmunitario. Madura junto con el central ya desde el principio de la gestación, y envía células a los órganos vitales del organismo, por una parte, y, por otra, al cerebro. El sistema nervioso central, que siempre está alerta, vigila permanentemente nuestras constantes vitales y comunica la información al cerebro. Mediante dicho sistema, éste envía instrucciones a nuestros órganos vitales, y así la mente consciente queda libre para ocuparse de otras cosas, como por ejemplo jugar con nuestro bebé.

El sistema nervioso autónomo tiene dos modalidades, que Susan A. Greenfield, de la Universidad de Oxford, define como de «guerra» y de «paz». En la modalidad de guerra, las funciones que se requieren para la supervivencia inmediata asumen el poder, mientras que las otras, menos básicas, se interrumpen. Ese guerrero con piloto automático —o la división simpática del sistema nervioso autónomo— forma parte de todos nosotros.

La modalidad de paz está regida por el sistema nervioso parasimpático. Cuando no se halla en peligro inmediato, el cerebro y el sistema nervioso mantienen el corazón a un ritmo lento y sostenido y dejan fluir los jugos gástricos.

En una gran variedad de especies, las modalidades de guerra y paz proporcionan un equilibrio que se rompe cuando es necesario, en función de las demandas del entorno. Pero en el caso de los mamíferos, la evolución ha añadido una mayor complejidad. El sistema nervioso parasimpático, que funciona como una unidad en las criaturas de orden inferior, se bifurca en dos ramas que se dividen cada vez más a medida que ascendemos por la cadena evolutiva.

En el caso de los reptiles, el sistema parasimpático regula los enzimas del estómago, además del ritmo cardíaco. Pero en los mamíferos, este canal —formado por el décimo nervio craneal, el más largo del cuerpo, que se llama vago— es una autopista de dos carriles. Uno, el viejo vago vegetativo, facilita la conservación de los recursos metabólicos (parasimpáticos). El otro, el vago listo, vela por el desarrollo de comportamientos sociales mediante el control de la expresión facial, el mantenimiento de la cabeza erguida, el movimiento de succión, la acción de tragar y la vocalización.

Hay estudios de neuroanatomía que apoyan con fuerza la teoría «polivagal» de Porges. Los científicos saben que el nervio vago vegetativo carece de mielina, la sustancia blanca que aísla a la mayoría de nervios y acelera los impulsos entre una parte del cuerpo y la siguiente. El vago listo sí está recubierto de mielina, igual que los nervios del sistema nervioso central y el cerebro. Si se ejerce algún tipo de acción contraria a la neurofisiología, desde un trauma hasta un maltrato, que retrase el desarrollo de las fibras de mielina, el vago listo se vería en peligro y prevalecería el vago vegetativo.

Como sucede con muchas otras partes del cerebro, el tendido del nervio vago se establece mediante la dinámica materno/paterno-filial. Cuando se producen situaciones de desamparo que interfieren en el funcionamiento normal del vago listo, su socio menos desarrollado, el vago vegetativo, se hace dominante.

¿Y cómo encaja en todo esto la oxitocina? Con los baños saludables de oxitocina que se suministran durante la creación del vínculo del apego, el individuo queda condicionado para producir las hormonas en momentos de intimidad. Para que una persona pueda disfrutar de la proximidad con otra, tiene que sentirse segura. La percepción de seguridad y las experiencias tempranas del vínculo del apego propician la liberación de oxitocinas y endorfinas. Luego, cuando se hace el amor, el viejo vago instintivo enciende la hoguera de la pasión mientras que el vago listo, más sofisticado, establece las bases para la intimidad y el romanticismo.

Interacción contra estimulación

Cuando nace un bebé, su cerebro está relativamente poco especializado. Tiene más neuronas de las que necesita, pero pocas conexiones entre ellas. A medida que crece, el cerebro se especializa. Guiadas en parte por la genética y en parte por la experiencia, las neuronas rellenan los espacios vacíos creando sinapsis que les permiten comunicarse mediante la liberación de neurohormonas.

Desde el nacimiento hasta los tres años, la tarea del cerebro consiste en generar millones de sinapsis; de hecho, se producen en tal cantidad que hay un exceso de ellas, lo mismo que sucede con las hormonas mismas.

La idea, según Daniel J. Siegel —director del Centro para el Desarrollo Humano de Los Ángeles y experto en neurología del apego—, es que esta «sobreproducción genética de sinapsis» proporciona al cerebro un «mecanismo programado para crear los cimientos a partir de los cuales la experiencia extraerá las conexiones neuronales que han de gobernar procesos básicos como la percepción y la actividad motriz». La falta de uso (igual que sucede con las cosas que si no se utilizan se estropean) o las condiciones tóxicas como el estrés o el consumo de sustancias perniciosas pueden llevar a la desaparición de sinapsis existentes. La cuestión es que los circuitos deben, por lo menos, estimularse mínimamente para mantener las interconexiones.

Estos dos procesos —la creación y la destrucción de las sinapsis— son el yin y el yang de la construcción cerebral, y operan en tándem. Las conexiones neuronales se mantienen o se pierden, se crean o se alteran. Al final, esa red neuronal única, creada en parte por la genética y en parte por la experiencia —en especial la experiencia del apego— acaba formando el cerebro que al final tendremos. Es la esencia de quienes somos: en pocas palabras, nuestra mente.

Para Siegel, el mensaje implícito en las dos modalidades simultáneas de la construcción cerebral está muy claro: «No hace falta bombardear a los recién nacidos, a los niños pequeños ni seguramente a nadie con una estimulación excesiva con la esperanza de crear unos cerebros mejores. Por desgracia, esa es una interpretación errónea de la bibliografía neurobiológica, según la cual más equivale a mejor. Los padres y demás cuidadores ya pueden relajarse y dejar de preocuparse por proporcionar grandes cantidades de información sensorial a sus hijos.» La sobreproducción de sinapsis sirve para permitir el desarrollo adecuado del cerebro dentro de un entorno medio, que es el que proporciona la cantidad mínima necesaria de estimulación sensorial que permite mantener las porciones necesarias del cerebro. «En los primeros años del desarrollo —afirma Siegel— más importante que la estimulación sensorial son los patrones de interacción entre el pequeño y la persona que lo cuida. La clave de un desarrollo saludable es la interacción interpersonal, y no la estimulación sensorial.»

Siegel destaca que el desarrollo del cerebro tiene lugar a lo largo de un periodo prolongado de tiempo, que excede con creces los primeros años del apego y los vínculos afectivos. Según él, eso es posible porque las sinapsis se crean constantemente en respuesta a la experiencia y porque con el final de la pubertad (momento en que el cerebro adopta su forma adulta), el proceso de poda también continúa. Pero, aunque el cerebro sigue siendo maleable hasta bien entrados en la edad adulta, los patrones neuronales básicos —los circuitos mismos del yo— se forjan en el crisol del vínculo afectivo antes de los tres años.

Las relaciones posteriores, incluidas las terapéuticas, pueden alterar los patrones si la persona se muestra muy motivada a experimentar un cambio. Pero aun así son esas primeras relaciones las que establecen de manera más completa y persuasiva la esencia de nuestro ser.

Lecciones de intimidad

Hacia los dieciocho meses de vida, los niños ya han desarrollado cierta memoria evocativa, incluida la capacidad para invocar una imagen multisensorial del rostro de la madre o el padre, de su olor, de su voz, de su manera de sintonizar con ellos (o de no sintonizar con ellos) en momentos de estrés. Siegel asegura que «está claro que las relaciones problemáticas no servirán para calmar al niño en la misma medida que las que son seguras». Los padres que reconocen la importancia de las relaciones en sus vidas y que son capaces de reflexionar sobre la influencia del pasado en su propio desarrollo tienden a educar a hijos más estables. Los padres que minimizan la importancia de las relaciones y de la comunicación interpersonal y emocional pueden estar educando a hijos menos estables, más variables emocionalmente o antisociales.

La intimidad, como todas las lecciones, puede enseñarse mal o bien. Según la habilidad del profesor, es posible predisponer al niño a seguir patrones saludables o perjudiciales para el resto de su vida. En la práctica, los diversos estilos de crianza interactúan con numerosos factores sociales, económicos y coyunturales —desde la presencia de hermanos hasta el desempleo, pasando por la guerra— para crear un amplio abanico de resultados.

Según la teoría clásica del vínculo afectivo, el cuidador primario de un «niño bien apegado» responde adecuadamente y en el momento apropiado a las expresiones emocionales de éste. El cuidador mantiene el nivel de alerta del pequeño dentro de unos límites moderados, lo bastante elevados para mantener la comunicación, pero no son tan intensos como para bombardearlo con estímulos que su cerebro no puede procesar y que le resultan innecesarios. Los niños bien apegados crecen conociendo las cualidades de la empatía y la compasión. Flexibles e independientes, forman amistades profundas y conocen el significado de las emociones, desde la tristeza hasta el amor.

Ya sea verbal o no verbal, la comunicación en sintonía siempre se interrumpe, indefectiblemente, por uno u otro motivo. A veces la madre tiene que atender una llamada de teléfono; a veces tiene que ir al baño, vestirse, dormir. Pero no es esa interrupción, sino cómo se reanuda la sintonía, lo que marcará la pauta de una relación saludable. Cuando la comunicación paterno-filial se establece de nuevo en el momento adecuado, el bebé adquiere la sensación del bienestar y la confianza en la idea de que las oportunidades perdidas forman parte de la vida. La lección que se aprende en este caso es que es posible separarse de los seres queridos y salir a explorar el mundo, seguros de que el objeto de nuestro amor (y el amor mismo) perdura.

Los pequeños mal apegados sienten estrés porque sus cuidadores, por la razón que sea, no logran conectar realmente con ellos. Como resultado de la desregulación o falta de sintonía entre el cuidador y el niño, éste deja de confiar en la madre o el padre en tanto que socios en la dirección de sus estados emocionales. Si el cuidador rechaza o ridiculiza las demandas de consuelo que le hace el niño en momentos de estrés, es posible que el pequeño desarrolle una disposición permanente a la vergüenza, así como un modelo interno que hace que vea al progenitor como el que lo rechaza y a sí mismo como el no merecedor de ayuda o de consuelo.

Matices de inseguridad

Fue Tolstoi quien dijo que todas las familias felices son iguales, pero que toda familia desgraciada lo es a su manera. Lo mismo sucede con los niños seguros e inseguros, según los investigadores de los vínculos afectivos, que distinguen varios tipos entre ellos:

- El niño inseguro-esquivo: producto de un cuidador que responde sistemáticamente con un afecto emocional de perfil bajo. Esa madre o ese padre dudan tanto en la aprobación como en la desaprobación, y su tendencia natural es a abstenerse. En el plano cerebral, los neurotransmisores inhibidores superan a los encargados de la excitación, cosa que limita la expresión emocional y la capacidad de respuesta. El pequeño desarrolla una marcada tendencia al estado ausente, caracterizado por una desaceleración del ritmo cardíaco, bajos niveles de actividad y sentimientos de desamparo. Esta predisposición será permanente si se priva al cerebro, de manera constante, de las hormonas de la socialización, así como de otros elementos que permiten que el sistema nervioso parasimpático, relacionado con la intimidad, se expanda. Cuando lleguen a la edad adulta, estas personas tendrán una capacidad limitada para experimentar afectos positivos o negativos muy intensos y tenderán a un exceso de control sobre sí mismos.

• El niño inseguro-reticente: en este caso, el cuidador es activo, emocionalmente voluble, poco fiable y proclive a estimular en exceso al niño que tiene a su cargo. Aunque es adecuado como fuente de estimulación de gran intensidad, esa madre o ese padre no reduce dicha estimulación y, por tanto, interfiere en los intentos del pequeño por desvincularse. A causa de la volubilidad de su progenitor, el niño no sabe qué esperar. Y como aquél es poco fiable, elemento básico para propiciar y renovar las ganas de explorar el mundo, el pequeño da muestras de gran alteración cuando se ve separado de sus padres y es difícil calmarlo después. En el plano cerebral, los neurotransmisores cerebrales superan los inhibidores, y la impulsividad se exagera a medida que se pierde la capacidad de control. Estos niños desarrollan un sistema nervioso simpático dominante. Suelen ser impulsivos, y se muestran poco capaces de controlar los estados de ira o de estrés.

• El niño con un vínculo afectivo ansioso: suele ser producto de padres que presentan las heridas de algún trauma no resuelto o de la pena. Demasiado preocupados por sus problemas íntimos para reaccionar a las necesidades de sus hijos, estos padres son volubles e impredecibles. Sus hijos tienden a manifestar una forma especialmente «desorganizada» de vínculo afectivo inseguro. Pueden ser hostiles y violentos, o disociarse de la realidad cuando entran en unos estados parecidos al trance. Cuando llegan a la edad adulta, suelen tener problemas psicológicos graves.

Para los padres mejor sintonizados, los hallazgos de la neurociencia y de la psicología natal pueden servir para constatar sus experiencias. A otros nos proporcionan respuestas con las que ojalá hubiéramos contado cuando más las necesitábamos. Una madre me escribió para contarme una experiencia que investigaciones posteriores validaron. Se trata de una historia trágica, tan conmovedora e ilustrativa que me he permitido reproducir aquí un extracto:

A mi segundo hijo le hicieron daño en dos ocasiones cuando estaba en el útero. La primera vez fue dos semanas antes de la fecha prevista del parto, cuando su padre, alcohólico, me pellizcó el abdomen muy fuerte. La segunda vez fue justo antes de que naciera, cuando un desconocido abusó de mí, presionando y apretándose contra mi barriga y el bebé durante más de media hora, cosa que me provocó el parto. Aunque ya había salido de cuentas, fue ese abuso sexual lo que desencadenó los acontecimientos. Mi hijo nació flácido y azul tras un parto muy rápido y descontrolado. Posteriormente, se convirtió en un bebé enfermizo y raro, incapaz de mamar y con un peso inferior al que le correspondía. Tenía diarreas constantes y casi siempre estaba resfriado.

Mi hijo me rechazaba siempre, tanto física como emocionalmente, y me hacía sentir marginada y derrotada, y estableció una reacción de reciprocidad, un círculo vicioso que se autoalimentaba. Aquello duró unos dos años, pero luego pareció que se «arreglaba», porque acabó convirtiéndose en un niño fuerte, robusto y saludable. Pero todo aquello era meramente físico. En el terreno emocional, tenía innumerables problemas. Ya desde muy pronto lo consideraron un chico problemático. Tenía poca capacidad de atención y en el colegio siempre le fue bastante mal, aunque en aquellos tiempos yo ya me había vuelto a casar, era feliz y llevaba una vida estable. Yo le quería y sé que él me quería a mí, pero su necesidad de manifestar su dolor nos creó mucho sufrimiento, y nuestro vínculo afectivo se vio seriamente afectado.

Cuando llegó a la adolescencia, sus problemas estallaron y su ira y resentimiento, en especial hacia mí, se hicieron insoportables. Yo luchaba por cerrar la brecha que se había abierto entre nosotros, por afrontar el caos cada vez mayor que engendraba su comportamiento. Primero pasó por una serie de colegios; a los quince años ya se escapaba de casa, se metía en peleas y se dedicaba a robar. No conseguía mantenerlo escolarizado.

Su historia acabó el pasado mes de julio, cuando tenía dieciséis años. Era la séptima vez que robaba un coche, y se estrelló a toda velocidad. Tanto él como su novia se mataron. La noche en que murió, supe que el accidente era como una nueva representación de la agonía de su nacimiento. Los cuatro lados del coche lo apretaban y lo presionaban, y cuando los bomberos llegaron para rescatarlo, ya había muerto de hemorragia interna. A mi hijo lo empujaron brutalmente a la muerte igual que lo habían empujado a la vida. Su corta existencia fue un camino de ira y de dolor, y una sensación abrumadora de rechazo.

Hace muy poco que yo también he empezado a verme como una víctima. Mi padre abusaba sexualmente de mí desde que tengo memoria hasta los once años; aporté a mi embarazo y a mi maternidad la misma falta de límites y de instinto de auto-protección que había aprendido de niña, y de ese modo no logré protegerme a mí misma ni a mi bebé de las posibles agresiones. He intentado explicar esta historia otras veces, pero nadie me ha entendido y ni siquiera me creen, pero estos nuevos descubrimientos científicos confirman lo que yo, en mi interior, sé que es cierto y, aunque me resultan dolorosos, me están permitiendo entender mi pasado y dejarlo atrás finalmente.

Los retos del vínculo afectivo para madres y padres que trabajan

La teoría clásica del vínculo afectivo y los nuevos hallazgos de la neurociencia aportan exigencias que parecen insoportables e imposibles en el mundo moderno. Como señala la *Journal of Marriage & the Family* [Revista del matrimonio y la familia], los espectaculares cambios en la vida familiar que se han producido en la segunda mitad del siglo XX han implicado que, en los Estados Unidos, siete de cada diez madres se hayan incorporado al mercado de trabajo, que la mayoría de familias biparentales tanto la madre como el padre aportan ingresos y que tres de cada diez familias sean en la actualidad monoparentales.

A pesar de estas revoluciones en la vida familiar y de los continuos esfuerzos para conseguir la igualdad de los dos sexos, la labor de criar a un hijo sigue siendo mayoritariamente responsabilidad de las madres. A saber, el 88 por ciento de las familias monoparentales tienen a mujeres como cabezas de familia, y en familias biparentales en las que los dos miembros de la pareja trabajan fuera de casa, las mujeres son responsables del 74 por ciento de las horas dedicadas a la crianza de los hijos.

Dadas las exigencias extraordinarias que pesan sobre

las madres de la era moderna, aún perdura una duda: ¿cómo es posible ejercer la maternidad generosa y constante, que es condición indispensable para crear un vínculo afectivo seguro y para desarrollar todo el potencial del cerebro del niño? Las investigaciones realizadas sobre el vínculo afectivo y el apego implican que las buenas madres tienen que quedarse en casa si no quieren causar perjuicios permanentes en sus hijos. Y, para la mayoría de las madres de hoy, ese listón está demasiado alto.

Hasta Klaus y Kennell, conocidos por haber definido el vínculo afectivo materno-filial, han ampliado dicha definición para incluir el vínculo paterno-filial. Éste se verá potenciado si el padre establece un contacto facial con el bebé en las tres horas posteriores al parto, y si se relaciona regularmente con él en los momentos en que éste está desnudo (incluido el cambio de pañales) durante los primeros tres meses de su vida.

La socióloga Sharon Hays, de la Universidad de Virginia, sugiere que a la teoría del vínculo afectivo, tal como la formularon sus fundadores, tal vez le haga falta un poco de buena quiropráctica para sobrevivir a la realidad actual. «Los bebés humanos están tan poco desarrollados al nacer —afirma— que al principio dependen por completo de los cuidados de otros. Sin embargo, existe una amplia gama de métodos para cubrir estas exigencias. Como demuestra la investigación histórica intercultural, el modo en que una sociedad dada responde a dichas exigencias tiene poco que ver con instintos u hormonas maternos, o con la verdad absoluta y objetiva sobre lo que es mejor para los niños o para el desarrollo infantil. Lo que da forma a los preceptos y a las prácticas relacionadas con la crianza de los hijos en cualquier sociedad son las estructuras económicas, políticas y culturales de esa sociedad.»

Por ejemplo, en muchas culturas no occidentales a los niños no los cría exclusivamente la madre, sino más bien un «equipo de cuidadores» entre los que se incluyen las madres de otros hijos y los hermanos mayores. De acuerdo con la teoría clásica del vínculo afectivo, estos niños sufren algún grado de privación materna, pero no hay pruebas que demuestren que esto sea así en este caso.

A la luz de estos hallazgos, muchos investigadores han ampliado su enfoque en el inicio de este nuevo milenio. Los cambios culturales exigen que algunos bebés se acomoden a la jerarquía de sus objetos de vinculación afectiva. Y los estudios más recientes apuntan a que estos niños también se desarrollan hasta la plenitud si quienes se ocupan de ellos son un grupo de personas que los quieren, y no sólo una.

Mis observaciones avalan la idea de que los niños pueden apegarse a más de una persona, aunque no a cualquiera. Aunque un niño angustiado suele buscar la ayuda de los adultos a su alcance, el verdadero vínculo de la intimidad tiene lugar con la madre, el padre y tal vez con algunos miembros muy escogidos del círculo familiar más estrecho.

Delegar la paternidad

La conclusión es la siguiente: durante los tres primeros años de vida la información más importante para un desarrollo adecuado del cerebro humano la proporciona el entorno social. Esto subraya la importancia de delegar la paternidad, sobre todo en guarderías en las que los cuidadores y cuidadoras tienen mucho trabajo y se responsabilizan de muchos niños a la vez. Por más formación especializada que tengan nunca podrán sustituir la conexión emocional que se establece entre padres e hijo.

En realidad, los últimos hallazgos de la neurociencia contradicen absolutamente las afirmaciones recientes que aseguraban que los padres apenas son relevantes. Judith Rich Harris, en su libro *The Nurture Assumption: Why Children Turn Out The Way They Do*, aparecido en 1998, afirmaba que la personalidad no se moldea a través de las primeras experiencias con los cuidadores, sino de las que se viven con los compañeros. Recurriendo a su experiencia personal (tiene una hija biológica que no le ha dado problemas y otra adoptiva que sí se los ha dado), Harris dice que la personalidad y el carácter se forman en gran medida a través de las amistades que los niños establecen y a través de los genes. Sus conclusiones contradicen los miles de estudios realizados en el campo de la psicología del desarrollo y los nuevos hallazgos de la neurociencia y la psicología prenatal. Resulta sorprendente que Harris haya pasado por alto que su propia hija y la que adoptó pasaron nueve meses de gestación en vientres diferentes.

Son los padres, y no los compañeros, los que proporcionan al bebé un andamiaje que posibilita su salud emocional y su capacidad de contar con una vida interior plena. En su grado óptimo, las relaciones basadas en el vínculo afectivo permiten que los estados emocionales se compartan mediante señales no verbales, el tono de voz, los gestos, las expresiones faciales, etc. Si el vínculo afectivo goza de buena salud, los padres amplificarán de manera natural emociones como la alegría y el entusiasmo, y minimizarán las de la tristeza o el miedo.

Daniel Siegel ofrece una lista de cinco elementos para propiciar la salud emocional y el desarrollo óptimo del cerebro:

1. Colaboración: Las relaciones seguras se basan en la comunicación cooperativa. Las señales no verbales de padres e hijos bien sintonizados suponen atención y sincronización. Todos deberíamos llegar a «sentirnos sentidos» por el otro.
2. Diálogo receptivo: Las relaciones seguras implican compartir verbalmente las experiencias internas, incluidas las emociones, las percepciones, los pensamientos y las creencias. Al centrarse directamente en su es-

tado de ánimo, el adulto enseña al niño que la experiencia subjetiva es importante y puede compartirse.

3. Reparación: Cuando la comunicación se interrumpe, debe ser restaurada al cabo del tiempo adecuado para que el niño tenga sensación de seguridad, lo que constituye una base emocional.

4. Narración coherente: La construcción de historias sobre los acontecimientos de la vida ayuda al niño a crearse una sensación de pasado, presente y futuro, así como de los mundos externo e interno en que todos vivimos. Se podría añadir, además, que estos diálogos verbales proporcionan un telón de fondo de recuerdos, pensamientos, sensaciones, percepciones y creencias. La construcción conjunta de historias sobre hechos vividos ayuda a niños y adultos a crear mitos familiares y una sensación de identidad compartida.

5. Comunicación emocional: Al compartir y amplificar las emociones positivas, como son la alegría y la excitación, se ponen los cimientos de una actitud positiva. La conexión en momentos de emociones negativas enseñan al niño que no van a abandonarlo emocionalmente, y que su dolor se aliviará. En palabras de Siegel, «estas formas interactivas de comunicación emocional podrían constituir la clave que explicara la manera en que las relaciones personales ayudan a moldear el progresivo desarrollo emocional y social de la mente en fase de crecimiento».

El niño que ha establecido un vínculo saludable con uno o más adultos que lo quieren aprende la lección más valiosa de la vida: cómo sentir los sentimientos y cómo ser consciente de sí mismo. Estos dos rasgos son la base del desarrollo empático. Resultan fundamentales para despertar la capacidad de compasión, de alegría, de tristeza, de amor. Y eso no es todo. El niño sano también habrá aprendido qué es la flexibilidad, es decir, la capacidad para asimilar una amalgama compleja de informaciones internas y externas, desbrozarlas y emitir respuestas que no sean meramente reflejas e impulsivas, sino razonadas. Según los neurocientíficos, no es de extrañar que el rasgo que Siegel llama «flexibilidad de respuesta» parezca gobernado por la región orbitofrontal del cerebro.

La relación única que se establece entre padres e hijo florece durante los tres primeros años de vida. En definitiva, gracias a unos cuidados constantes —el proceso de cuidar y ser cuidado— las conexiones madre-hijo y padre-hijo acaban creándose. Los padres responsables pasan tiempo con sus hijos, los nutren, los protegen y juegan con ellos. Desarrollan un conocimiento natural de lo que sus pequeños necesitan, así como una mayor habilidad para facilitar su crecimiento.

Resumen

Desde los momentos inmediatamente anteriores al parto, el vínculo afectivo conocido como apego prolonga sin solución de continuidad el proceso de apego prenatal. La experiencia emocional del bebé se desarrolla en sintonía con lo que le transmiten la madre y el padre. Los circuitos que se crean mediante esta sintonización paterno-filial definirán posteriormente la capacidad de la persona para relacionarse con los demás.

Los padres modernos se sienten inundados con grandes cantidades de informaciones contradictorias sobre la mejor manera de criar a los hijos. Pero en el siglo XXI los hallazgos de la neurobiología nos señalan el camino que hay que seguir: la experiencia más importante para la mente en fase de crecimiento no es la inmersión sensorial, sino las relaciones con un reducido número de adultos.

Los padres que conozcan estas investigaciones podrán aplicar los hallazgos realizados a la hora de establecer vínculos de apego con sus bebés, otorgándoles así unas características que mantendrán de por vida, como la empatía, la independencia y la capacidad de amar. Al satisfacer las necesidades físicas, intelectuales, emocionales y morales de sus hijos en un entorno de estabilidad, empatía y amor, los padres les ayudarán a desarrollar plenamente su potencial. Y cuando esos niños crezcan, devolverán al mundo, con creces, el bien que hayan recibido.

Puntos clave para madres y padres

- En la coreografía del vínculo afectivo son tan importantes el rostro expresivo del cuidador, como su voz y sus caricias.
- Mediante la comunicación verbal y no verbal los padres deben esforzarse por potenciar las sensaciones de alegría y por reducir las de tristeza y vergüenza.
- Hay que responder a las indicaciones de los bebés.
- Cuanto más tiempo pasemos con nuestros hijos durante sus dos primeros años de vida, mejor.
- Debemos recordarnos semanalmente los cinco puntos de Siegel, o mejor aún, pegarlos con un imán en la nevera. Cuando se hayan convertido en algo tan natural como respirar, sabremos que habremos llegado adonde tenemos que llegar como padres.

8

La adopción y la búsqueda de identidad

Soy adoptada. Los que me conocen por primera vez no lo notan. Mi apariencia externa dice que soy escritora, que estoy casada, que soy madre, que me vuelve loca el teatro, que me encantan los animales; sí, a simple vista paso por ser como los demás. Pero dentro de mí vive una niña adoptada que incluso ahora, cuando escribo estas líneas, se debate entre la culpa y la ambivalencia. Los niños adoptados no crecen. ¿Alguien ha oído hablar alguna vez de un adulto adoptado?

—Betty Jean Lifton
Twice Born: Memoirs of an Adopted Daughter
[Nacida dos veces: memorias de una hija adoptada]

Los adoptados son como cualquier otra persona, pero un poco más. Las preguntas que hacen —¿quién soy?, ¿de dónde vengo?, ¿soy de aquí?— son cuestiones que todos los niños formulan. Pero para los adoptados, las respuestas suelen ser asuntos de vida o muerte.

En un número reciente de la revista *Adoption News*, una mujer describía la experiencia de dar a luz en un pequeño hospital de Nueva Zelanda en el que muchas de las madres eran solteras. «Más o menos la mitad de los bebés se iban a su casa, como el mío. Los otros iban a ser entregados en adopción. Nunca olvidaré aquel llanto. La enfermera comentó que aquellos sonidos eran de súplica, de lamento, como si ya se hubieran rendido.»

Si has leído las páginas anteriores, la observación de la enfermera no debería sorprenderte demasiado. Dado el vínculo de intimidad que existe entre la madre y el futuro bebé, la separación en el momento de nacer tiene que ser traumática. El niño, a lo largo de nueve meses de gestación, ha establecido un vínculo íntimo con su madre. Lleva como mínimo tres meses oyendo los latidos de su corazón y su voz; conoce sus movimientos, el tacto de su cuerpo, su olor y, lo más importante, sus sentimientos. Al nacer, tiene la ocasión de reconocer a su madre y sintonizar con ella, aunque sólo sean unos momentos. Entonces, si ella desaparece, el recién nacido se siente desorientado, impactado, solo.

Imagínate que te vas a dormir una noche en tu piso de la ciudad y te despiertas en medio del desierto del Kalahari. Algo parecido debe de experimentar el bebé recién adoptado cuando intenta relacionarse con su nueva madre, una mujer con una voz extraña, nueva, con ritmos, estados de ánimo y sentimientos nuevos. Independientemente de lo cariñosos que sean los nuevos padres, el recién nacido experimenta sensaciones de confusión y, hasta cierto punto, de abandono y de pena.

La idea de que los niños adoptados se enfrentan a problemas especiales debidos a las circunstancias de su nacimiento encaja a la perfección con los temas que trata este libro. Ciertamente, los adoptados son la prueba viviente de los conceptos básicos de *El futuro bebé*, según los cuales, tanto si somos adoptados como si no, nuestras primeras experiencias tienen un efecto estructurador duradero en nuestra personalidad y en el cerebro.

En nuestras sociedades no es políticamente correcto referirse a los hijos adoptados para decir que son distintos en modo alguno a los biológicos. Sin embargo, los expertos que han investigado este tema —y las propias personas adoptadas— dicen que sí lo son. La psicóloga Nancy Verrier afirma que «siempre me preguntan por qué tiene que afectarle a un recién nacido la separación de su madre biológica, y debo admitir que durante un tiempo yo misma me hice la misma pregunta. Sin embargo, ahora que tengo una experiencia personal con la adopción y que estoy más familiarizada con la psicología prenatal y perinatal, creo que la pregunta más adecuada debería ser: ¿Por qué no habría de afectar al bebé la separación de una madre con la que lleva nueve meses conectado?».

Estudios sobre la adopción

Las teorías sobre los hijos adoptados serían fácilmente refutables si se basaran sólo en anécdotas u observaciones clínicas. Pero últimamente se han llevado a cabo investigaciones más formales que las avalan.

Con una serie de estudios, los investigadores han demostrado que los recién nacidos de distintas culturas llegan a este mundo desde el principio con expectativas que les son únicas. T. Berry Brazelton, considerado uno de los «médicos de bebés» más entendidos de Estados Unidos, ha detectado diferencias de comportamiento y respuesta entre bebés asiáticos y africanos. Es probable que un bebé de una zona cultural distinta llegue al mundo con unas necesidades y unos ritmos característicos en relación, entre otras cosas, al tacto, al tono de voz o a la alimentación.

Estos hallazgos se han visto alentados por investigadores del Centro de Ayuda al Menor de Toronto. Paul Madaule, su director, constata que de los 400 niños que han acudido al centro en busca de ayuda, el 21 por ciento eran adoptados. Se trata de una cifra que supera en más de dos veces y media la proporción de niños adoptados de Ontario.

«El amor y los cuidados de los padres adoptivos pueden en algunos casos ser de gran ayuda para curar las tempranas cicatrices del niño —afirma Madaule—. Pero en numerosas situaciones, parece que el amor y el cariño verdaderos no bastan.»

Madaule y sus colegas han constatado que los niños adoptados que llegaban al centro de atención tenían algunos rasgos en común:

- Sensación de vacío interior.
- Dificultades de adaptación social.
- Dificultades para relacionarse con su madre adoptiva.
- Problemas con las figuras de autoridad.
- Falta de intimidad física o emocional, tal como evidenciaba su desagrado ante las muestras físicas de afecto.

«La más común de estas características es una relación materno-filial ambivalente —dice Madaule—. El niño normalmente llama la atención de su madre de maneras que provocan reacciones negativas en ella. En otras palabras, lo que el pequeño le está pidiendo es que lo rechace una y otra vez.»

El objetivo terapéutico de Madaule es ayudar a los padres adoptivos a comprender las dinámicas que se establecen con sus hijos, para que puedan asumirlas.

Muchos otros investigadores se han ocupado de la sensación de pérdida y rechazo que los adoptados dicen sentir hasta bien entrados en la edad adulta, junto con el conjunto de miedos que con frecuencia define su relación con sus padres adoptivos y, por extensión, con el mundo. En su estudio sobre adultos adoptados, por ejemplo, Verrier constató que hablaban sistemáticamente de una pérdida de su sensación del yo. La mayoría explica que ocultaba su yo real en tanto que proyectaban un personaje falso y por lo general exagerado, temeroso de expresar cualquier indicio de hostilidad o ira por miedo al rechazo. Como expresó una mujer que participaba en el estudio: «No quiero que la gente sepa lo insegura que me siento. Que la gente no lo sepa me hace tener más control de la situación.» Verrier asegura que los sujetos de su estudio tienen la sensación de estar «físicamente incompletos», una falta de plenitud que podría compararse con el dolor que se siente en un miembro amputado.

Es más, tanto si al adoptado se le ha dicho que lo es como si no, en lo más profundo de su ser sabe que hay un secreto que rodea su nacimiento. Con frecuencia experimenta la sensación de no encajar, además del sentimiento de que un mal comportamiento por su parte podría llevar a su abandono. Después de todo, si su propia madre ha sido capaz de librarse de él, por qué no habría de hacerlo un extraño.

Hay numerosos estudios que demuestran que a los niños y adolescentes adoptados se los remite con mucha mayor frecuencia a la consulta del psicólogo que a los que no lo son. Varios equipos de trabajo han realizado seguimientos de estos niños a lo largo de determinados periodos de tiempo. En Suecia, los investigadores constataron que los adoptados que presentaban problemas de comportamiento a los 11 años no los presentaban a los 15. Pero aquella interrupción era sólo temporal. Analizando los registros de la Aseguradora Nacional de Salud relativos a 2.323 adultos suecos adoptados, los investigadores se dieron cuenta de que entre ellos se daba una presencia desproporcionada de enfermedades psicológicas, especialmente consumo de alcohol y drogas, así como trastornos de personalidad, en comparación con sujetos de grupos de control que no eran adoptados. En un estudio llevado a cabo en Texas, se comparó a 42 niños adoptados con 2.991 niños no adoptados y se llegó a la conclusión de que los primeros superaban a los segundos en cuanto a problemas de conducta, de personalidad y de delincuencia. Los niños experimentaban más desajustes que las niñas. Los adoptados varones también presentaban una proporción mayor de neurosis que los no adoptados varones. La mayoría de los adoptados, por supuesto, llegaban a convertirse en adultos equilibrados. Con todo, la investigación indica que para que eso pueda ser así, los adolescentes deben recibir más atenciones y afecto que los no adoptados, porque el daño que se les ha hecho es mayor.

En un estudio reciente, investigadores de la Universidad de Otawa realizaron un seguimiento de niños adoptados y no adoptados a los que, en el transcurso de cinco años, se había recomendado que recibieran algún tipo de tratamiento psiquiátrico. Se constató que los adoptados que habían recibido tratamiento de pequeños sufrían problemas graves en una proporción mucho mayor: trastornos de conducta, agresión social, trastorno de déficit de atención, ansiedad, psicosis, hiperactividad y depresión. Pero a los cinco años de iniciar los tratamientos, tanto los adoptados como los no adoptados habían mejorado. Es más, los investigadores no apreciaron diferencias entre ambos grupos en términos de diagnóstico clínico o adaptación social. Comparados con los sujetos del grupo de control, los adoptados obtuvieron mejores puntuaciones en una escala de buen comportamiento elaborada por los padres. Se constató que los que habían sido adoptados a los seis meses de vida tenían más desarrolladas las funciones psicosociales generales, cosa que apuntaba a que la creación temprana de un vínculo afectivo estaba relacionada con un desarrollo más saludable del cerebro y la personalidad.

M. David Kirk, experto reconocido en el tema de la adopción y padre de cuatro hijos adoptados, ilustra este extremo con la historia de su hija de cinco años, que empezó a orinarse en la cama y a tener pesadillas tras leer *La Cenicienta*. Desde el principio, la madre tuvo la intuición de que aquel cuento minaba de algún modo su posición materna, pero cuanto más dudaba en leérselo, más se lo exigía la niña, que quería oírlo cada noche. Al final, la pequeña dejó muy clara la conexión entre aquel relato y sus pesadillas nocturnas. «Mamá —le dijo— si yo tuviera una madrastra, ¿qué me haría?, ¿sería mala conmigo?» Ella se tomó al momento aquellas preguntas como una invitación a hablar. «Cariño —le dijo—, yo también soy algo así como una madrastra. No pude tenerte en mi barriga, pero te quiero mucho, mucho. A lo mejor hay madrastras que son malas, que quizá tratan mal a sus hijos. La madrastra de Cenicienta era muy mala, pero sólo porque no la quería.» La niña se puso a jugar con sus juguetes y se hizo una pausa. Luego alzó la mirada y dijo: «Ahora ya puedo tener sueños buenos.» Y así fue. Las pesadillas y la incontinencia cesaron bruscamente.

A los investigadores de Otawa les pareció significativo que los niños adoptados tendieran a irse de casa mucho antes que los no adoptados. Se trata de un patrón de conducta hasta cierto punto lógico, si se tiene en cuenta que a los niños entregados en adopción muchas veces les cambian de una casa de acogida a otra hasta que finalmente los adoptan. Irse de casa cuando son más jóvenes parece una manera inconsciente de repetir el modelo de su infancia y seguramente expresa que no sienten un vínculo afectivo tan profundo respecto de sus padres adoptivos como otros niños.

Los investigadores destacan que irse de casa no era algo que pudiera asociarse a la edad de la adopción. La idea, sugieren, es que «aunque los adoptados a edad temprana pueden haberse visto librados de patologías graves, la edad de la adopción no garantiza una relación duradera entre estos niños y sus padres adoptivos».

Bebés y madres biológicas

Está claro que no sólo la separación de la madre y la posterior sensación de abandono son responsables de una incidencia estadísticamente superior de problemas entre los adoptados. Parece lógico suponer que las mujeres embarazadas que, por diversas razones, contemplan la posibilidad de dar a sus hijos en adopción, tienen que estar expuestas, en general, a más estrés que las madres que no se plantean este tipo de ideas.

El grupo de las primeras está compuesto mayoritariamente por adolescentes solteras, pobres y de bajo nivel cultural. Es posible que provengan de familias desestructuradas. En general, son inmaduras e inseguras. El padre de los hijos que esperan puede ser una pareja sexual esporádica, tan poco preparado como ella para asumir las responsabilidades de la paternidad.

Imaginemos por un momento el remolino emocional y hormonal que ha de experimentar un niño que crece en el seno de una madre así. ¿Cuánto tiempo pasará esa mujer soltera, infeliz y preocupada comunicándose con cariño con su futuro hijo? ¿Cuánto le preocupará disminuir o evitar el consumo de alcohol y de drogas?

Tras hablar con muchas personas adoptadas, he llegado a la conclusión de que las madres que entregan a sus bebés en adopción pueden agruparse en dos categorías. La primera es la de las que se sienten desbordadas por el embarazo. Una vez que deciden (o son obligadas por sus padres u otras personas a tomar la decisión) entregar a su hijo en adopción, se desconectan emocionalmente de su futuro bebé. He observado que los niños que nacen de este tipo de madres no suelen tener deseos de conocerlas cuando llegan a la edad adulta.

La segunda categoría es la de las madres biológicas que suelen ser más estables, maduras y decididas a triunfar en la vida. Aman a sus futuros hijos y son capaces de casi todo para asegurarles un futuro mejor. Optan por adopciones privadas y concertadas siempre que es posible. Con el paso de los años, a medida que su situación se va estabilizando, suelen intentar contactar con sus hijos, y éstos, de adultos, intentan conocerlas a ellas.

Padres adoptivos

Los padres adoptivos, al igual que los hijos adoptivos, tampoco lo han tenido fácil. Tras fracasar en su intento de concebir un hijo, es posible que se hayan culpado mutuamente y se hayan sentido decepcionados. Es frecuente que un miembro de la pareja, que suele ser la mujer, tenga más deseos de tener un hijo que el otro. Si surgen dificultades con el niño adoptado, el miembro de la pareja que tenía más dudas respecto de la adopción puede desentenderse con la actitud del que dice: «Tú lo querías, pues ahora lo cuidas tú.»

Saber que alguno de los padres biológicos era drogadicto, alcohólico o soltero puede influir en la percepción del comportamiento que los padres adoptivos tengan del niño adoptado. Y aunque éstos no posean ninguna información negativa sobre los padres biológicos, tienden a fantasear acerca de ellos. Dichas fantasías no son casi nunca positivas, porque a los padres adoptivos que ansían tener hijos les cuesta mucho entender a una mujer que se separe voluntariamente del suyo.

Los padres adoptivos no son inmunes a los problemas a los que se enfrentan sus hijos. Les preocupa la fidelidad que éstos sientan hacia ellos (cuando crezca, ¿nos abandonará y se irá a vivir con sus padres «de verdad»?). Para prevenir este temido resultado, tal vez decidan ocultar el verdadero origen de su hijo como sucedió en el caso de Edipo, por ejemplo. Y todos sabemos que aquella historia acabó en tragedia. Los secretos de familia siempre traen problemas, y los miedos que evitamos asumir nos asaltan cuando menos lo esperamos.

Otro error que los padres adoptivos deben evitar es que su hijo les esté agradecido por haberlo «salvado» de un horrible destino. A los adoptados, al igual que a los hijos biológicos, no les gusta que les digan lo mucho que sus padres se han sacrificado por ellos. Se trata de un chantaje emocional, y el niño reacciona disfrazando su angustia bajo la máscara de la obediencia sumisa o se va volviendo cada vez más rebelde.

Para acabar, las familias mixtas en las que se mezclan hijos biológicos con adoptivos se enfrentan a problemas similares de los que se dan en los llamados «matrimonios mixtos», es decir, en aquellos en los que ambos cónyuges han estado casados previamente y aportan los hijos de sus anteriores matrimonios a la nueva unidad familiar. Para que las cosas funcionen hay que trabajar duro, tener mucha paciencia y establecer una comunicación sincera.

Adopción y vínculo afectivo

A pesar de los retos, las familias adoptivas que son conscientes de los problemas inherentes a la adopción suelen salir adelante. En la práctica totalidad de los casos, los padres que dedican tiempo a entender a sus hijos adoptivos y les conceden la atención suplementaria que necesitan, establecen vínculos muy fuertes con ellos. «Nunca hemos tenido hijos biológicos, así que no estoy segura de si lo quiero de otra manera por ser adoptado —me dijo una madre en una ocasión—. Pero lo que sé es que cuando lo miro y empiezan a saltárseme las lágrimas de alegría y de alivio, sospecho que le quiero por el modo en que ha llegado hasta nosotros. Y mientras me maravillo ante esta pequeña vida que yo no he traído a este mundo, le susurro en su orejita: "Gracias por llegar a nuestras vidas. Qué privilegio tan grande es ser tu madre".»

Es posible que esta madre adoptiva recién estrenada, tan dispuesta y preparada para aceptar a su nuevo hijo, descubra que éste, al principio, no está disponible emocionalmente. En el Centro de Atención al Menor de Toronto, terapeutas como Paul Madaule ayudan a los padres adoptivos a derribar las barreras. «El bebé no intenta llegar a vosotras, sino que, a través de vosotras, intenta llegar a la persona que lo ha abandonado. Por tanto, no hay nada por lo que sentirse culpable o mal —explica Madaule a las madres adoptivas, antes de pasar al siguiente paso—. Hay algo en vuestro hijo que le duele, y vosotras sois las primeras personas en las que puede confiar ese dolor. Como no hay palabras para describir esos recuerdos tan tempranos, para expresar el dolor los niños se convierten en una molestia en sí mismos.»

Cuando la madre adoptiva entiende el comportamiento de búsqueda de rechazo de su bebé como un mecanismo de búsqueda de amor, adopta un nuevo rol. «Y de este modo, la madre rechazada y odiada pronto se convierte en sanadora», afirma Madaule, la que es capaz de aliviar el dolor del pequeño.

Wendy McCord, psicoterapeuta de Phoenix, Arizona, especializada en trauma precoz y pérdida, recomienda a los padres adoptivos que reconozcan explícitamente, con palabras, desde el principio, el cambio de los padres biológicos a los adoptivos. Muchos de estos últimos temen este tipo de revelación, como si por el hecho de saber que es adoptado el niño fuera a dividir sus lealtades. Creo sinceramente que estos temores son infundados. Hace años, a los niños no se les decía que eran adoptados, por lo que crecían con la sensación de que había algo horrible en ellos. Cuando al final descubrían la verdad —porque tarde o temprano siempre acaban por descubrirla—, recibían un gran impacto y se sentían traicionados. A la larga ayuda saber quiénes somos a través del conocimiento de nuestra procedencia. Por cierto, creo que eso mismo debe aplicarse a los niños que nacen mediante fecundación in vitro, inseminación artificial y otras técnicas de fertilidad.

Lo más importante que pueden hacer los padres adoptivos es, según McCord, establecer empatía con sus hijos. «Los niños a los que han separado de sus madres necesitan un tiempo de "luto" —afirma—, deben pasar por un periodo de enfermedad. Pero si tienen a alguien que los entienda, pueden curarse.»

Como el tema de la adopción es complejo, a continuación resumo los retos a los que se enfrentan los hijos adoptados:

- Experimentan un embarazo lleno de estrés.
- Pueden verse privados de la comunicación y el vínculo afectivo prenatales.
- Pueden sentirse rechazados antes de nacer.
- En el momento del parto o poco después se sienten abandonados por sus madres.
- Es posible que pasen un tiempo con varios cuidadores, cosa que incrementa sus sensaciones de rechazo y confusión.
- Cuando inician su vida con la familia adoptiva, pueden encontrarse en un estado de shock y de retraimiento.
- Sus primeras experiencias proyectarán una sombra muy larga sobre su futuro, y los harán muy sensibles a aspectos relacionados con el rechazo, el abandono y la confianza.
- Es posible que sientan que sus padres adoptivos sólo se quedarán con ellos si están a la altura de sus expectativas. Eso quizá los predisponga a desarrollar un yo exterior falso y complaciente, o violento y antisocial o autodestructivo.
- Aunque no es así en todos los casos, muchos adoptados se sienten incompletos. Sienten un anhelo profundo y doloroso de unirse con una madre y de volver a conectar con su herencia.

Las adopciones más complicadas

A los adoptados se les expone a una situación de estrés y se les priva del vínculo afectivo del apego en el vientre de sus madres, y con posterioridad viven el trauma de la separación de la única madre que conocen a las pocas horas o a los pocos días del parto. Estos elementos ya constituyen un reto por sí mismos, pero la situación puede ser especialmente perjudicial si el pequeño sufre un trato descuidado o un maltrato por parte de los padres biológicos o de las personas que supuestamente los cuidan en sucesivos centros de acogida.

En el pasado, no era raro que un bebé pasara de cuidador en cuidador por espacio de meses e incluso años antes de ser objeto de una adopción definitiva. Dejando de lado el hecho de que no todos los padres de acogida son ideales para ese niño en concreto (en la misma medida en que no todos los padres biológicos lo son), hacer que un niño vaya de mano en mano es algo que acaba por producirle un perjuicio emocional.

Las consecuencias son a veces más graves para las familias que adoptan a niños provenientes de la Europa del Este, en concreto de Rumanía y de la antigua Unión Soviética. Si bien son muchas las sociedades que internan a los niños abandonados en orfanatos, en la Europa oriental dichas instituciones alcanzan niveles de dejadez incomparables. Los bebés que caen en esta especie de depósitos permanecen solos en sus cunas durante dieciocho o veinte horas al día, y sólo reciben algún estímulo cuando, de tarde en tarde, les cambian los pañales y les dan de comer. Sin ningún tipo de interacción, por no hablar ya del amor, los niños que pasan por una experiencia de este tipo rara vez salen indemnes. En realidad, se parecen mucho a los del centro de acogida para niños abandonados que estudió Rene Spitz.

Cuando los estadounidenses empezaron a adoptar a estos bebés —unos 20.000 en la última década— se enfrentaron a problemas que ni siquiera se podían combatir fácilmente con las mayores dosis de amor y dedicación. Los residentes en aquellos orfanatos de la Europa del Este, carentes de cualquier relación interpersonal auténtica, son candidatos preferentes a sufrir trastornos del vínculo afectivo. Entre los indicativos de este trastorno figuran la indiferencia respecto de los padres combinada con un afecto indiscriminado hacia los desconocidos; dificultad para crear lazos de amistad; incapacidad para darse cuenta de las invitaciones de los demás a expresar emociones; tendencia a la inestabilidad e incluso a la violencia, y, en los casos más extremos, una vida delictiva y de comportamiento antisocial. En el trabajo con estos niños, los psicólogos han logrado revertir algo del daño que han sufrido, en concreto en aquellos que han pasado sólo meses (y no años enteros) en dichos orfanatos.

Los casos de adopción más extremos son los de aquellos niños que sufren daños cerebrales inequívocos desde muy temprana edad. James W. Prescott, ex administrador sanitario del Programa de Biología del Comportamiento y del Desarrollo del Instituto Nacional de Salud Infantil y Desarrollo Humano, señala que las instituciones rumanas crean niños con profundos «picos» cerebrales (descargas eléctricas de alto voltaje), y con malformaciones neuronales en la corteza y el cerebelo y niveles anormales de serotonina asociados con depresión y violencia.

Según él, hace ya bastante tiempo que estas anormalidades se asocian a la pérdida de amor maternal. Relacionado con la privación sensorial, este síndrome —conocido como síndrome de privación somato-sensorial afectivo— se da cuando a los bebés se les priva del contacto táctil y del movimiento. En palabras de Prescott, «sin este importantísimo primer vínculo afectivo de tipo físico con la madre, codificado y programado en el cerebro en desarrollo del bebé/niño, no podrá existir el andamiaje cerebral sobre el que apoyar futuros lazos afectivos». La mayor «vergüenza y desgracia», según él, es que la información científica sobre este trastorno y sus tratamientos asociados no suele ponerse a disposición de los padres adoptivos.

En los últimos años, en casos de adopciones difíciles, cada vez se ha hecho más frecuente que algunos padres devuelvan a los niños. En los Estados Unidos, un dos por ciento de adopciones falla cada año. En el caso de niños de más edad y con necesidades especiales, este porcentaje aumenta: el 10 por ciento en niños de entre dos y 12 años, el 24 por ciento en niños de entre 12 y 17 años. Parte del problema ha sido la falta de transparencia, pues las agencias de adopción suelen ocultar los peores aspectos de la historia médica del niño, o el hecho de que ya haya sido «devuelto» por alguna otra familia adoptiva. Los tribunales estadounidenses han empezado a reconocer lo que se denominan «adopciones fraudulentas», que hacen responsables a las agencias en el caso de que entreguen a los niños sin revelar a sus padres adoptivos el historial sanitario.

Para evitar este tipo de situaciones, al menos en parte, las agencias de adopción están intentando trabajar de manera más rigurosa. Por ejemplo, en la ciudad de Cherry Hill, Nueva Jersey, hay una agencia de adopción llamada Golden Cradle que solicita a las madres biológicas un historial médico de diez páginas de extensión donde se especifiquen todos sus detalles médicos, desde alergias hasta consumo de drogas.

En busca de las raíces

Más que culpar a sus padres biológicos por haberlos abandonado, los hijos adoptados tienden a culparse a sí mismos. Piensan cosas como: si hubiera sido niño en vez de niña (o viceversa), si hubiera sido más fuerte, o más grande, o más sano, o más listo, o más atractivo, mis padres no me habrían abandonado. Estos niños creen que en aquel momento había (y sigue habiendo) algo malo en ellos. Este sentimiento, evidentemente, va en detrimento de su autoestima.

Cuando se separa a un niño de su madre, también se le priva del contacto con su historia familiar, con sus antepasados, con su herencia. Son niños que crecen sintiendo inquietud y desarraigo. Buscan entre la multitud el rostro de su madre imaginada, y esperan con paciencia que un príncipe azul o un padre aparezca de pronto en la puerta de su casa y los levante en brazos. Es normal que algún acontecimiento vital importante, como un embarazo, la muerte de un padre adoptivo o el inicio de una terapia psicológica, precipite la búsqueda, tal como ilustra el siguiente relato de una persona adoptada.

«Cuando decidí casarme —explicaba una mujer adoptada— fui a visitar a mi familia adoptiva para averiguar cosas de mi pasado, para intentar obtener una información que pudiera ayudarme en mi búsqueda. Mi madre se puso a llorar y mi padre se enfadó. No entendían mi necesidad de saber. Les dije que me sentía como si me faltara una parte. Ellos se mostraron ofendidos y me preguntaron por qué no podían ellos llenar esos vacíos. No lograban entender que aquello no tenía que ver con ellos, que era algo que afectaba a mis orígenes.»

«No es casual que mi búsqueda se haya hecho más activa después de la muerte de mi padre adoptivo —declaraba otra adoptada—. Mientras vivía, no me quería enfrentar a su dolor y a su enfado, y no me parecía bien ponerme a buscar a mi familia biológica sin que él lo supiera. Para mí era básico contar con apoyo y aliento, y encontré ambas cosas en mi esposo. Estuvo conmigo mientras duró el proceso y me ayudó a seguir cuando todo parecía inútil. Entendía mi dolor. Además, sabía que soy una persona a la que le gusta trabajar por proyectos, por objetivos. Y como acababa de obtener el permiso de conducir, en aquel momento no tenía ningún otro proyecto a la vista. Encontrar a mi madre biológica me pareció por aquel entonces un buen proyecto a emprender. Además, ya me había licenciado en la universidad y me parecía que a los ojos de mi madre, ya sería una persona "presentable".»

«Mi búsqueda me llevó por muchos caminos, y al final conseguí el número de teléfono de mi madre biológica —relataba otra persona adoptada—. Llamé. Mi madre biológica se puso al teléfono. Tras un largo y emocionado silencio le dije mi nombre, mi fecha y mi lugar de nacimiento, y que creía que ella era mi madre. Al otro lado de la línea no se oyó nada durante unos momentos. Luego, llantos acallados. Sí, era mi madre. Me preguntó que cómo estaba, que si estaba bien. Las dos llorábamos. Sí, estaba bien.

»Acordamos que nos escribiríamos y nos enviaríamos fotos. Aquel mismo día lo hicimos. Me envió una foto de ella con su hijo menor, mi hermanastro. La estudiaba cada día. Hicimos planes para encontrarnos. Hablé con mi hermano y nos conocimos. Ahora, los tres seguimos en contacto. A los tres nos parece que hace más de tres años que nos conocemos. Para mí es como haber vuelto a casa. Estoy en conexión, más centrada. Gran parte del dolor que sentía ha desaparecido. Sé a quién me parezco; tengo un lugar en el mundo.»

Según un importante estudio que se llevó a cabo en Los Ángeles, la razón más frecuente para abandonar a un niño es que la madre no está casada y desea que su hijo se críe en el seno de una familia. El 50 por ciento de los padres biológicos entrevistados dijeron que seguían teniendo sentimientos de pérdida, dolor y duelo en relación al hijo que entregaron en adopción. «Cada vez que veo a una niña de la edad de mi hija —confesaba una madre biológica— me pregunto si será mi hija.» Otra comentaba: «Rezo para que el niño no me odie.»

Aproximadamente el 95 por ciento de los padres biológicos que participaron en el estudio, deseaban actualizar la información que sobre ellos constaba en los registros de las agencias de adopción. Querían que sus hijos supieran que ya no eran aquellos adolescentes confusos que aparecían en las fichas, sino unos ciudadanos respetables con familias propias. Y lo más importante, querían que sus hijos supieran que aún les importaban. Cuando se les preguntó si estarían interesados en reunirse con los hijos a los que habían abandonado, el 82 por ciento respondió que sí, siempre que su hijo lo deseara. El 87 por ciento declaró que no deseaba hacer daño a los padres adoptivos. En ningún caso se esperaba iniciar una relación paterno-filial con los hijos biológicos.

En cuanto al papel del padre biológico, decir sólo que si existe alguna información, ésta suele definir al hombre como a un ser insensible e irresponsable que sólo quería «pasar el rato» y que no se interesó en ningún momento ni por su pareja ni por su hijo. Pero hay algunos datos que apuntan a que el padre soltero da muestras de una mayor preocupación por la mujer a la que ha dejado embarazada de lo que hasta hace poco se ha creído. Seguro que conocer este dato tiene que ser de gran importancia para su hijo biológico.

El nuevo paradigma en la adopción

Basándome en estos datos, estoy de acuerdo con Suzanne Arms, autora de *To Love and Let Go* [Amar y renunciar], que defiende las adopciones sin secretos siempre que sea posible. «Siempre habrá adopciones porque siempre habrá padres que no pueden hacerse cargo de sus hijos —asegura Arms—. La adopción salva vidas, literalmente, le otorga a la gente una segunda oportunidad, aporta mucha felicidad al mundo. Está claro que deberíamos ser capaces de crear tipos de adopciones en los que todos los implicados puedan vivir sin remordimientos.»

Arms señala que los niveles de exigencia en las adopciones, que todos damos por sentados, surgieron en una sociedad distinta a la de hoy. «La adopción en un mundo en el que el embarazo de una mujer soltera se consideraba algo inmoral y peligroso para la sociedad, y en el que los niños de esas uniones se consideraban ilegítimos, tenía que reflejar forzosamente esas actitudes crueles —argumenta—. No es de extrañar que en los primeros hospitales maternales y en los hogares para mujeres solteras se hiciera todo lo posible para ocultar su identidad o se cambiaran los nombres en los certificados de nacimiento y en las fichas para blindar una información que podía ser muy perjudicial para esas madres. Había que proteger a las mujeres y a los niños de aquel estigma. Carecían de poder económico y político, y era prácticamente imposible para un niño nacido fuera del matrimonio, o para su madre, moverse libremente por el mundo si se conocían esas circunstancias.» Aunque ese estigma ya no es lo que era, la tradición de secretismo que generó es difícil de cambiar.

Pero hay que cambiarla. El primer paso para llegar a una adopción más humana es hacer que embarazo y nacimiento sean lo más positivos posible tanto para la madre como para el recién nacido. Hay que dejar que la madre biológica pase tiempo a solas con el bebé, para que pueda tomar la decisión de entregarlo en adopción, y el momento de la entrega debería ser algo más que una fría transacción. Debería ser una ceremonia de cesión, una entrega ritualizada del bebé por parte de la primera madre y del hogar que ha sido su cuerpo a los brazos abiertos de la familia de adopción. La madre biológica debería explicar al niño que esas personas serán sus nuevos padres, pero que ella siempre le querrá.

En condiciones ideales, los nuevos padres deberían adoptar también a la madre biológica, y también al padre, si es que está presente, además de al hijo, ya desde antes del nacimiento, si es posible. Cuanto antes, mejor. Una madre biológica que entrega a su hijo en adopción necesita sentir que está tomando la decisión correcta, y cuanto antes empiece el futuro bebé a vincularse afectivamente a sus padres adoptivos, mejor.

Resumen

La adopción es la solución óptima para aquellos niños que no pueden permanecer con sus madres biológicas. Pero se trata de una solución compleja cuyo éxito aumentaría en gran medida si los padres adoptivos examinaran con cuidado sus motivos para adoptar. Para minimizar los riesgos y para profundizar la relación afectiva con el niño, los padres adoptivos deben empatizar con la sensación de pérdida que tiene el pequeño respecto de su madre biológica, y poner más empeño y dedicación en el proceso de vinculación afectiva.

Puntos clave para madres y padres

Para poder estar a la altura de estos retos, los padres adoptivos deben:

- Estar ambos igualmente ilusionados por la adopción.
- Trabajar los sentimientos que les despierta su infertilidad.
- Establecer empatía y sintonizar con el estado especial de shock y desorientación del pequeño, en especial en los primeros momentos.
- Hablarle al niño de lo que está sintiendo y proporcionarle los cuidados especiales, los abrazos y la atención paciente que necesite.
- Examinar sus actitudes hacia los padres biológicos y eliminar cualquier idea que les haga creer que pueden haber sido «contaminados» por ellos.
- Decir al niño adoptado que lo es, a una edad adecuada, pero siempre antes de los cinco años.
- No preocuparse por la lealtad del hijo adoptivo. Los niños pueden tener relaciones afectivas con muchas personas: padres, abuelos, tíos, tías, primos, etc. En fa-

milias de padres divorciados, es normal que se relacionen con dos padres y dos madres. Lo mismo podría suceder en caso de que una madre o un padre biológico se presentaran o fueran encontrados por sus hijos. Los padres adoptivos deben confiar en el vínculo que han creado con sus hijos; el resto surgirá espontáneamente.

- Aceptar con ecuanimidad las decisiones del hijo adoptivo en relación a la búsqueda de su madre o padre biológicos. No se trata de una falta de aprecio hacia ellos, sino de una característica natural del ser humano.

9

La experiencia como arquitecto del cerebro

¿Qué saben los niños cuando nacen? ¿Cómo aprenden el mundo, y desde cuándo? ¿El bien y el mal son cualidades innatas en ellos? ¿Saben que son seres humanos prácticamente desde el momento del nacimiento? ¿Aprenden a hablar sólo si cuentan con padres que se preocupan de ellos, o se trata de un conocimiento innato, tan intrínseco a la biología del ser humano como puedan ser sus ojos, sus riñones, su cerebro?

A lo largo de los siglos, a medida que se intentaba definir la conciencia infantil, nadie había aplicado el método científico a esta materia hasta que lo hizo Jean Piaget. Junto con su esposa, Valentine, Piaget tomó nota de las acciones de sus tres hijos con minucioso detalle, y posteriormente analizó los resultados. Basándose en este trabajo, propuso cuatro estadios diferenciados de desarrollo temprano: el sensoriomotor (desde el nacimiento hasta los dos años), caracterizado por la capacidad de diferenciar entre el yo y el entorno, y el preoperacional (desde los dos hasta los siete años), caracterizado por la capacidad de nombrar los objetos mediante palabras. Según Piaget, el pensamiento lógico no era posible hasta los siete años, y la abstracción, hasta los doce.

Piaget revolucionó las teorías sobre el desarrollo infantil, y fue el primero en sugerir que nacemos con cerebros maleables que se desarrollan mediante la exploración del entorno. Sin embargo, hoy sabemos que Piaget entendió mal muchas cosas. Veía al bebé y al niño de pañales como a un ser particularmente egocéntrico, cuando la investigación contemporánea demuestra que a esa edad los pequeños son empáticos y tienden al otro. Creía que los niños más pequeños actuaban al dictado de la máxima «si no lo ves no existe», pero en la actualidad se sabe que los bebés son capaces de acordarse de personas y de hechos más allá de la esfera inmediata de su percepción. Decía que los bebés eran bastante parecidos a los peces decorativos, con poco conocimiento sobre el funcionamiento del mundo, cuando lo cierto es que, según estudios posteriores, ya a partir de los tres meses de vida los bebés captan de manera intuitiva conceptos como la gravedad. Así, por ejemplo, se dan cuenta de que un libro mal apoyado se caerá de una estantería. Piaget separaba los desarrollos cognitivo y emocional en dos ámbitos distintos, pero hoy se sabe que ambos trabajan en conjunto. Y, aunque su teoría de los estadios supuso un avance respecto de ideas anteriores, su concepción básicamente lineal —según la cual el desarrollo cerebral progresa de manera constante desde la infancia hasta la edad adulta— no dio en el blanco: los últimos estudios demuestran que el desarrollo cerebral y el aprendizaje que lleva asociado son claramente no-lineales. En lugar de dibujar una curva de evolución constante, la configuración del cerebro propicia un aprendizaje por estallidos, proporcionando una especie de «ventanas de oportunidad» que engloban diferentes tipos de conocimientos y aptitudes.

El uso del vídeo

La mayoría de personas no se dan cuenta de que el vídeo, la tecnología que permite a los científicos estudiar a los niños y que posibilita una medición objetiva de sus aptitudes y estados de conciencia, es algo que no siempre ha existido. El vídeo es un invento bastante nuevo con el que se pueden captar millones de detalles que antes debían confiarse a la simple observación directa del científico.

La revolución en el saber se produjo en condiciones poco favorables en la Universidad de Washington, en 1977, cuando un joven psicólogo del desarrollo, Andrew Meltzoff, empleó una cámara de vídeo para contrastar cosas que no se cuestionaban: las ideas de que los bebés no ven bien, de que no pueden extraer significado alguno de los hechos que les rodean, de que durante los primeros meses de vida, lo que algunos padres consideraban sonrisas, no eran sino gases.

Su sencillo experimento pretendía comprobar si los bebés mostraban algún indicio de humanidad. Para hallar la respuesta grabó a bebés de entre 12 y 21 días de vida que imitaban las expresiones faciales de los adultos. Y constató que, de manera sistemática, los pequeños eran capaces de imitar cosas como sacar la lengua, abrir la boca, apretar los labios. Más adelante, amplió el espectro de edad para estudiar también a los recién nacidos. Instaló un laboratorio junto a la sala de partos de un hospital local y pidió al personal médico que lo avisaran cuando estuviera a punto de nacer algún bebé. Así, corriendo a toda prisa a cualquier hora del día o de la noche, descubrió que los recién nacidos, algunos ya a los 42 minutos del alumbramiento, eran capaces de imitar a los adultos.

Estos hallazgos se han reproducido desde entonces en más de una docena de laboratorios y otros tantos estudios. Es más, hay varias características en dichas investigaciones que demuestran que estos comportamientos son producto de procesos parecidos a las inferencias y que no pueden considerarse meramente actos reflejos. Muchos bebés muy pequeños miran los rostros de los adultos y vocalizan y gesticulan de un modo que parece sintonizarse con las vocalizaciones y los gestos de aquéllos. Sonríen cuando los adultos sonríen, y se mueven a su ritmo. Cuando la respuesta de los adultos contradice las expectativas de los niños (por ejemplo, cuando la madre pone una expresión triste ante un balbuceo del bebé), se muestran claramente desconcertados.

El comportamiento de imitación es especialmente interesante y fuerte, porque implica el reconocimiento de las similitudes entre el yo y el otro, entre el imitador y el imitado. La imitación apunta a un vínculo innato entre la conducta y la intención, y a una increíble predisposición para la comunicación social.

Los estudios demuestran que ese tipo de comunicación es especialmente fluida cuando el tono de voz del adulto se combina con atención y cariño, cuando se invita al niño a interactuar y a reaccionar. Un niño que oye una voz melodiosa y dulce que le pregunta: «¿Qué hicimos ayer? ¿Qué vimos?», prestará más atención que otro que sólo oiga órdenes frías y conminatorias: «¡Para ya!» o «¡Ven aquí!».

Acción afirmativa

Una niña de tres años se acerca a su madre, que está bastante ocupada en ese momento, con unos bloques de construcción que se le caen al suelo una y otra vez cuando intenta apilarlos. Alterada y un poco llorosa, la niña exige la atención inmediata de su madre.

—¿Por qué estás tan triste? —le pregunta su madre mientras le sonríe y le acaricia la espalda.

—Es que no me sale —le responde la niña.

La madre deja el trabajo que tiene entre manos y se agacha para ayudarla.

—Si pones las piezas encima de la mesa, y no en la alfombra, seguro que no se te caerán —le dice.

La pequeña lo intenta de nuevo, pero se le desmonta todo una vez más.

—Te ayudaré cuando termine esto.

No ha dado ni dos pasos cuando su hija tira al suelo las piezas. La madre la mira, se acerca a ella y la abraza.

—Estos bloques te sacan de quicio, ¿verdad? No pasa nada, ya los montaremos luego. Ahora, ¿por qué no me ayudas a apartar estos papeles de aquí?

Al principio se muestra reticente, pero luego ayuda a su madre a recoger con más entusiasmo, y acaba esbozando una amplia sonrisa.

En el transcurso de este tipo de interacción, la madre de la niña le ha estado dando, sin saberlo, lecciones de empatía, de comprensión, de cooperación, de respeto, de autodisciplina. Si estas experiencias se mantienen de manera regular a lo largo de su infancia, la pequeña aprenderá a verse a sí misma como persona competente, apreciada, amada. A lo largo de su vida, esta niña esperará que los demás la escuchen cuando habla, y ella también los escuchará cuando le respondan.

Ahora, volvamos a representar la escena, pero en este caso con otra madre.

Una niña de tres años se acerca a su madre, que está bastante ocupada en ese momento, con unos bloques de construcción que se le caen al suelo una y otra vez cuando intenta apilarlos. Alterada y un poco llorosa, la niña exige la atención inmediata de su madre.

Sin levantar la vista de lo que está haciendo, la madre le dice:

—Deja de lloriquear. Tengo muchas cosas que hacer y lo único que me falta es tener que oírte a ti en este momento. ¿Es que no ves que estoy ocupada?

La niña se aleja y lanza las piezas contra el suelo. La madre sigue con su trabajo. La niña grita más fuerte, y luego sale corriendo hacia su habitación y cierra la puerta dando un portazo.

Si experiencias como éstas se repiten con frecuencia, la madre estará enseñando a su hija, con sus palabras y sus acciones, que sus necesidades son secundarias, que sus sentimientos no importan, que cuando se siente mal, a nadie le preocupa. Es probable que una niña así desarrolle una autoestima baja y tal vez evite el contacto social o se vuelva agresiva.

Los hallazgos más recientes demuestran que los cuidados que los padres proporcionan a sus hijos tienen mayor impacto en el desarrollo cerebral de lo que hasta hace poco parecía posible. Las nuevas investigaciones demuestran que la adquisición del lenguaje, el conocimiento y la inteligencia se refuerzan mutuamente y dependen de la relación entre el niño y la persona que lo cuida. Para una mente joven las palabras dulces, cariñosas y respetuosas representan lo mismo que el oxígeno para el cerebro.

Construcción cerebral

Todo esto parece lógico a la luz de lo que hoy sabemos acerca del cerebro. Incluso desde antes de nacer, éste ya ha constituido una plantilla para la personalidad, las aptitudes y las habilidades. Pero, a pesar de todo este crecimiento y esta definición prenatales, el cerebro dista mucho de estar completo. Es una obra en construcción, y aún ha de pasar por enormes cambios basados en la interacción con el entorno exterior desde el nacimiento hasta la edad de tres años.

La plasticidad del cerebro es el regalo que la evolución le ha hecho a la humanidad. Con un cerebro incompleto, los bebés humanos tienen la oportunidad de desarrollar las cualidades y los atributos que requieren para sobrevivir en la zona del mundo en la que viven. Como se ve perfeccionado por la interacción con su entorno específico, puede decirse que el cerebro humano es verdaderamente ecológico. También es más complejo de lo que podría lograr solamente la configuración rígida de la genética, por lo que tiene muchas más oportunidades de sobrevivir y adaptarse que los cerebros de otras especies.

La construcción cerebral tras el nacimiento se basa exclusivamente en la creación de redes, que son la manera en que las neuronas se conectan y se comunican entre sí. Antes del nacimiento, la experiencia ayuda a establecer los circuitos primarios, creando los cimientos para el desarrollo. Tras el nacimiento, la actividad de las redes se desplaza a niveles cada vez más altos de la corteza cerebral, de la percepción sensorial especializada, del equilibrio emocional, de las aptitudes cognitivas y de las relaciones interpersonales.

En parte, el proceso se asienta en la biología celular básica. Las neuronas, o células nerviosas, que son las que conforman el cerebro, se comunican mediante señales eléctricas que recorren toda la extensión de dichas neuronas. Con la ayuda de neurotransmisores, como la serotonina, estas señales viajan a través de las sinapsis, pasan de una célula a otra y refuerzan los trayectos neuronales que más se utilizan.

Esta compleja red de conexiones determina la fluidez de nuestro pensamiento, la fuerza de nuestros talentos, la felicidad o la ansiedad con las que nos tomamos el mundo. Y sencillamente, aunque de manera muy profunda, la experiencia estructura el modo en que se forman los circuitos cerebrales. Una sola célula puede conectarse con otras 15.000. Cuantas más sinapsis posea una persona, más complejas y variadas serán sus redes neuronales y, por tanto, más aguda y creativa se mostrará.

Desde el momento del nacimiento hasta la edad de tres años, el cerebro es una fábrica de sinapsis y produce conexiones a gran velocidad. Pero la naturaleza hace algo más que construir el cerebro. Como si se tratara de una gran escultora que moldeara un bloque de arcilla, la experiencia da forma al producto final a lo largo de la infancia y la adolescencia, puliendo asimismo las conexiones. Entre los tres y los diez años, las sinapsis se crean y se destruyen más o menos al mismo ritmo. A partir de esa edad, la eliminación supera la producción.

Hacia los tres años, el cerebro del bebé ha formado unos mil billones de sinapsis, dos veces más que su pediatra en el mismo periodo. El cerebro del niño es extraordinariamente denso, y no sólo está preparado para aprender a expandirse, sino también para descartar las neuronas que no se usan. Pero ¿cómo sabe el cerebro qué conexiones tiene que mantener y cuáles debe sacrificar? Cuando una conexión se usa repetidas veces, se hace permanente. Por el contrario, si no se usa con frecuencia, se abandona. Los niños a los que no se dirige mucho la palabra, a los que se les lee poco en voz alta o con los que apenas se juega durante sus primeros años de vida, desarrollarán aptitudes lingüísticas pobres y, lo que es más importante, aptitudes sociales deficientes.

Un circuito neuronal del bebé es como un sendero estrecho en medio del bosque. Cuanto más tráfico haya, más se ensanchará el sendero y atravesarlo será cada vez más fácil y más rápido. Las rutas más transitadas y mejor establecidas serán las que sobrevivan, mientras que las poco holladas se atrofiarán y desaparecerán.

Pero aún hay más. Aunque Piaget fue el primero en sugerir estadios de desarrollo diferenciados para tareas de aprendizaje diferentes, la neurociencia moderna ha descubierto una serie de ventanas de aprendizaje que, literalmente, se abren y se cierran a lo largo de los primeros años de vida. En el laboratorio que tiene en Michigan el neurocientífico Harry Chugani, que emplea tecnología TEP (Tomografía por emisión de positrones) para medir el metabolismo de la glucosa en el cerebro, se han captado vistas espectaculares de esas ventanas. Chugani ha demostrado que hay meses «receptivos» a lo largo de los tres primeros años de vida en los que el desarrollo cerebral es particularmente rápido y en los que el impacto de varias lecciones, tanto desde el punto de vista cognitivo como emocional, es muy fuerte.

Las exploraciones de Chugani se limitan a mostrar el

momento en el que las distintas partes del cerebro «se encienden»; según afirma, los primeros sistemas que entran en acción son emocionales. Al estudiar a los recién nacidos, ha constatado que en el sistema límbico, considerado desde hace tiempo centro de las emociones, se despliega una actividad especialmente alta. Muy activos en los bebés se muestran la amígdala y el giro cingulado, estructuras límbicas asociadas al control emocional. A medida que pasan los meses, el metabolismo de la glucosa aumenta a su vez en otras áreas del cerebro. Entre los dos y los tres meses de vida, por ejemplo, el córtex visual y los hemisferios del cerebelo entran en acción, justo a tiempo de proporcionar unas mejores aptitudes visuales y sensorio-motrices. El córtex frontal —la última área del cerebro en mostrar un incremento en el consumo de glucosa— se hace cada vez más activo a partir de los seis meses. Esto coincide con comportamientos relacionados con lo cognitivo, el fenómeno de la ansiedad mostrada en presencia de desconocidos, la mejora en los resultados de los tests, etc. Chugani destaca que hacia el primer año de vida, el patrón de utilización de glucosa en el niño se asemeja cualitativamente al del adulto.

Algunos aspectos merecen mención especial. Chugani ha observado que el cerebro del bebé sano se activa en un orden evolutivo, en el que las estructuras anatómicas de origen más antiguo (es decir, el sistema límbico, que existe en todos los mamíferos a partir de los roedores) se activan antes que las más recientes (el córtex frontal, sede del pensamiento complejo). Además, en los exámenes, las estructuras cerebrales que muestran unos niveles metabólicos iguales o superiores a los que se dan en la edad adulta, son los que en cualquier edad dominan el comportamiento. Por ejemplo, cuando las estructuras límbicas se «encienden», el pequeño domina su capacidad de control de las emociones. Cuando el énfasis se traslada a las áreas visuales y sensorio-motrices, el pequeño se centra en el control de habilidades relacionadas con la coordinación manual-ocular. Tras el parto, la corteza frontal presenta un 30 por ciento de la actividad que se da en un adulto joven, pero esa diferencia dura poco. Entre el momento del nacimiento y los tres o cuatro años, esa misma región cerebral muestra un incremento espectacular de actividad, superando las cotas de los adultos en un ciento por ciento.

Chugani ha descubierto que la actividad de la glucosa medida en los escáneres realizados con la tecnología TEP se corresponden no sólo con ventanas de aprendizaje, sino también con la proliferación de las sinapsis. El mayor incremento, claro está, tiene lugar en la corteza cerebral entre el momento del nacimiento y los cuatro años. El metabolismo de la glucosa y la producción llegan a su pico durante la mitad de la infancia y, durante la adolescencia, inician un descenso. En él, a medida que el metabolismo de la glucosa declina y se eliminan sinapsis, el cerebro se hace menos maleable y el individuo, menos flexible, más preparado para ciertas aptitudes o talentos que otras personas, más afianzado en sus particularidades.

Chugani destaca que cuando este proceso se ve alterado —cuando la estimulación adecuada no llega a impactar en el cerebro en desarrollo en el momento oportuno— las cosas pueden salir mal. Los niños privados de contacto con el lenguaje, por ejemplo, llegan a adquirir unas aptitudes lingüísticas normales, pero sólo en el caso de que se les someta a terapias intensivas de discurso y lenguaje antes de los diez años. En el caso de accidentes en los que se producen daños en el hemisferio cerebral responsable del lenguaje, la recuperación de las aptitudes lingüísticas es mejor si el paciente aún no ha cumplido los diez años.

Análisis realizados sobre el sistema visual del ser humano apuntan a que en ese caso la evolución en el tiempo y la pérdida de plasticidad siguen un modelo similar. Se han efectuado numerosos estudios con niños que sufren oclusión monocular, que implica la pérdida de visión de un ojo a causa de una catarata u otro problema. En la mayoría de casos, la intervención correctora del médico hace que los niños recuperen la visión del ojo obstruido, aunque sólo si la intervención se realiza antes de los ocho o diez años.

Según Chugani, la conclusión es que existen unas ventanas de oportunidad que, cuando están abiertas, propician el aprendizaje y lo hacen más eficaz y más fácil de retener. Los programas de intervención precoz y los planes educativos, añade, funcionarían mejor si se tuvieran en cuenta dichas ventanas de aprendizaje.

Percepciones sensoriales

A medida que los padres se comunican con sus bebés, es básico entender qué es lo que se transmite y cómo y cuándo sucede exactamente. Muchos de los últimos hallazgos en este campo han sido compendiados por Andrew Meltzoff, por Alison Gopnik, científica cognitiva de la Universidad de Berkeley, California, y por Patricia K. Kuhl, la principal autoridad mundial en desarrollo lingüístico y profesora de la Universidad de Washington, con sede en Seattle. En su reciente libro conjunto, titulado *The Scientist in the Crib* [El científico en la cuna], explican cómo la psicología del desarrollo ha establecido entre otras cosas en qué consiste la percepción infantil y los aspectos cognitivos.

A través de la medición de factores como los movimientos de los ojos de los bebés o la acción de succionar en respuesta a imágenes o sonidos, los investigadores han determinado que los recién nacidos «son capaces de discriminar rostros humanos y voces respecto de otras imágenes y otros sonidos, y que los prefieren. A los pocos días de nacer reconocen caras que les resultan familiares, así como voces y olores, y los prefieren a sus equivalentes no conocidos».

Meltzoff, Gopnik y Kuhl destacan que las mismas limitaciones de visión que tienen hacen que presten una atención especial a la gente. «Es un mito que los recién nacidos no vean —han escrito—, pero sí es cierto que son muy cortos de vista comparados con los adultos.» Básicamente, los objetos que se encuentran a unos 30 centímetros de distancia —que es lo que separa por lo general los rostros de la madre o del padre que sostienen a su bebé— aparecen bien enfocados, mientras que todo lo demás se ve borroso. Es decir, que «los bebés parecen diseñados para ver con mucha mayor claridad a la gente que los quiere que cualquier otra cosa».

El sentido de la vista mejora rápidamente, claro, y la ventana de la oportunidad para la agudeza visual va desde el momento del nacimiento hasta los ocho meses. No es necesario que los padres adquieran juguetes de gran contraste, en blanco y negro, para estimular la visión, pero sí es conveniente que les hagan exámenes a partir de las dos semanas de vida. Si no se corrige, el ojo débil o perezoso puede llegar a perder de manera definitiva su conexión funcional con el cerebro. Está demostrado que la ventana de aprendizaje de la visión binocular se cierra antes de los cinco meses.

La ventana emocional

Tal como apuntan los estudios sobre la visión y los demás sentidos, los centros de la emoción se encuentran entre las primeras partes del cerebro en activarse tras el parto. Hay investigaciones que demuestran que las emociones se desarrollan en capas cada vez más complejas, pero que incluso los bebés más pequeños pueden experimentar sentimientos como la alegría y la tristeza, la envidia y la empatía, el orgullo y la vergüenza. Los padres que sintonicen con esta evolución se darán cuenta de que sólo unos cuidados basados en el afecto pueden proporcionar al cerebro del bebé los estímulos adecuados que han de hacer posible una vida de felicidad, confianza y amor. Por el contrario, la falta de cuidados puede programar el cerebro del niño para la depresión, mientras que los malos tratos crean circuitos de ansiedad y violencia, entre otros perjuicios psicológicos. Hasta los bebés más jóvenes notan la diferencia que existe entre las expresiones de felicidad y de tristeza. En algunos experimentos se ha constatado que los bebés a los que se expone a la imagen de un rostro sonriente, acompañada de una voz alegre, o de un rostro triste acompañado de una voz triste, prestan muchas más atención que los bebés a los que se expone a combinaciones que se prestan a la confusión, como por ejemplo, rostros felices combinados con voces tristes y viceversa.

Ed Tronick, del Hospital Infantil de Boston, lleva dedicado al estudio de las emociones infantiles y de la conexión materno-filial desde la década de 1980. Sus estudios ponen de manifiesto que la capacidad para sintonizar y conectar con otras mentes ya está en nosotros desde el principio.

En una de las investigaciones que llevó a cabo, descubrió que a los tres meses de vida los bebés ya podían detectar la depresión de su madre. Para investigar la capacidad del bebé para captar estados de ánimo, Tronick y otros colegas hicieron que un grupo de madres simularan expresiones de depresión mientras miraban a sus bebés. El grupo de bebés estaba compuesto por doce niños y doce niñas de entre 96 y 110 días de vida. Los investigadores les pidieron a las madres que dedicaran tres minutos a relacionarse con sus hijos normalmente, y tres minutos más a simular una conducta depresiva. Se dispuso que un grupo de control dedicara entre dos y tres minutos al contacto materno-filial normal. Las interacciones se grabaron en cintas de vídeo y el comportamiento del bebé se describió en intervalos de cinco segundos, en orden de ocurrencia. Durante los periodos de relación normal, los niños tendían a establecer un contacto positivo y animado con sus cuidadores. Durante los intervalos de depresión, sin embargo, se mostraban negativos, protestaban y daban muestras de recelo. Esa negatividad se mantenía un poco más aunque la madre volviera a adoptar el modo normal de relación.

En general, los estudios de Tronick revelan que las expresiones faciales del bebé son las adecuadas para cada ocasión, y que reflejan el sentido que sus cuidadores les comunican. Las voces, los gestos y las posturas de los niños que no superan los seis meses de edad comunican con precisión sus estados emocionales, sus sensaciones internas y sus metas externas en el mundo.

Transmisión del estado de ánimo materno

En el trabajo que ha realizado junto con el psicólogo Andrew F. Gianino Jr., director de un proyecto de la National Science Foundation sobre la capacidad infantil para enfrentarse al estrés, Tronick ha revelado el motivo que explica por qué los hijos de madres felices suelen comunicar una sensación de alegría, mientras que los hijos de madres deprimidas se muestran con frecuencia tristes y retraídos. El equipo defiende que la respuesta a esta cuestión está en el «modelo de regulación mutua», establecido por estos investigadores, un sistema según el cual el bebé y su cuidador forman un círculo que se retroalimenta para facilitar una emoción interna de equilibrio y un compromiso saludable con el mundo. Estas dos funciones están unidas de manera inextricable, ya que la emoción interna afecta a la motivación del pequeño, que le lleva a interactuar con su entorno. Por ejemplo, un bebé que no se encuentre a gusto será incapaz de mantener un vínculo con una persona o un objeto a causa de la distracción de su dolor interior. A un bebé enfadado le faltará la motivación necesaria para cooperar en los juegos o para buscar un refuerzo positivo. Por el contrario, un bebé feliz estará mucho más motivado para hacerlo.

¿Cómo pueden regular los bebés sus propios estados emocionales, dada la inmadurez de sus sistemas nerviosos y las muchas agresiones a las que hacen frente, desde el hambre a un ruido repentino, pasando por la sensación de calor o de frío? Por lo general, aprenden a hacerlo con la ayuda de sus progenitores. La madre o el padre se fijan en su bebé e interpretan su comportamiento como la comunicación de una necesidad especial, ya sea comer, descansar o dormir. Al ayudarles a satisfacer esas necesidades, los padres hacen que al bebé le resulte más sencillo controlar sus estados de ánimo internos. La tarea de los padres consiste, la mayoría de las veces, en algo tan simple como reducir la estimulación, lo que facilita que el pequeño controle mejor el exceso de estímulo perturbador que proviene del entorno. En otras ocasiones, lo que hacen los padres es facilitar el objetivo. Por ejemplo, el bebé quiere agarrar un objeto pero le falta destreza. La madre o el padre atentos captarán la mirada y el gesto de su hijo y le acercarán dicho objeto, eliminando así los sentimientos de irritación y facilitando su vinculación con el mundo.

Sintonía

En un estudio que aún está en marcha, Tronick y Gianino descubrieron que los padres sólo están en sincronía con sus hijos parte del tiempo que pasan con ellos. En una interacción ideal, la madre o el padre responden de manera adecuada a la indicación de sus hijos, y el bebé hace lo propio. Pero incluso en el caso de los padres más predispuestos se producen errores gran parte del tiempo. Por ejemplo, cuando el bebé indica «vamos a jugar», mediante una sonrisa, es posible que su madre no responda adecuadamente. De manera análoga, la madre tal vez desee iniciar un juego, pero el bebé se da la vuelta o la mira con frialdad, con el mensaje: «No, ahora necesito un poco de tranquilidad.» A veces nos olvidamos de que, de la misma manera que los adultos necesitan pasar algo de tiempo a solas, a los niños también hay que respetarles su intimidad. Los pequeños deben poder experimentar tanto la compañía como la soledad para desarrollarse adecuadamente.

Recurriendo a los instrumentos propios de su profesión, incluido el vídeo, los psicólogos han descubierto que a los tres, seis y nueve meses de vida, la interacción sólo llega a coordinarse en un tres por ciento del tiempo, por lo que la clave para un desarrollo saludable está en los procesos de rectificación. En efecto, estos mismos investigadores han descubierto que el 34 por ciento de los errores de interacción se corrigen en el siguiente paso del proceso comunicativo. La interacción normal pasa con frecuencia de estados de mala sintonía a otros de sintonía correcta. Siempre que la madre o el padre se sitúan en la misma longitud de onda que el niño, el estado emocional de éste mejora.

En la actualidad, gran parte de los psicólogos del desarrollo está de acuerdo en que uno de los ejes del desarrollo infantil es corregir una interacción que no ha funcionado. Pasar de manera continuada de un estado de mala sintonía a otro de buena sintonía hace que el niño aprenda a controlarse a sí mismo y a reponerse de experiencias perturbadoras o desconcertantes. Y así llega a comprender que una interrupción en su relación primaria se puede corregir, y eso hace que se sienta seguro. Esa seguridad crea un núcleo de sensaciones positivas y establece unos límites precisos entre el yo y los otros. El pequeño puede usar ese modelo para establecer relaciones interpersonales de intimidad en el futuro, aportando a ellas una sensación de confianza y poder a medida que se aventura en el mundo.

Ciertamente, saber que las interrupciones en la comunicación tienden a repararse potencia una sensación de independencia que da libertad al niño para alejarse de su cuidador y ponerse a explorar. En el fondo, abandonar a la madre o al padre para adentrarse en lo desconocido intimida mucho menos si se está seguro de que, a su regreso, la relación se restablece y se recupera la intimidad.

Si el desarrollo saludable está vinculado a la experiencia de una interacción coordinada, el desarrollo no saludable se asocia a periodos prolongados de emociones negativas y de fracasos de interacción. Eso explica por qué es tan frecuente que los hijos de madres deprimidas se muestren tristes y retraídos. A causa de su propio estado emocional, las madres deprimidas no logran responder a las señales de sus hijos, y de este modo fracasan a la hora de proporcionarles la ayuda reguladora necesaria. Durante un tiempo, el pequeño puede intentar corregir la relación, pero a cada nuevo fracaso se vuelve más hacia su interior para poder soportarlo. Al final, la experiencia acumulada con un progenitor deprimido afecta negativamente la psique y la estructura cerebral del niño. Éste aprende a evitar la implicación social y se apoya cada vez más en estrategias que reducen su sensibilidad a la respuesta emocional inadecuada que le proporcionan esa madre o ese padre.

Ese niño desarrollará la sensación de su yo como algo ineficaz y de su progenitor como alguien en quien no se puede confiar. Una vez que se establezca este modelo, servirá de guía para la interacción del niño con el mundo. Es muy posible que crezca muy autosuficiente, porque no esperará recibir gran apoyo emocional por parte de los demás.

¿Qué implica todo esto para los padres y las madres? ¿Qué nos dice del modo en que debemos interactuar con los más pequeños con la finalidad de potenciar al máximo su salud emocional? El mensaje es claro: debemos prestar atención a los bebés y responder a sus deseos y necesidades. Debemos implicarlos en una interrelación emocional que sea alegre, animada, positiva y respetuosa.

Contrariamente a lo que por lo geneal se cree, estos hallazgos no suponen unos niveles de estimulación intensos ni una interacción constante. No, lo que exigen más bien es una atención afectuosa y constante, y una sensación de diversión, además de periodos de conexión y desconexión que permitan que los niños lleguen a asumir su yo personal cuando estén solos.

Salir al mundo exterior: la ventana de la socialización

A medida que los bebés dejan de serlo, asumen tareas cada vez más complejas. Es muy habitual que un niño de seis meses, por ejemplo, juegue con un objeto y una persona a la vez. Hacia el año de vida, es normal que los niños jueguen con adultos a los que no conocen muy bien, o con niños de su edad. Son tareas que imponen mayores exigencias al cerebro en desarrollo del bebé: suponen sortear los nuevos retos, y el niño tiene que estar atento al detalle y mostrarse estructurado y concentrado en la situación que se le presenta.

Cuando el bebé empieza a dar sus primeros pasos, la relación emocional saludable con la madre y el padre cambia, como también se modifica la naturaleza de la construcción cerebral. Durante el primer año, el 90 por ciento de las acciones de los padres se basa en el juego y en el cuidado. En agudo contraste, el padre de un niño de entre 13 y 17 meses se convierte más en un agente de socialización, pues expresa algún tipo de prohibición cada nueve minutos, como promedio. Durante el segundo año de vida, los padres deben persuadir a sus hijos de que inhiban la exploración descontrolada del mundo exterior, eviten los ataques de llanto, controlen su tránsito intestinal y limiten muchas actividades que les gustan. Sin el elemento de la inhibición como contrapeso de la gratificación, el niño carecería de autocontrol y no podría, en última instancia, operar en el mundo.

El psiquiatra de la Universidad de California en Los Ángeles (UCLA), Allen N. Schore, destaca que si los padres han hecho bien su trabajo durante el primer año, el niño que durante su segundo año de vida se aventure en el mundo lo hará impulsado por altos niveles de excitación y emoción (acompañados, claro está, por las hormonas del bienestar, como las endorfinas). En vez de actuar para potenciar esta situación, tal como han hecho durante los primeros doce meses de vida del bebé, ahora su función como padres con-

siste básicamente en limitarla. Schore destaca que la manera
más eficaz que tienen los padres para inhibir las emociones
asociadas al placer es inculcar a sus hijos el sentimiento de
la vergüenza. Ésta hace su aparición en el firmamento de las
emociones humanas entre los 14 y los 16 meses, y reduce
con notable éxito aspectos como el deseo de aventura y de
exploración, haciendo que los niveles de hormonas cerebrales del bienestar disminuyan, e inhibiendo el grado de interés, de excitación y de alegría.

La introducción de la vergüenza como emoción básica
altera para siempre la relación paterno-filial. Los contactos
cara a cara que antes engendraban sólo dicha entre el saludable dúo formado por las madres o los padres y sus hijos,
ahora también provocan estrés. En tanto que contextos
principales en los que se experimenta la vergüenza, este
tipo de contactos desemboca en una pérdida grave de sintonía. Si el niño se ha aventurado más allá de los límites de
la seguridad, la expresión facial de disgusto de sus padres
introduce en él una sensación de shock y desencanto. La
emoción positiva que habita en el niño se convierte pronto
en algo negativo, y esta transición rápida entre emociones
positivas y negativas es lo que hemos dado en llamar vergüenza.

Muchos expertos creen que pequeñas dosis de vergüenza son saludables, porque constituyen los instrumentos de
prevención con que los padres cuentan para propiciar la socialización de sus bebés y mantenerlos a salvo. En este punto discrepo de ellos. En mi opinión, no hay que avergonzar
nunca a los niños. Ya se presente en pequeñas o en grandes
dosis, la vergüenza siempre es nociva.

Los padres que sintonizan con sus hijos no necesitan
controlar el comportamiento del niño de manera crítica ni
dolorosa. Si cierta acción de éste no resulta adecuada, lo
único que los padres tienen que hacer es indicárselo con sus
palabras, su tono de voz, su expresión facial y sus gestos.
«Por favor, no hagas esto», o «Me haces daño, por favor,

para». Si el niño sigue tirando la comida al suelo, habrá que retirarla y decirle: «Supongo que no tienes hambre». Tras una interacción de este tipo, los padres pueden ayudar a devolver a su hijo al estado anterior de alerta relajada y tranquilidad.

Los padres que inhiben el comportamiento de un niño que se pasa de la raya notarán que su expresión facial es negativa, que su postura es de decaimiento, que evita el contacto ocular, que se pone rojo, todas ellas señales no verbales de alteración interior. El cuidador sensible y responsable retomará sin tardanza el estado de conexión mutua para reparar la reciente interrupción. No se separará del niño tras esa experiencia negativa que ha desencadenado con su comportamiento hasta el restablecimiento de la conexión, y con ello aliviará el estrés y ayudará al niño a tener sentimientos positivos de nuevo. Los niños a los que se hace entrar y salir de diversos estados emocionales en los momentos adecuados desarrollan unos cerebros aptos para una vida sana.

La ventana del lenguaje

Tal como se ha visto en capítulos anteriores, el recién nacido aprende ya en el vientre de su madre a reconocer el sonido y la melodía de su voz. Desde el séptimo mes de gestación hasta los seis años, aproximadamente, el cerebro está diseñado para aprender el significado, el sonido y el contexto de las palabras. En la actualidad, los lingüistas afirman que la ventana del reconocimiento del habla empieza a cerrarse hacia el décimo mes de vida, aunque la configuración que permite el aprendizaje de la sintaxis permanece en funcionamiento hasta los cinco o los seis años. Una vez establecidas las aptitudes básicas, los circuitos para la adquisición de vocabulario no se cierran nunca.

La lección que deben aprender los padres sobre este tema es muy simple: hablar, hablar, hablar. Al hablar mucho con sus hijos, los padres les ayudarán a desarrollar al máximo sus aptitudes lingüísticas.

Los psicólogos Betty Hart y Todd Risley han estudiado hace poco tiempo a un grupo de 42 niños nacidos en familias de extracción muy diversa: algunas formadas por profesionales, otras por gente de clase obrera y algunas por personas que vivían del subsidio estatal. Durante los primeros dos años y medio de la vida de los niños, los investigadores pasaron una hora al mes grabando todas las palabras pronunciadas y todos los intercambios lingüísticos entre padres e hijos que tenían lugar en casa. Cotejando 1.300 horas de interacciones que incorporaban millones de sonidos pronunciados desde el momento del nacimiento, Hart y Risley pasaron a los niños el test tipificado de CI cuando éstos tenían tres años.

Y descubrieron que los hijos de padres profesionales obtenían mejores puntuaciones. Pero los análisis que se realizaron sobre los resultados pusieron de manifiesto que la variable fundamental era la del lenguaje. El hijo de un profesional oía, de promedio, unas 2.100 palabras por hora durante las sesiones de grabación. Los hijos de obreros oían de promedio unas 1.200 palabras, mientras que los que tenían padres que vivían del subsidio estatal oían sólo unas 600 palabras.

Cuando los niños alcanzaban los dos años de edad, los padres de los tres grupos sociales empezaban a hablar más a sus hijos. Pero en aquel momento la divergencia entre los pequeños era tan grande que los que habían quedado rezagados ya no podían alcanzar a los otros. Esa divergencia en cuanto a progreso académico se mantuvo en cada grupo a lo largo de toda la enseñanza primaria.

En tanto que reguladora de las aptitudes cognitivas, la ventana cerebral del lenguaje, que tan poco tiempo permanece abierta, es fundamental. Un estudio reciente llevado a cabo en guarderías por Hart y Risley descubrió que los niños a los que se habla desde que son muy pequeños son mejores resolviendo problemas más adelante, dato que subraya una vez más la importancia crítica del lenguaje hablado en el desarrollo mental de los pequeños.

Pero hablar no basta. Lo que es aún más importante que la cantidad de lengua hablada que recibe el pequeño es la carga emocional que conllevan las palabras. Hart y Risley han constatado que el lenguaje actúa además como un energizante emocional muy importante. Los hijos de los profesionales recibían refuerzos positivos unas treinta veces por hora, el doble que en el caso de los hijos de los obreros y cinco veces más que los de los padres que vivían del subsidio estatal.

Nuestra manera de hablar a los hijos puede conformar el escenario de una vida de éxitos o fracasos. Un grupo de estudios demuestra que esa manera de hablar que típicamente se emplea con los más pequeños, y que implica un tono de voz agudo y cantarín, ayuda a los bebés a relacionar objetos con palabras. Hay otras investigaciones que demuestran que la combinación de palabras y sentimientos potencia el cerebro mucho más que las meras palabras desprovistas de emociones. La dulzura le gana la batalla al malhumor; la paciencia, a la irritabilidad. Siempre.

Estilo y sustancia

La experiencia tiene tanta influencia que los padres responsables, en las diferentes culturas, enseñan a sus hijos diferentes estilos de pensamiento. El sello cognitivo de una cultura puede permanecer constante durante generaciones, así como en el curso de la vida de cada niño.

Richard Nisbett, psicólogo social de la Universidad de Michigan, ideó una serie de experimentos en los que a unos estudiantes de Japón y de Estados Unidos se les mostraba una escena acuática animada en la que aparecía un pez grande nadando entre otros más pequeños. Al tener que describir la secuencia más tarde, los alumnos japoneses tendían a fijarse más en el fondo de la imagen y describían el color y la atmósfera general del lago, la textura del fondo, las algas, etc. Los americanos, por su parte, se centraban primero en el pez grande, luego describían a los más pequeños en relación al primero, especialmente si había algún rasgo destacado en ellos, como el hecho de que nadaran rápido, por ejemplo. En general, los estudiantes japoneses hablaban del entorno un 70 por ciento más que los americanos, que tendían a su vez a centrarse en lo que aparecía en primer plano. Cuando a los alumnos japoneses se les mostraban los mismos peces nadando en un marco distinto tenían problemas para identificarlos, cosa que no les sucedía a los alumnos estadounidenses.

Especialmente relevante resultó el estudio realizado con alumnos estadounidenses y chinos en relación a argumentos contradictorios, y a la tendencia a ver las cosas como blancas o negras o como dotadas de muchos matices de gris. A los alumnos se les pedía que se posicionaran respecto de algún tema, en este caso, buscar financiación para un programa de adopción. Cuando les rebatían con argumentos débiles sus puntos de vista, los alumnos estadounidenses se encastillaban en sus posturas y diezmaban a sus oponentes en el debate. Los asiáticos, por el contrario, suavizaban sus opiniones para amoldarse a las críticas. Cuando se les pedía a los estadounidenses que dieran su opinión sobre una discusión entre una madre y una hija, se alineaban o con la una o con la otra. Por su parte, los chinos no se definían e insistían en que madre e hija debían esforzarse para llegar a un acuerdo.

En resumen, los científicos constataron que los orientales piensan de manera más holista, prestan mayor atención al contexto y aceptan con más facilidad las contradicciones, el yin y el yang de un tema. Los estadounidenses, en cambio, son más analíticos en su pensamiento, separan el objeto de su contexto y aplican la lógica formal para desbrozar y llegar a una versión de la verdad.

A pesar de la transmisión de estilos de pensamiento a lo largo de las generaciones, hay estudios que demuestran que las actitudes se afianzan grandemente en la experiencia, no en los genes. Los americanos de origen asiático que han nacido y se han criado en los Estados Unidos comparten el mismo estilo de pensar con los norteamericanos de origen europeo, y no con sus ancestros de China, Corea o Japón. Los hallazgos de Michigan ponen en tela de juicio uno de los principios básicos de la psicología: que el entorno cultural no importa, que en el fondo todos los seres humanos compartimos los mismos procesos básicos de pensamiento. Nisbett y sus colegas han descubierto que, por el contrario, los procesos cognitivos varían según las culturas, revelando que nuestros cerebros son producto de la experiencia y están abiertos a grandes diferencias en función del entorno en el que cada uno se ha criado.

Resumen

El tipo de cuidados que los padres proporcionan a sus hijos afecta de modo permanente el desarrollo cerebral. La adquisición del lenguaje, de las estructuras cognitivas, de la inteligencia, se refuerzan mutuamente y dependen de que se establezca una relación interactiva y basada en el afecto entre el niño y sus padres. Las palabras dichas con respeto y los abrazos de cariño son para la mente en desarrollo lo que el oxígeno es para el cerebro.

Puntos clave para madres y padres

- Los padres que deseen estimular el cerebro de sus hijos lo lograrán de manera más eficaz a través de una relación cálida y protectora.

- A los niños hay que estimularlos, pero a veces también hay que reducir la estimulación.
- Los padres apoyan el comportamiento infantil encaminado a la consecución de un fin al ayudarlos a conseguir dicho fin, eliminando así las sensaciones de incomodidad y facilitándoles su vínculo con el mundo.
- Cuando se interrumpe temporalmente la conexión mental intuitiva entre padres e hijo, los primeros deben restablecerla cuanto antes para volver a una situación correcta. Reparar una relación que se ha deteriorado es uno de los elementos fundamentales del desarrollo infantil.
- Incorporar una sensación lúdica en nuestras interacciones con pequeños siempre que sea posible.
- Los niños deben aprender a entretenerse solos y a estar a gusto con ellos mismos. Es bueno dejarles que se alejen de nosotros, siempre que se hallen en un entorno seguro.
- La mejor manera de enseñar el lenguaje a los niños es hablar con ellos con la implicación emocional adecuada, y leerles libros en voz alta.

10

El misterio y la fuerza de la primera memoria

En mayo de 1983 recibí la siguiente carta:

Querido doctor Verny:

Por si deseara incorporarlos a sus archivos, le envío los recuerdos de mi vida en el vientre de mi madre:

1. Mi primer descubrimiento fue: «Existo.»
2. Me di cuenta de que me podía mover.
3. Empecé a hacer ejercicio. Paraba y descansaba cuando me parecía que ya había tenido bastante.
4. No recuerdo haber oído latidos ni música. Estaba muy cómodo.
5. Tras un largo periodo de tiempo, empecé a notar una presión periódica. Al final, se abrió un espacio y empecé a moverme hacia él. Por primera vez sentí aprensión y quizá miedo.
6. Llegó un momento en que las cosas se precipitaron. Perdí el contacto con los detalles de los acontecimientos. Me encontré en manos de criaturas mucho mayores que yo y estuve expuesto a luces muy brillantes.
7. Localicé una fuente de alimento y un modo de hacerlo entrar en mi cuerpo.
8. De vez en cuando tenía hambre. Se hizo muy impor-

tante volver a encontrar la fuente de alimento y bienestar: mi madre.

Nací el 23 de mayo de 1912 en la ciudad de Greensboro, Carolina del Norte, y soy hijo de John y Emily Fields.*

Durante mis tres primeros años de vida ésos fueron sencillamente recuerdos de una vida anterior, en la que las cosas eran más sencillas y los problemas no existían. Cuando me enteré de que los niños pasaban nueve meses en el vientre de sus madres, entendí de pronto que aquella existencia anterior era mi época intrauterina.

Siempre he esperado a que alguien emprendiera la tarea de entrevistar a los niños de entre cinco y siete años de vida y a dejar constancia de cuántos tienen recuerdos de sus experiencias prenatales.

El interruptor de la memoria

Desde 1983, momento en que leí esta carta por primera vez, los investigadores han recorrido un largo camino en la tarea de desenterrar nuestros recuerdos más tempranos. Es posible que sus resultados desconcierten a más de un lector. Durante años se ha creído que la memoria humana —la continuidad de la conciencia que conecta sin fisuras los momentos de nuestras vidas— empezaba más o menos hacia los tres años. Pero hay un montón de pruebas que demuestran que esto no es así.

Si retrocedemos en nuestra memoria todo lo posible, solemos encontrarnos con una pared. Hay gente que retrocede más que otra, pero la continuidad de la conciencia que consideramos nuestra historia personal suele detenerse a

* Se han cambiado los nombres para proteger la intimidad de los interesados.

los tres o cuatro años. Muchos tienen fragmentos de recuerdos anteriores a esa edad, pero esas imágenes aisladas no forman parte del caudal ininterrumpido que recordamos como constitutivo de nuestra vida. En términos freudianos, se utiliza el término «amnesia infantil» para referirse a este fenómeno. Uno de los pioneros de la psicología prenatal, Frances J. Mott, lo ha llamado «el último gran olvido del ser humano».

Mucha gente cree que la memoria es algo que se activa misteriosamente a los tres o cuatro años de edad. Pero no es así. Pensamos, sentimos y aprendemos desde bastante antes de cumplir los tres años. Sin embargo, nuestros recuerdos se hacen borrosos y quedan enterrados por una avalancha de experiencias posteriores, haciendo que el recuerdo deliberado de ellas sea difícil, aunque no imposible.

«Todos llevamos con nosotros, en lo más profundo de nuestros sentimientos, el registro de un periodo prácticamente antediluviano que vivimos entre el momento del nacimiento y los tres años de edad —propone Mott, a partir de su estudio de los sueños—. El nacimiento sigue siendo un cataclismo anterior. Y por más que creamos que no hay recuerdos de la vida anterior al nacimiento, los sueños revelan que eso no es cierto. Antes del nacimiento existe una conciencia muy vívida de otro estadio de la vida. Y seguramente deben de existir todas las capas de la memoria asociadas a la construcción del cuerpo. La memoria brota del óvulo fecundado y se desarrolla a medida que nosotros lo hacemos. Al final, emerge en nuestra mente consciente. Pero por debajo de nuestras mentes conscientes hay capas y más capas de olvido.»

Los orígenes de la memoria

¿Qué es la memoria? ¿Cómo se inicia? En el sentido más elemental, la memoria es el proceso por el que retenemos lo que experimentamos y aprendemos. Dada su naturaleza misma, la experiencia se modifica a medida que crecemos. El futuro bebé no experimenta las mismas cosas ni de la misma manera que un niño de entre uno y dos años, igual que uno de esa edad no experimenta lo mismo que un adulto. Los vastos abismos que se abren entre estos distintos estadios del ser no implican que un ámbito de la existencia quede borrado al entrar en el siguiente.

De los grandes científicos del cerebro del siglo pasado hemos aprendido los errores del reduccionismo: el cerebro está hecho de neuronas y sinapsis, de neurotransmisores y sus receptores. Pero la mente es algo más que la suma de estas partes. Al trabajar juntos, los elementos del cerebro crean una red que desemboca en la conciencia compleja que denominamos mente.

Pero en el principio, antes de que tuviéramos cerebro, antes de que ni siquiera tuviéramos cuerpo, no éramos más que una célula. Primero un óvulo y un espermatozoide que se unieron para formar una sola célula, luego un grupo celular que se dividía sin cesar. La «experiencia» bioquímica de estas primeras células constituye el primer precursor de la memoria, no tal como la entendemos en nuestra vida presente, sino una memoria antigua, celular, de un tiempo en el que, como las crisálidas, teníamos una forma distinta.

Durante los últimos treinta años, al explorar los confines de la psicología prenatal, me he encontrado con pruebas de que los acontecimientos fisiológicos de la concepción y sus consecuencias inmediatas —incluido el viaje del organismo multicelular llamado zigoto por la trompa de falopio y su implantación en la pared intrauterina— dan lugar a las capas iniciales de la memoria y tienen un impacto profundo en la mente.

En principio esta idea puede parecer inverosímil. Pero consideremos por un momento el instante crucial del desarrollo en el que el zigoto se implanta en el útero. En la actualidad, la mayoría de embriólogos cree que el 50 por ciento de los óvulos fecundados se malogran entre el momento de la concepción y los primeros días posteriores a la implantación. La causa es que la mitad de las proteínas en ese proyecto de feto —que en ese estadio se conoce como blástula— proceden del esperma del padre. El sistema inmunitario de la madre las reconoce como cuerpos extraños, y la blástula se ve sometida a un ataque por parte del medio materno; en función del resultado de la lucha, la blástula muere o se implanta con éxito en la pared uterina.

Estos hechos fisiológicos —los primeros que «experimenta» el nuevo embrión— son el primer patrón para una serie de sensaciones asociadas a la agresión, el miedo y la depresión. Según el biólogo celular Bruce H. Lipton, esto es algo que se desprende de uno de los principios más sólidos de la biología celular tradicional: las células leen su entorno, procesan la información y luego seleccionan las respuestas adecuadas para mantener su supervivencia.

¿Cuántas personas, remedando la lucha celular que se libró durante sus primeros días de existencia, se empeñan en tener acceso a un determinado club de campo, a una universidad, a una hermandad o a un grupo de amigos? ¿Cuántos sueñan con arenas movedizas, zonas pantanosas, tormentas, naufragios y vientos huracanados? Hay quien explora nuevos entornos con confianza, hay quien lo hace con emoción, y hay quien siente cansancio y una falta inexplicable de fuerza de voluntad ante las exigencias de la vida. Si bien es cierto que estas características se explican a menudo a la luz de influencias recibidas con posterioridad al nacimiento, no siempre es así. En esos casos, podríamos buscar las pistas en la primera batalla que libramos: la implantación en la pared del útero.

Estas influencias constituyen los primeros recuerdos fosilizados desde hace mucho tiempo bajo las capas más recientes de la experiencia. Así es, los que trabajamos en el campo de la psicología prenatal hemos empezado a recopilar pruebas clínicas que avalan la idea de que la memoria celular antigua puede ayudar a determinar quiénes somos. Mediante el recurso a técnicas diversas, como la hipnosis, la administración de ciertas sustancias o las psicoterapias regresivas, los pacientes explican sus primeras impresiones, algunas de las cuales se remontan, sorprendentemente, hasta el momento de la concepción. Recuerdo a un hombre que, mientras rememoraba un incidente con su madre, entró en un estado alterado de conciencia y comenzó a hablar como si se encontrara dentro de la cabeza de su padre. El padre estaba borracho y enfadado. Quería mantener relaciones sexuales con su madre. Al instante, mi paciente se identificó con ella. Notaba la repulsión y la rabia que sentía mientras el padre se disponía a violarla. Durante toda su vida, aquel hombre se había sentido escindido entre impulsos masculinos y femeninos, entre la pasividad y la agresividad. Era una de las personas más ambivalentes que había conocido.

No es que esté sugiriendo que aquel hombre presenciara aquella escena en sentido literal, tal como podría hacerlo hoy, con toda la amplitud del campo visual y las percepciones auditivas que experimentamos en tanto que adultos humanos. Lo que experimentó fue, más bien, el hecho sólo en la medida en que una célula puede experimentarlo, cuando la bioquímica de la violencia y el maltrato, bien documentada en el laboratorio y que se abordará más adelante, interfirieron en su concepción e iniciaron una serie de predisposiciones en relación a ciertos rasgos de su carácter. Revivir su concepción —que estaba grabada en sus células— en un entorno terapéutico de apoyo, le ha situado en el camino hacia la recuperación y la salud.

Las células nunca olvidan

Si dudamos de la capacidad de las células para recordar, no tenemos más que observar el sistema inmunitario humano. Nuestras defensas inmunitarias operan mediante células que reconocen y «recuerdan» invasores infecciosos, para poder atacarlos mejor cuando vuelven con la intención de infectarnos de nuevo. Es la respuesta inmunitaria la que posibilita el funcionamiento de las vacunas. Si exponemos a alguien a un germen debilitado o muerto (la vacuna), el cuerpo producirá células defensivas capaces de reconocer a ese germen en caso de que vuelva a aparecer, aunque hayan transcurrido muchos años.

En realidad, la neurobióloga Candace Pert, de los Institutos Nacionales de Salud, destaca que los virus y las neurohormonas comparten los mismos receptores de entrada celular. En función de la cantidad específica de neurohormona que esté presente en un momento dado, habrá sólo cierto número de receptores libres para transmitir el virus a la célula. Eso explica la conexión, observada desde hace tiempo, entre estado de ánimo y enfermedad, y sugiere la existencia de un mecanismo mediante el que una persona puede enfermar con la misma dosis infecciosa que a otra apenas le afecta.

«¿Es posible que un estado de ánimo positivo, de feliz expectativa y esperanza ante una posibilidad emocionante o una aventura, sirva para proteger a la persona de ciertos virus?», se pregunta Pert. Una explicación sugerida es la de los reovirus, que se ha demostrado que son la causa del resfriado vírico. El reovirus penetra en la célula y se une al receptor de la neurohormona norepinefrina, asociada a los estados de ánimo positivos. Es posible que, cuando estemos contentos, los reovirus no puedan entrar en la célula porque la norepinefrina bloquea los receptores potenciales.

Ya desde los tiempos de Aristóteles, la ciencia ha constatado la conexión que existe entre emoción y enfermedad. Se dice que el filósofo afirmó que «el alma y el cuerpo, creo, reaccionan por simpatía el uno con la otra». Pero no fue hasta principios del siglo XX cuando los investigadores empezaron a contar con los instrumentos capaces de distinguir los enlaces de dicha conexión y demostrar que uno de ellos, el sistema inmunitario, es susceptible de aprender.

Estudios realizados en el pasado han demostrado que el sistema inmunitario podía condicionarse en el nivel subconsciente o autónomo. Pero no fue hasta 1990 que Howard Hall, de la Universidad Case Western Reserve, en Ohio, mostró que el sistema inmune también podía controlarse en el nivel consciente. En primer lugar, entrenó a sujetos humanos en prácticas de autocontrol, como la relajación consciente y la creación de imágenes controladas, la autohipnosis y la biorretroalimentación. Recurriendo a varios grupos de control, Hall demostró que sus sujetos eran capaces de emplear estas técnicas para incrementar de manera consciente la densidad de sus glóbulos blancos, tal como revelaban las muestras de saliva y de sangre.

La comunicación entre el cerebro y el sistema inmunitario es prácticamente constante, como una calle de dos sentidos muy transitada. Por ejemplo, el estrés que se genera en el cerebro entorpece la respuesta inmunitaria, probablemente porque la inmunidad es una estrategia de supervivencia a largo plazo, mientras que un organismo que se encuentre sometido a una amenaza exterior debe centrar su energía en la defensa a corto plazo o escapar.

En los últimos años, científicos como Candace Pert y Ed Blalock, de la Universidad de Texas, han constatado que los mismos péptidos que produce el sistema inmunitario están presentes en el cerebro y en la capa protectora del estómago. «Los sistemas nervioso, endocrino e inmunitario están integrados en cuanto a su función en lo que parece ser una red psico-inmuno-endocrina», en palabras de Pert. Se sabe desde hace tiempo que la resonancia emocional de los recuerdos almacenados en nuestra mente influye en la fuerza de la respuesta inmunitaria. Pero ahora sabemos que lo inverso también es cierto. Los recuerdos grabados en las células de la inmunidad influyen en la operatividad cerebral, regulando el estado de ánimo y las emociones, y modificando nuestro comportamiento.

Memoria corporal

En la actualidad, esta idea se ha llevado más lejos. No son sólo el cerebro y el sistema inmunitario los que tienen experiencias, recuerdan y se comunican, según han descubierto los científicos; el fenómeno alcanza a todas las regiones corporales y a múltiples tipos de células. La idea la desarrolló Francis Schmitt, del Instituto Tecnológico de Massachusetts, en 1984, cuando propuso la existencia de un segundo sistema paralelo de «sustancias informativas». Schmitt empleó el término «sustancias informativas» para describir el conjunto de transmisores, péptidos, hormonas y factores que circulan por el cuerpo y el cerebro. Conocidos en conjunto como «ligandos», estas sustancias encajan con ciertos receptores celulares específicos, de modo análogo a como una llave encaja en una cerradura y no en otras. El sistema inmune participa en este fenómeno de intercambio de información corporal integral y de almacenamiento de memoria, pero no es el único.

«Aunque la imagen de la llave que encaja en una cerradura es muy gráfica, otra descripción tal vez más dinámica del mismo proceso podría ser la de dos voces —ligando y receptor— cantando una misma nota y creando una vibración que activara un timbre que hiciera que la puerta de la célula se abriera —explica Pert—. Una reacción en cadena de acontecimientos biomecánicos se activa cuando unos diminutos mecanismos entran en acción y, dirigidos por los mensajes del ligando, dan inicio a una cantidad indefinida de actividades, creación de nuevas proteínas, toma de decisiones acerca de una división celular, apertura o cierre de canales iónicos, suma o resta de grupos químicos energéticos, por ejemplo, los fosfatos. En resumen, la actividad de la célula, en cualquier momento dado, viene determinada por qué receptores están ocupados por ligandos y qué receptores no lo están. A una escala más global, estos microscópicos fenómenos fisiológicos de nivel celular pueden traducirse en grandes cambios de comportamiento, actividad física e incluso estado de ánimo.»

No hay duda de que este sistema de flujos de ligandos que recorren el cuerpo es mucho más antiguo y más básico para el organismo que el sistema nervioso. El nuevo paradigma, que en la actualidad acepta la mayor parte de neurocientíficos, implica gran cantidad de células en todas las regiones del cuerpo, desde los intestinos hasta el corazón, pasando por el bazo. Aunque las células son de multitud de tipos, todas tienen algo en común: producen un flujo de ligandos que viaja por el caudal de fluido extracelular para comunicar sensaciones, estados de ánimo y recuerdos a regiones remotas del cuerpo y a los centros cerebrales encargados de las emociones.

¿Cómo se traducen estas corrientes cruzadas de moléculas —emitidas por nuestras células corporales— en emociones concretas, felicidad o tristeza, ansiedad o serenidad, o los correspondientes estados intermedios? Para hallar una respuesta, Candace Pert y su equipo realizaron un seguimiento del destino de los ligandos en el cerebro, y hallaron que los receptores de las sustancias químicas encargadas de la comunicación, así como un amplio espectro de drogas que alteran el estado de conciencia —heroína, opio, penciclidina, litio y Válium— se hallaban en mayor proporción en el sistema límbico, relacionado desde hace tiempo con el yo emocional. Y el hallazgo tal vez más sorprendente fue que había receptores de estas sustancias repartidos por todo el cuerpo.

En resumen, la última revolución en el campo de la neurociencia sugiere que la inteligencia y la memoria verdaderas —esencias mismas del yo— no sólo se localizan en el cerebro, sino que se distribuyen por todo el cuerpo. Se trata de un hallazgo que augura una nueva era de unidad de cuerpo, cerebro y mente, que constituyen una red unida e interactiva. Son una unidad.

¿Cuáles son las implicaciones de estos descubrimientos en el desarrollo precoz del ser humano?

A los niños más jóvenes, incluidos los que aún no han nacido, no les hace falta contar con sistemas nerviosos centrales ni cerebros totalmente desarrollados para recibir, almacenar y procesar la información. Las sustancias informativas de su madre —ya se trate del cortisol, que se relaciona con el estrés, o de las endorfinas, responsables del bienestar— se incorporan en la corriente sanguínea del bebé y afectan a los receptores en todos los estadios del desarrollo, incluidas las primeras etapas de la vida prenatal. Antes de que nuestros hijos tengan siquiera cerebros rudimentarios, ya almacenan sus primeros recuerdos en las células de su cuerpo. Nuestros primeros recuerdos no son conscientes, ni siquiera inconscientes en el sentido habitual del término. Antes del último gran olvido del que hablaba Mott, antes del parto, antes de que poseamos siquiera un atisbo de visión o de oído en el seno materno, ya grabamos la experiencia y la historia de nuestras vidas en nuestras células.

Creo firmemente que algún día los científicos serán capaces de identificar millones de fragmentos de recuerdos en cada una de las células del cuerpo. Formados a lo largo de los días que conforman nuestra vida, se descubrirá que dichos fragmentos, cuando se necesitan, se coaligan y forman recuerdos completos en los centros cerebrales superiores.

Del vacío oceánico al sentido del yo

¿Cuándo se hace consciente la memoria? ¿Cuándo se convierte en algo a lo que podemos acceder con esfuerzo o incluso a voluntad? Los psicólogos especializados en el estudio de la memoria destacan la existencia de dos tipos: la memoria consciente, también llamada explícita, y la memoria inconsciente, llamada implícita.

En la memoria explícita se incluye el recuerdo de hechos, acontecimientos y listas. La memoria que trabaja, aquella en la que almacenamos información verbal y visual en una zona reservada del cerebro hasta que la necesitamos, también es explícita. Como también lo es el recuerdo de la fiesta de nuestro noveno cumpleaños, o el de los muebles de nuestra habitación infantil.

Hay otros recuerdos que son implícitos. Aunque la memoria consciente no puede disponer de ellos, nos gobiernan de todos modos. Una reacción de miedo aparentemente irracional ante determinadas situaciones puede tener su origen en la memoria implícita, igual que sucede con habilidades concretas como puedan ser escribir a máquina sin mirar el teclado, ir en bicicleta o hacer castillos de arena.

Es en el vientre materno, durante nuestro viaje a la conciencia, cuando la memoria —primero implícita, luego explícita— se desarrolla. Podemos estar bastante seguros de que los embriones más pequeños, formados apenas por algunas células, experimentan normalmente una especie de vacío oceánico. En realidad, ese estado «normal» se ve pronto alterado por la interacción del medio intrauterino y por la aparición de las hormonas maternas. Cada sacudida hormonal —provocada por los disgustos, las alegrías o cualquier otro estado de ánimo— crea una memoria primitiva en nuestras células. Como carecemos de cerebro y hasta de cuerpo, sólo nuestras células pueden registrar esas impresiones en tanto que primeros recuerdos implícitos.

A medida que estos restos de memoria se acumulan con el tiempo, el futuro bebé comprende, de manera implícita, la separación que existe entre él y el útero que lo rodea. Hacia el sexto o séptimo mes de gestación, cuando el futuro bebé ya tiene cerebro e incluso corteza cerebral, ya no sólo es capaz de percibir las emociones que provienen de su madre, sino que puede discriminar entre diferentes tipos de cambio hormonal. A través de sus sentidos percibe y recuerda movimientos, luces, sabores y sonidos. Empieza a reconocer las voces. Extrae conclusiones a partir de informaciones que recibe y, basándose en la memoria, crea las respuestas adecuadas, ya sea un movimiento exagerado para expresar agitación, ya sea la succión de su propio pulgar para tranquilizarse.

Con cierta frecuencia, a lo largo de años de estudios clínicos, se ha constatado que algún individuo de pronto tiene algún recuerdo del periodo uterino. Una madre me comentó la sorpresa con que descubrió que su hija de dos años, sentada en el suelo del salón, recitaba una y otra vez «Inspirar, espirar, inspirar, espirar». Aquellas instrucciones eran de las clases de preparación al parto en las que la mujer había participado durante las últimas semanas de embarazo. Desde entonces, no había vuelto a pronunciarlas.

Otra madre me escribió para contarme que, en una ocasión, mientras estaba sentada en el comedor de la casa, había comentado jocosamente cómo eran los pijamas que llevaba cuando estaba embarazada de su hija.

—¿Te acuerdas de aquellos pijamas? —le preguntó a la niña en broma. La respuesta de la pequeña dejó helado al grupo:

—No veía lo que llevabas puesto, pero te oía.

—¿Y cómo era? —le preguntó la madre.

—Estaba oscuro y muy lleno, como un cuenco grande de agua —dijo la niña.

—¿Cuál era tu comida favorita?

—No comía nada.

—¿Y qué pensaste al nacer?

—Que ya no estaba estrecha —replicó la niña —. Al fin podía estirarme.

«Lo más increíble —escribía la madre— es que mi hija describió aquellas experiencias sin decir en ningún momento que hubiera visto nada. Se basaba sólo en lo que había oído y sentido. Nunca se puso en evidencia con ninguna respuesta ni se equivocó en ningún caso.»

En un informe reciente, la psicóloga Alice M. Givens asegura que de su investigación se desprende que los futuros bebés son capaces de absorber literalmente la experiencia de su madre e incorporarla para toda la vida, como si fuera propia.

En un caso concreto logró corroborar el relato de un sujeto del experimento con la experiencia directa de la madre. «Hace un par de años, Rose asistió durante varios meses a psicoterapia —cuenta—. Un día, cuando se la guió hasta el periodo prenatal, empezó a decir: "Tengo frío. Tengo frío y estoy tan cansada de cavar que estoy a punto de rendirme."

»Tras unos minutos, llegamos a la conclusión de que su madre estaba fuera sacando nieve con una pala y que Rose lo había grabado todo como si se tratara de una experiencia propia. Le pedí que dijera las primeras palabras que le vinieran a la mente.

»—Estoy cansada y me duele la espalda, pero si sigo quitando nieve, perderé este bebé. Cuanto más me duela, más posibilidades tengo de perderlo. Sigue dándole a la pala, sigue. Ya no puedo más.

»Aquel episodio de la psicoterapia de Rose se archivó en su historial y quedó aparcado. Casi dos años después, su madre llamó para concertar unas sesiones. Hablamos con detalle de su vida y, cuando llegamos al tema del nacimiento de Rose, me dijo: "Al principio, cuando me quedé embarazada, me pareció horrible. No quería aquel bebé de ninguna manera. Me daba miedo hacer algo, y además no sabía qué hacer. Pensé en tirarme por las escaleras, pero pensé que me haría mucho daño. Al final decidí extenuarme. Fuera había mucha nieve, así que salí y empecé a sacarla con una pala. Seguí retirando nieve hasta caer rendida."

»De pronto me acordé de aquel día en la terapia de Rose, y le pregunté:

»—¿Le ha contado algo de esto a su hija?

»—Oh, no, nunca se lo he dicho a nadie, me daría demasiada vergüenza —me dijo.

»Busqué el historial de Rose y encontré enseguida el relato que había hecho aquel día. Me di cuenta de que las palabras eran casi las mismas.»

Así es, numerosos estudios demuestran que los bebés

recuerdan los disgustos de su madre y, al menos de manera implícita, reaccionan a lo largo de su vida ante dicho recuerdo. Por ejemplo, unos investigadores australianos proyectaron a unas mujeres embarazadas un fragmento de una película violenta de Hollywood, de unos 20 minutos de duración. Posteriormente proyectaron el fragmento de nuevo cuando los bebés tenían tres meses, y éstos dieron muestras de recordar su experiencia anterior. Se ha estudiado a miles de bebés cuyas madres habían experimentado varios grados de depresión durante el embarazo, y se ha visto que ellos mismos también evidenciaban depresión tras el parto, proporcional a los niveles depresivos de sus madres.

Recuerdos del parto

Aunque los recuerdos de la etapa uterina no suelen aparecer de manera espontánea, hay miles de personas que aseguran sinceramente haber accedido a escenas prenatales gracias a la psicoterapia, los sueños y la hipnosis. De entre todos ellos, tal vez los recuerdos más atractivos sean los que se refieren al momento del parto. Aunque siempre es sensato mostrar cierta prudencia al examinar los recuerdos que se originan mediante hipnosis o psicoterapia, por si hubieran sido inducidos por el proceso mismo, el conjunto de pruebas que se ha ido obteniendo de distintas fuentes despeja muchas dudas.

Una de las primeras personas en estudiar el fenómeno de los recuerdos del parto fue el obstetra californiano David B. Cheek. En uno de sus estudios más impresionantes, demostró que tenemos memoria muscular en relación a la manera en que movimos cabeza, hombros y brazos en el momento de hacer nuestra entrada en el mundo. «En mi condición de obstetra —explica Cheek— sabía que cuando un bebé avanza por el canal del parto efectúa una rotación automática de cabeza, de un modo muy concreto. También me di cuenta de que cuando les preguntaba a mis pacientes sobre el momento de su nacimiento, movían la cabeza de manera espontánea de un modo parecido. Así que se me ocurrió que a lo mejor recordaban aquel mecanismo fisiológico que habían experimentado mientras nacían.»

Para contrastar esta teoría, Cheek reclutó a varios pacientes a los que, décadas atrás, había ayudado a nacer. Tras someterlos a hipnosis, les pidió que recordaran sus nacimientos y, tras cotejar sus relatos con los historiales clínicos, se dio cuenta de que en un ciento por ciento de los casos todos recordaban la manera en que habían efectuado la rotación de cabeza al salir por el canal del parto. Y además, casi todos se acordaban de qué brazo había salido primero.

El psicólogo de San Diego David B. Chamberlain —una de las voces más influyentes en el campo de la psicología prenatal y perinatal— lleva años recopilando recuerdos del nacimiento. Comenta que desde que oyó a una paciente describir su manera de nacer se sintió fascinado con ese fenómeno: «Estaba sentado frente a ella —relata—. Había un hermoso helecho y un ventanal enorme detrás de nosotros. El sol brillaba y entraba en la sala. Al otro lado había un piano. De pronto, mi cliente, una mujer de unos cincuenta años llamada Lee, describió una visión de su nacimiento. "El médico me sostiene y se ríe —me dijo—. 'Ya te dije que sería una niña', le dijo a mi madre. Entonces mi madre aparta la cabeza".»

Decidido a explorar el asunto más a fondo, Chamberlain llevó a cabo un estudio con diez parejas formadas por madres e hijos. Y cuenta que, cuando se sometían a hipnosis, tanto las madres como sus hijos recordaban detalles de una similitud pasmosa en relación al parto. Por ejemplo, una hija describía correctamente el peinado de su madre. Otra recordaba con exactitud que su madre la había olido, y que se había mostrado preocupada por si los dedos de los pies no eran normales.

¿Por qué son estos recuerdos relativamente poco frecuentes? Es posible que se deba a una combinación de factores. Uno de ellos puede tener que ver con el incremento del flujo del péptido llamado oxitocina antes del nacimiento, que se mantiene estable mientras la madre amamanta a su hijo. La oxitocina facilita la lactancia y la contracción del músculo uterino y, además, según revelan algunos estudios, elimina la memoria si se da en grandes concentraciones. Es posible que una de las razones por las que no tenemos recuerdos de nuestra vida prenatal y perinatal sea el baño de oxitocina materna que nos inunda durante este periodo. En tanto que anestesia de la mente, la oxitocina sería responsable del primer gran olvido y nos ahorra el recuerdo de las agonías del parto. Las ratas que aprenden a saltar de un palo a otro, por ejemplo, olvidan esa habilidad si se les inyecta oxitocina. La pérdida de memoria es más extrema si las ratas están deshidratadas. Se sabe que la deshidratación es frecuente entre las mujeres que dan a luz. Otro factor de incidencia es la hormona del estrés llamada cortisol, que también actúa eliminando la memoria de recuerdos traumáticos.

Lo importante para los padres es saber que los futuros bebés recuerdan la experiencia de la gestación de manera implícita en las partes más recónditas de sí mismos, las células que dan lugar a sus cuerpos y a sus cerebros; que absorben la alegría y la tristeza, la tranquilidad y la ansiedad, a través de multitud de canales —celular, sensorial y cognitivo—, en diversidad de centros que van desde unas células aisladas hasta la corteza cerebral misma, pasando por el lóbulo límbico. A pesar de que estos recuerdos no suelen surgir espontáneamente en la conciencia adulta, se convierten en el sustrato de sentimientos y comportamientos a lo largo de la vida.

El tiempo intermedio: la memoria en la primera infancia

Aunque no recordamos gran cosa de nuestros tres primeros años de vida, de la observación de los bebés se desprende que sus recuerdos están intactos. Carolyn Rovee-Collier, y su equipo de investigación de la Universidad Rutgers, de Nueva Jersey, hizo que unos niños de entre dos y seis meses de edad aprendieran a mover un móvil que les ataban con una cuerda a una de las piernas. Cuando los bebés daban patadas, los móviles se movían, y ellos daban señales de alegría. Cuando los mismos niños volvieron al laboratorio un par de días después, se constató que daban patadas con frecuencia y de manera espontánea, como si recordaran el móvil y anticiparan su reaparición. Cuanto mayor era el bebé, más duraba el recuerdo del móvil. Los de dos meses lo recordaban durante dos días; los de tres meses, una semana, y los de seis meses, dos semanas.

La impresión era tan fuerte que, de hecho, los niños a los que se les mostraban móviles distintos en los días siguientes no reaccionaban en modo alguno, mientras que aquellos a los que se les mostraban móviles idénticos sí lo hacían. El equipo de investigación se sorprendió al comprobar que la memoria de los bebés es muy específica; cuando la bolsa de tela que se colocaba detrás del móvil era de rectángulos un día y de círculos al día siguiente, los bebés de seis meses miraban el móvil pero no daban patadas en señal de reconocimiento. Y lo hacían con frecuencia durante la segunda visita sólo si tanto el móvil como la bolsa de tela eran los mismos.

La clave está en el contexto, según Rovee-Collier. «Los niños no reconocen el móvil fuera de contexto, de la misma manera que a nosotros podría costarnos reconocer a nuestro dentista si lo viéramos en la cola del cine.»

La psicóloga experimental Eve Perris, de la Universidad de Massachusetts, ha constatado que los bebés de seis meses retienen impresiones de hechos durante años. Los 24 niños de seis meses y medio que participaron en su estudio tenían que alcanzar un sonajero en dos circunstancias distintas: cuando la luz estaba encendida y cuando se apagaba de pronto. Dos años y medio después se expuso a estos niños al mismo experimento y los resultados se compararon con los de un grupo de control. Los niños con experiencia previa alcanzaban el sonajero muchas más veces que los del grupo de control, que no la tenían, y se mostraban cuatro veces más capaces de soportar la situación, ligeramente intimidatoria, de quedarse a oscuras de pronto.

A medida que los bebés se hacen mayores y sus cerebros maduran, aumenta la fuerza de su memoria explícita. El psicólogo Andrew Meltzoff ha demostrado que los niños de nueve meses son capaces de recordar hechos ocurridos hasta siete días antes. En uno de sus experimentos, hizo que unos investigadores golpearan la tapa de una caja de plástico con la cabeza en presencia de los niños que participaban en la investigación. Cuando los bebés regresaron, una semana después, y les dieron las cajas, también ellos se golpearon la cabeza con las tapas. Simultáneamente, un grupo de control había visto las cajas pero no aquel comportamiento; en aquel caso, casi ninguno de los que regresaron se golpeó la cabeza con la tapa.

Hay otros estudios que demuestran que los bebés de 13 meses son capaces de recordar cómo se monta un gong compuesto de varias piezas después de ver hacerlo a un investigador. La fuerza de la memoria explícita sigue desarrollándose con el lenguaje, claro está, y su uso ayuda a tejer la historia narrativa que recordamos cuando llegamos a la edad adulta.

Qué recordamos y por qué

¿Cuánta memoria conservamos de nuestras primeras etapas en la vida, contando incluso con la ayuda de la hipnosis, la psicoterapia, etc.? ¿Es realmente posible, como sugirió Marcel Proust, que se desencadene en nosotros un recuerdo con nuestra versión particular de su magdalena y que nos veamos transportados al pasado?

No todos los recuerdos se crean de la misma manera. Los recuerdos a corto, medio y largo plazo se forman mediante procesos moleculares distintos del cerebro. En cuanto a la duración de la memoria explícita, lo importante es la intensidad. Los recuerdos a corto plazo se crean cuando se modifican ciertas proteínas en las células nerviosas. Cuando la necesidad de recurrir a un recuerdo deja de existir, las células vuelven a su estado anterior y el recuerdo se difumina. Porque, en realidad, si ese recuerdo ya no es importante, ¿para qué malgastar un espacio en el cerebro? En cuanto a la memoria intermedia, el cerebro produce más proteínas modificadas. Pero en el caso de la memoria a largo plazo, aparecen nuevos genes que crean proteínas totalmente nuevas y conexiones nuevas entre las neuronas. Los recuerdos a corto plazo modifican la estructura molecular de las células cerebrales, casi siempre de manera temporal. Pero los recuerdos a largo plazo modifican la configuración de los circuitos neuronales del cerebro.

Para arrojar algo de luz sobre nuestro sistema de archivo, Matthew Wilson, del Instituto Tecnológico de Massachusetts, y Bruce McNaughton, de la Universidad de Arizona, se han dedicado a efectuar estudios con ratones. Y han comprobado que cuando un ratón entra en un nuevo entorno hay grupos de células nerviosas del hipocampo que emiten señales eléctricas, distintas en función del propio entorno. Luego, durante la noche, cuando el ratón está dormido, se repite todo el proceso en el que exactamente las mismas neuronas se activan de la misma manera. Mediante este proceso, afirman Wilson y McNaughton, las experiencias que se almacenan durante el día en el hipocampo quedan archivadas de manera permanente en la corteza cerebral por la noche. Al atender al hipocampo, la corteza incorpora y activa la pauta que corresponde.

¿Qué recuerdos llegan a ser archivados y cuáles se ven relegados a la papelera del cerebro, paso previo a su desaparición permanente? Unos científicos de Yale que estudian la serotonina afirman que uno de los criterios es la repetición.

Otro elemento que posibilita la retención es la intensidad y la espectacularidad del hecho. Por ejemplo, tras el asesinato de Kennedy, los psicólogos observaron un fenómeno llamado «recuerdo por flashes», denominado así porque la mayoría de personas retenía y propiciaba el recuerdo de dónde se encontraba y de qué estaba haciendo cuando recibió la noticia. Recuerdos por flashes también se observaron durante el intento de asesinato de Ronald Reagan y tras la explosión del transbordador espacial Challenger.

Los recuerdos intensos y de largo alcance también se forjan a causa del miedo, y el estrés los reactiva una y otra vez en el cerebro a lo largo de toda la vida. En este sentido, son bastante reveladores unos experimentos realizados con ratones: cuando se hace sonar un timbre seguido de una descarga eléctrica, los ratones recuerdan y temen el sonido del timbre. Si, en pruebas posteriores, suena el timbre pero no se produce la descarga eléctrica, la reacción de temor —y el recuerdo que la ha desencadenado— parece difuminarse. Pero si el ratón ha sido expuesto a la descarga eléctrica, siempre estará predispuesto al miedo. El terror vuelve con saña si estos ratones expuestos a descargas eléctricas se ven sometidos a otras situaciones de estrés, aunque lleven meses sin recibir descargas.

Estos recuerdos no sólo son más vívidos, también son más precisos y menos susceptibles de cambiar con el paso del tiempo, por más que se intente confundirlos. En un estudio realizado con niños, los investigadores constataron que un hecho estresante como es la vacunación se asociaba a un incremento relativo de la memoria en relación a sus detalles centrales, en comparación con la situación menos estresante de conocer a un desconocido amable en la consulta de un médico.

Como el amor es tranquilo y el miedo suele ser intenso, es posible que los neurocircuitos del miedo sean más difíciles de borrar. El neurocientífico Joseph LeDoux, de la Universidad de Nueva York, apunta que ésta puede ser la razón por la que las fobias son tan difíciles de curar. Incluso después de tratamientos que en apariencia han funcionado, los recuerdos de la experiencia que causa el miedo permanecen engarzados en el cerebro. Tal vez queden latentes durante años, pero pueden reactivarse en condiciones de estrés y causar estragos.

¿Falsos recuerdos o memoria total?

Entre los dos años y medio y los tres años, la mayoría de niños retiene y más tarde es capaz de recuperar voluntariamente algún tipo de recuerdo verbal referido a algún suceso traumático. Pero la psiquiatra infantil Lenore Terr, de la Universidad de California, ha constatado que los niños que carecen de memoria verbal —los menores de dos años— sufren peores consecuencias. Los niños traumatizados de este grupo demuestran tener recuerdos de comportamiento de sus traumas, y son capaces de revivirlos mediante representaciones teatrales u otras técnicas, al menos en parte. Por ejemplo, una niña de la que se abusó sexualmente en una guardería entre el momento de su nacimiento y hasta que cumplió seis meses, fue capaz de representar detalles exactos de aquellos abusos sexuales (como se verificó comparándolos con las fotografías de la guardería que la policía había requisado) cuando tenía dos años y once meses.

Aunque es cierto que los hechos trágicos y los que causan miedo son más susceptibles de recordarse conscientemente que los más anodinos, las peores formas de trauma y maltrato suelen olvidarse. Un 38 por ciento de víctimas de traumas lo bastante graves como para implicar un ingreso hospitalario no tiene recuerdos explícitos de los hechos veinte o más años después. Pero aunque la mente consciente no pueda disponer de ellos, los recuerdos de sucesos traumáticos pueden determinar de manera implícita y profunda nuestro comportamiento a lo largo de toda nuestra vida.

En muchos casos, aunque el contexto se haya modificado, el comportamiento que suscita un trauma sigue manifestándose. Tomemos el caso de «Mónica», que nació con el esófago cerrado, y a la que un grupo de científicos estudió durante treinta años. Durante sus dos primeros años de vida, Mónica «comía» tendida boca arriba y con un tubo que le insertaban hasta el estómago. Nunca la sostenían en brazos mientras comía, como se hace con los bebés sanos. Cuando era pequeña, Mónica daba de comer así a sus muñecas, estirándolas en el suelo y sin tocarlas. Tuvo tres hijas, y a las tres las alimentó de esa manera, y ellas, a su vez, también jugaban así con sus muñecas.

¿Qué hay de la controversia en relación al «síndrome de la falsa memoria», que implica que el recuerdo de los malos tratos y los abusos sexuales sería supuestamente inducido por los psicólogos, que estarían buscando problemas donde no los hay? Aunque esto pueda darse en algunos casos, un equipo de psiquiatras de Yale recurre a pruebas abrumadoras para demostrar que el cerebro se reserva poderes especiales de represión —que no de eliminación— ante hechos traumáticos. Cuando los traumas se reprimen, trastornos psicológicos como el estrés postraumático, la amnesia y la disociación (personalidad múltiple) evolucionan para ayudar al individuo a sobrevivir. En la actualidad, existen numerosos estudios en los que se demuestra que los neuromoduladores que se liberan en momentos de estrés poseen efectos tanto potenciadores como debilitadores, en función de la concentración y del tipo concreto de neuromodulador de que se trate. Un resultado es la modificación de la estructura del hipocampo y de la amígdala, regiones cerebrales que intervienen en la memoria. Estos cambios sugieren que los recuerdos de malos tratos son distintos a los recuerdos normales, y las investigaciones así lo confirman. Encerrados en lo más recóndito del cerebro para librarnos de su dolorosa intensidad, estos recuerdos son más difíciles de recuperar que otros, pero también más difíciles de eliminar o alterar. Como estos recuerdos inconscientes, implícitos, son tan poderosos, influyen de por vida en nuestro comportamiento.

Si el recuerdo de algún trauma existe en alguna parte del cerebro, se puede recuperar, en especial si se recrean las condiciones en las cuales se forjó. A esto se le llama «aprendizaje dependiente». Si en el momento en que se creó el trauma predominaban sentimientos extremos de miedo o tristeza, entrar en esos estados de ánimo en sesiones de psicoterapia o en el transcurso de alguna otra situación de la vida puede desencadenar un recuerdo súbito muchos años después.

Un tiempo para la familia

En tanto que padres, es básico que examinemos nuestros propios recuerdos, tanto los explícitos como los implícitos, tanto los conscientes como los inconscientes. Si la memoria nos influye negativamente, puede afectar también negativamente nuestra manera de relacionarnos y de educar a nuestros hijos.

Los lazos inconscientes con nuestros padres y nuestro pasado hacen que nuestra vida sea complicada. Ya llevemos los recuerdos de manera implícita —en nuestras células o en nuestro sistema inmunitario—, de manera explícita —en la corteza cerebral— o de manera histórica —a través del ciclo de los patrones familiares—, lo cierto es que las cosas nos irán mejor si entendemos nuestra conexión con el pasado. En tanto que padres, no sólo «configuramos» el cerebro de nuestro bebé, sino que lo dotamos de recuerdos, implícitos y explícitos, que lo guiarán el resto de su vida. Para tender a ese fin, es responsabilidad nuestra llegar a tener un conocimiento profundo de nuestras historias familiares antes de tener hijos. Cuanto más nos entendamos a nosotros mismos, más probable será que veamos a nuestros hijos por lo que son en realidad, en vez de confundirlos con los fantasmas de nuestro pasado. Cuanto más recordemos, menos probabilidades tendremos de confundir las necesidades y la comunicación de nuestros hijos con nuestras propias necesidades insatisfechas.

Resumen

¿Qué es la memoria, y cuándo se inicia? En el sentido más básico, la memoria es el proceso por el cual retenemos lo que experimentamos y aprendemos. Por su propia naturaleza, la experiencia cambia a medida que crecemos. El futuro bebé no vive las cosas del mismo modo que un niño, y éste no las experimenta como haría un adulto. Las grandes simas que existen entre estos estadios del ser no implican que la llegada a uno de ellos suponga la eliminación del anterior. Lo que sucede, más bien, es que desde el momento de la concepción la historia de nuestra vida queda codificada en las células del cuerpo y en los circuitos neuronales del cerebro. Los padres que entienden la formación de estos recuerdos estarán mejor preparados para crear unos recuerdos más felices y positivos que transmitir a sus hijos.

Puntos clave para madres y padres

- Potenciar los buenos recuerdos, que emergen de una reiterada interacción, enriquecedora y positiva, entre padres e hijos. Jugar con el niño, cantarle, hablarle y acariciarlo cada día; así, esos recuerdos de afecto perdurarán.
- Proteger al niño de hechos dolorosos. Una sola experiencia estresante puede diluirse con el tiempo y no quedar codificada permanentemente en el cerebro. Pero si esa experiencia traumática se repite una y otra vez, se convertirá en un patrón inconsciente y duradero de alteraciones psicológicas a lo largo de su vida.
- Ordenar nuestros propios bancos de recuerdos lo antes posible, preferentemente antes de embarcarnos en una paternidad. Si nos sentimos tristes o deprimidos sin explicación aparente, o si sospechamos que en nuestra infancia fuimos víctimas de malos tratos, debemos hacer todo lo que esté en nuestra mano para sacar a la luz nuestros primeros recuerdos y lograr así desactivarlos. Si no lo hacemos de este modo, corremos el riesgo de transmitir a nuestros hijos nuestros problemas psicológicos.

11

Depender de la amabilidad de los extraños

Lana aún se acuerda de que decidió trabajar prácticamente hasta el momento de dar a luz. Así podría, según su razonamiento, pasar más tiempo con el bebé una vez que hubiera nacido. Aunque le habría gustado estar un año de permiso de maternidad ocupándose sólo del niño, sabía que aquello era un sueño imposible. Con su sueldo y el de su marido apenas les alcanzaba para vivir modestamente, y además ella era la que más ganaba, con bastante diferencia.

A medida que se acercaba el momento de reincorporarse al trabajo, abordó la búsqueda de canguro igual que abordaba sus otros proyectos: con determinación y claridad de miras. Pero aquella tarea resultó ser más difícil de lo que había previsto. Primero apareció una mujer montada en una especie de triciclo eléctrico. Su conducta era impecable, pero con una esclerosis múltiple avanzada y lentitud de reflejos no era exactamente la candidata ideal para seguir los pasos de su hijo, que pronto se convertiría en un niño activo y andarín. Luego llegó otra persona, pero no quiso mostrarle sus referencias. Una tercera fue reacia a responder a las sencillas preguntas de Lana, y empezó a mostrarse hostil y excesivamente rígida. Al final, se decidió por una mujer con aspecto de abuela llamada Angélica y, algo preocupada, se incorporó a su trabajo.

Estaba claro que Angélica mantenía a salvo a su hijo,

pero resultó que su mayor interés eran las telenovelas del día. Mientras mecía a Sammy en el cochecito hasta que se dormía, se sentaba frente al televisor y veía todas aquellas historias de lujo y poder.

Enterada de la situación, Lana decidió tolerarla porque así al menos Sammy estaba más despierto cuando ella llegaba a casa. A veces se quedaba jugando con él hasta pasadas las doce de la noche, y aunque a la mañana siguiente se levantaba agotada, estaba contenta de poder disfrutar de más horas con su hijo que la canguro. En los años siguientes, Sammy se mantuvo muy unido a su madre, y por desgracia no abandonó el hábito de quedarse despierto hasta pasadas las doce cuando empezó a ir al colegio.

Este panorama agotador, que no recomiendo en absoluto, es sólo una de las miles de soluciones que los padres han ido adoptando en los últimos años en relación al cuidado de sus hijos. Las complejidades de la vida moderna, incluida la disolución de la familia nuclear y de la familia intergeneracional, y la necesidad frecuente de que tanto el padre como la madre trabajen fuera de casa, han puesto un nuevo tema sobre la mesa. Ahora ya no sólo se trata de que los padres deban preocuparse por la manera de educar a sus hijos, tienen también la tarea añadida de orquestar una experiencia enriquecedora para ellos teniendo en cuenta el momento en que estén ausentes.

Sólo en los Estados Unidos hay 22 millones de menores de seis años a los que cuidan, al menos parte del día, personas que no son sus madres ni sus padres. Hacia principios de la década de 1990, según datos del Instituto Nacional de Salud Infantil y Desarrollo Humano (NICHD), dependiente de los Institutos Estatales de Salud, más de la mitad de las madres con hijos menores de un año formaban parte de la población activa. En realidad, el Instituto constató que la mayoría de niños pasan en la actualidad parte de su tiempo al cuidado de personas que no son sus madres, y eso es algo que normalmente se da en los primeros meses de vida.

Hace tiempo que se reconoce la importancia de proporcionar al niño unos cuidados estables, atentos y sensibles para favorecer su desarrollo. Pero los descubrimientos más recientes —que revelan que el cerebro de los pequeños se estructura, literalmente, gracias a las relaciones que se establecen con los cerebros de sus cuidadores— arrojan nueva luz sobre estas tendencias modernas. Sobre la base de los últimos hallazgos en el campo de las ciencias del cerebro, ¿cómo pueden los padres de los niños más pequeños delegar en otros su responsabilidad más importante? ¿Cómo pueden determinar qué cualidades son más beneficiosas en los cuidadores y cuáles más perjudiciales? ¿Cómo pueden decidir la cantidad apropiada de tiempo que sus hijos han de pasar sin ellos, y saber qué impacto tendrá esa decisión en sus vidas?

Algunas respuestas llegan de un estudio publicado en 1997 por la Red de Investigación para el Cuidado Infantil Precoz, dependiente del NICHD. La meta del grupo era comparar la sensibilidad materna y la implicación materno-infantil con los cuidados proporcionados por otras personas, incluidos padre, abuelos, personas externas a la familia que se desplazaran hasta la casa del bebé, guarderías y otro tipo de centros.

El equipo del NICHD revisó en primer lugar estudios realizados en épocas anteriores. Los resultados de esos trabajos previos revelan que, en conjunto, los cuidados no maternos eran positivos en ciertas situaciones y negativos en otras. En familias con riesgo de fractura a causa de la pobreza, la enfermedad o los problemas psicológicos, unos cuidados no maternos de buena calidad solían ser beneficiosos. Y, en las mismas circunstancias, contar con el consejo, el apoyo y la educación ofrecidos por profesionales de la atención infantil era con frecuencia una bendición. En el caso de niños procedentes de familias desestructuradas, parece lógico que los centros de día estén en general bastante mejor organizados y resulten más propicios para el pequeño que su propia casa. Pero por otra parte, el estudio también revelaba que los cuidados no maternos también podían ser perjudiciales. Los investigadores del NICHD constataron que veinte horas semanales de estancia en centros de día bastaban para que en los menores de un año se incrementara la interacción negativa entre padres e hijos cuando éstos tenían entre 15 y 21 meses, en especial si también entraban en juego otros factores de riesgo, como la depresión de la madre.

El equipo del NICHD fue el primero en examinar los efectos de la atención infantil contextualizándola en otros factores que dan forma al desarrollo de los niños y a las relaciones que mantienen con sus madres, desde el estatus económico a la salud mental y el nivel de inteligencia de la madre, pasando por el sexo y el temperamento del pequeño. Es decir, que el diseño del estudio hacía que existiera una mayor seguridad a la hora de determinar que los efectos obtenidos se debían a los cuidados que había recibido el niño y no a cualquier otro factor.

Realizando un seguimiento de los sujetos del estudio desde su nacimiento hasta su acceso a la enseñanza primaria, los investigadores formulaban preguntas esenciales sobre los cuidados no maternos y su influencia en los niños y en sus familias. Se trataba de un trabajo llevado a cabo por científicos de 14 universidades de diferentes puntos de los Estados Unidos, surgido a partir de las numerosas preguntas de padres, psicólogos del desarrollo y diseñadores de políticas en relación a los efectos de los primeros cuidados infantiles en la evolución posterior de los menores. El equipo siguió un procedimiento sistemático: cada tres meses se registraban las características de los cuidados administrados al niño. La calidad de los cuidados y de la interacción materno-filial se evaluaban a unas edades determinadas —a los 6, 15, 24 y 36 meses— a lo largo de los tres primeros años.

Entre los puntos de interés de los investigadores destacaban dos temas: en qué medida los cuidados recibidos afectaban el desarrollo cognitivo y lingüístico de los niños y de qué manera se relacionaban los padres con los hijos. Se trataba de dos aspectos fundamentales, porque las aptitudes lingüísticas tempranas son augurio de un buen rendimiento académico, mientras que los modelos de interacción materno-filial lo son del desarrollo social, emocional y cognitivo.

Los resultados confirmaron las teorías que los neurocientíficos han planteado en sus estudios sobre el cerebro: cuantas más horas pasa un niño recibiendo cuidados no maternos, menos sensible parece mostrarse la madre ante los sentimientos y los estados de ánimo de su hijo.

El equipo de trabajo también captó la importancia de unos cuidados infantiles de calidad, definidos según un alto nivel de interacción positiva entre cuidadores y niños. De especial importancia resultó ser la estimulación lingüística, que los investigadores evaluaron mediante la medición de la frecuencia con que los cuidadores hablaban a los niños, les hacían preguntas y reaccionaban a sus balbuceos. Los pequeños que recibían estos cuidados de calidad demostraban unas aptitudes verbales y de socialización superiores, y obtenían sistemáticamente mejores puntuaciones en tests estandarizados. Es más, las madres de niños que recibían mejores cuidados desarrollaban una mayor sensibilidad hacia ellos. El equipo del NICHD llegó a la conclusión de que las madres trabajadoras tomaban como modelos a las cuidadoras mejor preparadas, y parecían más proclives a reaccionar positivamente a niños con mejores aptitudes verbales y sociales.

«Los aspectos más sorprendentes de estos resultados revelan que los niños no están en desventaja en términos de su desarrollo cognitivo si se les facilita una atención infantil de calidad en algún centro de día durante los primeros tres años de vida», en palabras del director del NICHD, Duane Alexander. Por su parte, la investigadora y coordinadora del estudio Sarah Friedman, añade: «La cantidad de lenguaje que se dirige al pequeño en los centros de día es un componente importante para determinar la calidad de la interacción que se establece entre cuidador y niño. Se trata de algo que predispone a la adquisición de aptitudes cognitivas y lingüísticas, piedras angulares del éxito escolar.»

El dilema de las guarderías

Si bien es cierto que los científicos del NICHD han demostrado que un cuidado infantil de calidad ejercido en centros de día puede ser con frecuencia adecuado, hay otros estudios que revelan que esto no siempre es así. En lo que se refiere a las guarderías, el problema fundamental —la gota que colma el vaso del posible desastre— es, lisa y llanamente, su falta de calidad.

Algunos de los hallazgos más inquietantes nos llegan de «Quality 2000», un exhaustivo examen de seis años de duración realizado en guarderías y centros de día de todos los Estados Unidos. Los investigadores han constatado que sólo una franja de entre un 12 y un 14 por ciento de los niños estudiados se encontraban en situaciones que promovieran su crecimiento y su aprendizaje, mientras que entre el 12 y el 21 por ciento asistía a centros que ponían en peligro su desarrollo e incluso su seguridad. En el caso concreto de bebés y de niños de entre uno y dos años, las conclusiones del estudio eran si cabe más alarmantes: entre el 35 y el 40 por ciento de los niños que iban a la guardería habían sido colocados en entornos perjudiciales para su salud, su seguridad y su desarrollo.

Aunque las cifras son escalofriantes, la gente que lee los periódicos o visita estos centros en busca del lugar más idóneo para matricular a sus hijos no debería sorprenderse demasiado. Equipos oxidados y estropeados, pasillos que huelen a orines y profesores ariscos y con comportamientos nada adecuados son, por desgracia, frecuentes. Jay Belsky, psicólogo de la Universidad de Pennsylvania y experto en centros de día, estima que el 20 por ciento de las guarderías son deficientes; el 60 por ciento, correctas; el 15 por ciento, buenas, y el 5 por ciento restante, muy buenas.

También hay investigaciones que demuestran que la personalidad del niño y las circunstancias familiares influyen en lo que experimenta en la guardería. A un niño inseguro y ansioso seguramente se le acentuarán más esos dos rasgos en un entorno extraño. Eso, a su vez, dificultará con posterioridad tanto sus relaciones con sus compañeros como con sus cuidadores. Está claro que un niño relajado y alegre hará amigos y las cosas le resultarán más sencillas. Los expertos coinciden en que los factores familiares se combinan con las características positivas y negativas de las guarderías y determinan el resultado de la experiencia en su conjunto. Si bien nadie cree que una atención infantil de gran calidad sirva para compensar factores de riesgo como el consumo de drogas de los padres o una situación de extrema pobreza, sí sucede que los niños lo pasan mejor o peor en una situación determinada en función de factores como son los ingresos familiares o la riqueza de vocabulario de la madre. La mayoría de expertos cree que cuanto más desfavorecido sea un niño, más influenciable será, ya sea positiva como negativamente.

Los problemas se agravan cuando las guarderías admiten a niños muy pequeños. Por desgracia, en Estados Unidos, en la mayoría de estados, se permite el ingreso de bebés en guarderías sin establecer ningún límite de edad. Hace poco hablé con una mujer joven que había trabajado durante seis meses en una guardería de Texas. Le asignaron a 13 niños de entre uno y dos años. Todos llevaban pañales, y sus padres pretendían que ella les enseñara a controlar sus esfínteres y, además, les diera la comida, les aplicara un programa educativo rico y estimulante y les impidiera que se hicieran daño. Cuando pidió más ayuda, el propietario replicó que la ley no lo obligaba a contratar a más de un cuidador por cada trece niños.

La práctica de dejar a un niño (sobre todo si es recién nacido) al cuidado de un desconocido sin formación, desmotivado y mal pagado es muy perjudicial. Tal vez se da por sentado que no hace falta mucha práctica para cuidar de un niño pequeño y se cree que con tal de que sus necesidades básicas estén cubiertas, estarán bien. Pero los nuevos hallazgos demuestran con claridad que estas ideas son erróneas. Por desgracia, excepto los pocos niños que acuden a las escasas guarderías de calidad, estos centros no satisfacen las necesidades emocionales, intelectuales y sociales del pequeño.

Existen otras investigaciones que muestran que los centros de día son focos importantes de infecciones. Los niños que van a la guardería sufren más diarreas, hepatitis, meningitis e infecciones del oído que los que no van. Según un reciente estudio noruego, los niños de entre uno y dos años que van a la guardería o a algún centro de día tienen el doble de probabilidades de desarrollar asma. «Una posible causa del aumento de la propensión al asma en niños que acuden a las guarderías es el medio cerrado al que están expuestos. Aquí podrían incluirse alergenos de interior, como la caspa de animales y la falta de protección a agentes externos a causa de las características de la construcción», según Wenche Nystad, jefe del equipo de investigación. Investigadores de la Universidad de Montreal han constatado que las guarderías pueden incluso causar pérdida de audición. La mayor parte de centros que inspeccionaron no estaban diseñados acústicamente para amortiguar el nivel de decibelios que un grupo de niños dinámicos genera, y un resultado frecuente era un desequilibrio en los niveles de audición.

A pesar de los resultados del NICHD, los estudios más recientes muestran que esta sensación de caos pasa factura al cerebro en desarrollo. Una nueva investigación, llevada a

cabo por Andrea Dettling, Megan Gunnar y Bonny Donzella, del Instituto de Desarrollo Infantil de la Universidad de
Michigan, se preguntaba si mediciones fisiológicas revela-
rían un estrés interno que la simple observación de la relación materno-filial no evidenciaba.

El sentido común sugiere que «los cuidados recibidos
en grupo pueden ser difíciles para los más pequeños —exponen las investigadoras—. A lo largo de la jornada, la necesidad de mantener la relación con muchos otros niños,
así como la de organizar y reorganizar comportamientos de
refuerzo entre varios adultos son algunos de los retos a los
que se enfrentan los niños que se desenvuelven en estos entornos. Aunque se trata de aspectos que pueden servir para
estimular el desarrollo de aptitudes sociales, pueden también pasar factura a los recursos emocionales y a la capacidad de sobreponerse, resultando en una estimulación inter-
mitente de los sistemas fisiológicos sensibles al estrés».

El sistema fisiológico en el que se centraron las científicas de Minnesota fue el HPS (hipotalámico-pituitario-su-
prarrenocortical), eje del cerebro. Mediador del sistema
nervioso autónomo, el HPS genera hormonas del estrés,
como la adrenalina y el cortisol, y es fuente de las reacciones de huida o combate (ha sido diseñado por la evolución
para reaccionar ante los ataques de los depredadores, en
tiempos de hambrunas o inundaciones, como consecuencia
de un estrés extraordinario). Estrechamente vinculado a la
amígdala y al hipocampo, estructuras del cerebro límbico
relacionadas con la emoción y la memoria, el HPS reacciona tanto si el estrés procede de hechos físicos como psicológicos.

Según el razonamiento de las investigadoras, si el eje
HPS mostraba una actividad atípica durante el tiempo
transcurrido en la guardería, podrían detectarlo midiendo
la producción de hormonas HPS, concretamente de cortisol
en la saliva. Es un hecho bien documentado tanto en niños
como en adultos que los niveles de cortisol son más altos

por la mañana y luego disminuyen progresivamente. Las investigadoras de Minnesota comprobaron que a los niños que asisten todo el día a la guardería les sucede lo contrario. Los niveles matutinos de cortisol son algo más bajos que en la población general, y siguen aumentando a lo largo del día. Los altos niveles de esta hormona en la población que va a la guardería se asocian a la ansiedad, la falta de atención y de autocontrol. Los picos de cortisol coincidían con agresiones sufridas en la guardería.

Estas científicas de la Universidad de Minnesota afirman que la inmadurez de las aptitudes sociales, combinada con la necesidad de mantener relaciones con otros niños y adultos durante muchas horas, pueden servir para explicar estos hallazgos. La dificultad para dormir tranquilamente en la guardería podría hacer que el problema se agravara. Como el estudio de Minnesota se llevó a cabo en una instalación modélica que se empleaba para dar clases a las futuras puericultoras, los incrementos de cortisol representan el menos malo de los casos posibles en niños que van todo el día a la guardería. Hay otros estudios que sugieren que a medida que disminuye la calidad de los cuidados, el incremento de cortisol se dispara.

¿Qué implica el aumento de cortisol —indicativo de estrés— para el desarrollo cognitivo y emocional de los niños? ¿Cómo puede la ciencia extraer algo de sentido de entre todos los informes a menudo contradictorios que estudian el impacto de las guarderías en los más pequeños? Con la esperanza de hallar una respuesta, Claudio Violatio y Clare Russell han analizado 88 informes publicados sobre un espectro de 22.072 niños. A pesar de las deficiencias de muchos estudios considerados uno a uno —incluidas la falta de visión a largo plazo—, un meta-análisis de esta literatura sirve hasta cierto punto para poner las cosas en perspectiva. Tal como constató el equipo del NICHD, los cuidados no maternos ejercen poco impacto negativo sobre las aptitudes negativas del niño, siempre y cuando éstos sean de gran calidad. Pero una revisión comparada de esos estudios mostraba que en las mediciones realizadas en los ámbitos emocional, social y del comportamiento los niños cuidados por sus madres obtenían puntuaciones significativamente más altas. Así es, sus análisis revelaban que el tipo de cuidado no materno que recibieran los niños no era relevante (no importaba si los pequeños acudían a un centro de día, si los cuidaban canguros o hermanos mayores), y los que recibían cuidados de personas que no fueran la madre obtenían menores puntuaciones en aspectos emocionales y de comportamiento que los que sí eran atendidos por sus madres.

Un resultado sorprendente del análisis fue la constatación de que los resultados de los niños eran inferiores a los de las niñas en todos los ámbitos. Al visitar personalmente una guardería como parte de su investigación, al científico Henry Brandtjen, de la Universidad de St. Mary, en Minneapolis, se le subió un niño de ocho meses en el regazo y se le quedó dormido en sus brazos poco después de su llegada. El niño pasó bastante rato con él los siguientes dos días, al igual que otros niños varones del grupo.

Brandtjen cree que el hecho de que un niño se oriente rápidamente hacia un desconocido refleja un vínculo inadecuado o inseguro con sus padres. Los niños de las guarderías que visitó sólo permanecían unas pocas horas al día con sus padres biológicos y era normal que pasaran de profesional en profesional, en vez de tener sólo uno asignado. Cada cuidador contaba con unas expectativas y unas reacciones únicas, por lo que entre los niños a su cargo se creaba cierta confusión. Brandtjen afirma que «la mayoría de niños parecían distantes, ausentes o resignados. En una guardería bastante representativa, dos de los niños eran extremadamente agresivos, y sólo tres de los nueve salían corriendo para recibir a sus padres al final de la jornada».

Parece que el hecho de que los niños vayan a la guardería el día entero los coloca en situación de riesgo ante problemas de vinculación, que se manifiestan por una parte en desapego y por otra en una sociabilidad indiscriminada. Para formar una mente hace falta el modelo de otra mente, y los niños que están expuestos a muchos cuidadores tienen más probabilidades de acabar sin saber cuál es su lugar en el mundo y de ser emocionalmente más inseguros.

Está claro que los padres que son conscientes de las exigencias del cerebro pueden hacer algo para contrarrestar esta situación. Aunque trabajen a jornada completa, pueden crear vínculos sólidos con sus bebés si dilatan al máximo los permisos de maternidad y si adecuan posteriormente sus horarios de trabajo a la nueva situación. Si madre y padre coordinan sus esfuerzos con espíritu de equipo, el resultado será especialmente positivo. Pasar muchas horas con el niño, ser verdaderamente sensibles y estar atentos a las sensaciones y los estados de ánimo de los pequeños hará que los padres que trabajan logren establecer un vínculo seguro con su bebé, vaya o no a la guardería.

Abordar la experiencia de la guardería

Louise Bates Ames, directora adjunta del famoso Instituto Gesell para el Desarrollo Humano, ha afirmado hace poco: «Diría que si los padres pueden esperar hasta que los niños tengan dos o tres años antes de enviarlos a la guardería sería mejor. Para mí sería muy duro llevar a un bebé a una guardería.»

No podría estar más de acuerdo con ella. Incluso el mejor de estos centros puede resultar perjudicial para los niños menores de un año. Con todo, es posible que los padres se encuentren ante una difícil disyuntiva. Tal vez una puericultora profesional privada resulte muy cara; tal vez una canguro de confianza se ponga enferma o deje su puesto de trabajo de repente. Si los padres tienen que trabajar, y si la guardería es la única solución disponible, deberán concentrar todos sus esfuerzos en encontrar la mejor que puedan permitirse.

Las siguientes características pueden servir como pautas para dar con un centro de día de calidad:

- Los cuidadores tienen formación especializada, están titulados en psicología, educación preescolar, enfermería, puericultura, etc.
- Cada cuidador no se hace cargo de más de cinco niños (el tamaño del grupo es básico. Cuanto menor sea, mejor).
- Las instalaciones están limpias, son seguras, bien iluminadas y con bastantes juguetes, libros y material para hacer manualidades.
- Hay un patio exterior correctamente vallado junto a las instalaciones.
- Los lugares destinados a dormir están limpios y son seguros y cómodos.
- Las comidas son sanas, se preparan respetando las medidas higiénicas y se sirven de la manera adecuada.
- Los trabajos manuales de los niños se cuelgan de las paredes del centro.
- No se mira la televisión. Se juega con los niños, se les cuentan o se les leen cuentos y se les estimula intelectualmente de diversas maneras.
- El profesorado sigue trabajando con los mismos niños de curso en curso. Difícil pero ideal.

No basta con ir con la lista, comprobar si se cumplen los requisitos, tomar la decisión y nada más. Los padres tienen que estar siempre atentos, incluso cuando todo parece funcionar a la perfección. Como los padres ya suelen sentirse culpables al tener que dejar a los niños en la guardería, tienden a ver sus instalaciones con buenos ojos y son reacios a ver los problemas que puedan existir. Es normal. Éstas son las palabras de una madre que canta las excelencias de la guardería de su hijo: «Se lo pasa tan bien que cuando voy a buscarlo no quiere volver a casa. Sí, hay reuniones de padres, pero para serle sincera, no he ido a ninguna. No tengo nada de lo que quejarme.»

En realidad, resultó que el centro lo llevaba un supervisor sin titulación, algo prohibido por la legislación de Ontario. Había poco profesorado con formación regulada, y la proporción de cuidadores por niño era altísima. En el patio, había un niño que comía tierra sin que nadie le dijera nada. El hijo de la mujer que nos había recomendado el sitio estaba sentado en un columpio, solo, ausente de todo lo que sucedía a su alrededor.

Otra mujer ignoró a su hijo cuando protestaba lloroso por tener que volver a la guardería. Desbordada de trabajo e incapaz de pensar en sacar tiempo para encontrar alguna otra solución, lo obligó a volver día tras día. Al final, el niño tuvo un ataque de nervios en toda regla. Posteriormente la madre descubrió, gracias a uno de los padres, que uno de los empleados del centro había maltratado verbalmente a su hijo, así como a otros alumnos. A pesar de que muchos padres habían hecho llegar sus quejas, el director se negaba a abrir una investigación sobre aquel empleado.

Para no encontrarse con estos problemas, es básico que los padres hablen con sus hijos de sus experiencias diarias en las guarderías. También deben conocer las instalaciones y al personal. Es algo que podemos hacer si nos prestamos voluntarios para ayudar regularmente, por ejemplo, si acudimos a las reuniones con los cuidadores o si aparecemos en la guardería durante el día, sin previo aviso. Más que cualquier otra cosa, son los padres los que hacen que una guardería mantenga sus niveles de calidad. Y es un camino de ida y vuelta: los directores y el personal de estos centros necesitan y valoran el apoyo de unos padres entusiastas e implicados.

La canguro en casa

Cuando las mujeres están embarazadas, es habitual que otras madres eviten contarles todos los problemas que ellas tuvieron durante sus respectivos partos. No hace falta recrearse en las catorce horas de contracciones, en la cesárea de urgencia, en el niño que nació con ictericia o con dificultades para respirar. Pero otro tema de conversación prohibido (y en este caso tal vez sería mejor airearlo con más frecuencia) es la dificultad para encontrar niñeras o canguros para bebés de pocos meses.

Después de las guarderías y los centros de día, las canguros, niñeras o *au-pairs* son las que más se encargan de los niños, en especial entre las familias con mayor poder adquisitivo.

Las *au-pairs* suelen ser chicas jóvenes, generalmente extranjeras, que quieren ver mundo y/o aprender la lengua y se ganan la vida cuidando a niños pequeños. En los Estados Unidos se les paga 125 dólares a la semana, y se les ofrece alojamiento y comida. Una niñera profesional cobra entre 800 y 1.000 dólares a la semana. Normalmente, la experiencia de las primeras se limita a haber cuidado a sus hermanos menores. Aunque las *au-pairs* pueden ser asistentes perfectos para los padres que están en casa y necesitan algo de ayuda, no resultan adecuadas como cuidadoras exclusivas de un recién nacido, un bebé o un niño pequeño. Si el padre y la madre trabajan fuera de casa y no pueden permitirse una canguro adulta o una niñera, les recomiendo que opten por una guardería de calidad antes que por una *au-pair*.

He oído cantar las excelencias de niñeras y canguros, y también he oído historias atroces. Una pareja tuvo a la misma niñera viviendo en casa desde que su hijo mayor tenía seis meses hasta que el menor cumplió los catorce años. Era un miembro más de la familia y su presencia era enriquecedora y positiva. Quería de verdad a los niños a los que le pagaban por cuidar y ayudaba a sus padres a proporcionarles una sensación de seguridad y de estabilidad mientras ellos trabajaban fuera de casa. Cuando los niños crecieron y sus servicios dejaron de hacer falta, seguía visitando a la familia cada semana, porque había llegado a querer a los niños que había contribuido a criar.

Otra mujer, en esta ocasión una madre soltera que criaba a su hija sin ayuda de nadie, recordaba que cuando la niña tenía apenas un año de vida, los vecinos le dijeron que cada día oían el llanto constante de un niño que provenía de su apartamento, desde primeras horas de la mañana hasta la tarde. Un día salió temprano del trabajo para investigar y descubrió que la canguro que había contratado había dejado sola a la niña. Media hora antes de la hora en que ella llegaba normalmente a casa, la canguro apareció y le confesó que había salido casi todo el día para hacer unos recados personales. La madre la despidió en el acto, pero al mes siguiente supo, a través de una amiga, que estaba haciendo lo mismo en el pueblo de al lado.

Historias de este tipo hacen que los padres duden a la hora de contratar a una niñera a tiempo completo, pero creo que hay que contarlas. Si una canguro sufre ansiedad, depresión o es demasiado egoísta, si no le gusta jugar con niños o habla mal nuestra lengua, puede interferir negativamente en el desarrollo mental y emocional del pequeño. Si es cruel, impulsiva o tiene muchos problemas, nuestro hijo está en peligro. Recuerdo a una mujer que, tras cinco años de psicoterapia, logró salir adelante y rehacer su vida. Se casó, vivió grandes éxitos profesionales y, al final, tuvo una hija. Tras despedir a su segunda canguro, la mujer confesó: «Si mi psicoterapeuta (había muerto) pudiera ver todo esto, se revolvería en su tumba. Después de todo el trabajo que hizo conmigo, yo voy y dejo a mi hija en manos de estas personas disfuncionales.» Está claro que en cada cesto siempre hay alguna manzana podrida, y por cada *au-pair* o niñera que sale mal hay muchas que son afectuosas, responsables y muy preparadas, y realizan una excelente labor.

Sin embargo, los padres no deben bajar la guardia y asegurarse, con diligencia, que sus hijos están en buenas manos. Sea como sea —y ésta es la clave— la diligencia es imprescindible.

Cuando se contrata a una niñera, no basta con las referencias que nos dé por teléfono. Recomiendo mantener dos o incluso tres entrevistas con las candidatas. Bajo el estrés sostenido del proceso de selección, es más probable que una persona con problemas emocionales se ponga en evidencia. Ya se trate de depresión, fanatismo religioso, deseo de control o error de apreciación de las experiencias, he descubierto que si se habla largo y tendido los problemas acaban por emerger. Si es posible, es mejor mantener las entrevistas en casa de la niñera. Al visitar a la persona que se va a encargar de nuestro hijo en su ambiente doméstico, podemos saber muchas cosas sobre ella. Quizá no queramos contratar a alguien que ha pintado de negro las paredes de su casa, o que no tenga muebles y duerma con un colchón en el suelo.

Aunque las referencias por sí solas no bastan, sí son fundamentales. Las personas que tengan algo que ocultar se negarán a aportar referencias e incluso se mostrarán ofendidas si se las solicitamos. «¿Es que no se fía de mí?» Pues no, no tenemos que fiarnos. Si la persona no es capaz de proporcionar referencias personales y profesionales, no deberíamos ofrecerle el empleo.

Una vez que hemos contratado a una canguro, lo que no debemos hacer es dejarla en casa con el niño el primer día y salir disparados al trabajo. Conmino a los padres a que pasen al menos un par de semanas en casa con la nueva niñera, para enseñarle cómo se hacen las cosas y para que la transición resulte más fácil para el niño.

Entonces, superados estos pasos, es cuando podremos estar razonablemente tranquilos, pero sin bajar la guardia.

La necesidad de que alguien cuide de los niños puede producir cierta ceguera en los padres, una reticencia o una incapacidad para detectar señales de peligro. Nos decimos a nosotros mismos que todo va bien, que somos demasiado desconfiados. En el fondo, la niñera viene recomendada por una de las mejores agencias. No deseamos acusar en falso ni herir sus sentimientos, e intentamos quitarnos esas ideas de la cabeza. A eso se le llama negación, o adecuación de la realidad a nuestros deseos.

Hay que evitar esta actitud a toda costa. Si hay algo que nos hace sentirnos incómodos —aunque sólo sea una sensación— tenemos que hacer todo lo que esté en nuestra mano para verificarlo. No somos paranoicos, no somos exagerados. Somos padres, y hacemos lo que los padres tienen que hacer. El bienestar de nuestro hijo pasa por delante de cualquier otra consideración. Si todo lo que tenemos es un mal presentimiento, debemos hacerle caso. Para despedir a una canguro no hace falta más que una sensación de que algo no nos gusta, aunque creo que también hay que valorar el peligro que conllevan demasiados cambios. Que el niño pase de niñera en niñera puede ser perjudicial para él, por lo que conviene ponderar nuestras acciones y, lo más importante, aprender de nuestra experiencia para no volver a cometer los mismos errores.

Aunque tengamos la confianza de que las cosas van bien, recomiendo llegar a casa de vez en cuando antes de lo esperado y observar a la canguro (sin que ella se dé cuenta) en diversas situaciones dentro y fuera de la casa. Si uno puede permitírselo, también recomiendo una cámara oculta que emita imagen y sonido y la envíe por Internet al ordenador del despacho. Tenemos el derecho y el deber de proteger a nuestro hijo de todas las maneras posibles. No se trata de invasión de intimidad.

Cuidados infantiles y televisión

Ninguna exposición sobre las primeras influencias formativas sería completa sin un examen del profundo efecto que la televisión tiene en las mentes de los más jóvenes. Su presencia en prácticamente todos los hogares de los países desarrollados es ubicua. Como promedio, los bebés de seis meses ven la tele una hora y media cada día. Cuando llegan a los cinco años, ya han visto 6.000 horas de televisión. Al terminar la enseñanza secundaria, un adolescente «normal» se ha visto expuesto a 18.000 asesinatos y a 800 suicidios por televisión. Cada año, el niño estadounidense medio ve 12.000 actos de violencia, 14.000 referencias al sexo y 1.000 violaciones. Cuando lleguen a los 70 años, los niños de hoy habrán pasado siete años de su vida frente al televisor.

Pasar demasiado tiempo viendo la tele es perjudicial para los niños en variedad de formas. Les priva de realizar otras actividades, los expone a contenidos violentos y disfuncionales, les suprime la imaginación creativa, aumenta el nivel de estimulación diaria necesario para su bienestar y reduce el espectro de su atención.

En su maravilloso libro *Evolution's End* [El fin de la Evolución], Joseph Chilton Pearce destaca que, en la mayoría de hogares modernos la televisión ha sustituido a las conversaciones familiares y a la narración de relatos. Es frecuente que los niños desayunen y cenen mientras miran la tele. No es raro que cónyuges con distintos horarios coman con la tele por compañía. Cuando esto sucede, los padres y sus hijos no cuentan con una forma de interacción formal ni ritualizada. Los padres no conocen con tanto detalle cómo se ha desarrollado la jornada de sus hijos. Por su parte, éstos no aprenden tanto sobre el mundo real, sobre los empleos de sus padres y sobre sus aspiraciones. No llegan a conocer tantos detalles sobre la historia familiar, incluidas las dificultades por las que pasaron sus abuelos o las proezas del tío Bob. Y, lo más importante, la familia no actúa como unidad en su día a día.

Recordemos a las crías de ganso y de pato de Konrad Lorenz que al nacer seguían a sus madres o, si se sustituía a éstas, a cualquier objeto que se moviera, ya fuera una persona o un juguete de cuerda. En cierto sentido, la televisión parece dejar una huella parecida. Si se expone a los niños a la tele demasiado pronto y más de la cuenta, pueden vincularse afectivamente a ella en vez de a sus padres. Este proceso de desapego de las personas y de apego a la tele se magnifica por la falta de un contacto estrecho con los padres. Los padres o cuidadores que aparcan al niño frente a la tele en vez de dedicarles tiempo para relacionarse con ellos, les están privando de intimidad, atención y amor.

La televisión también reduce el tiempo que los pequeños pasan ejercitando sus aptitudes imaginativas. Cuando los padres les leen cuentos de hadas y otros relatos, cuando les muestran libros de dibujos, cuando les recitan poemas o rimas infantiles, la imaginación tiene vía libre para completar los espacios que quedan incompletos. Pero eso la televisión no lo permite. Con sus bandas sonoras y sus risas enlatadas, a los televidentes se les dice cómo tienen que reaccionar y qué deben sentir.

La tele también limita el vocabulario, si se compara con los cuentos infantiles. Si un adulto emplea una palabra que el niño no entiende, éste puede preguntar qué significa. Así es como se expande el vocabulario de los niños. Pero con el televisor no existe este tipo de interacción. Así, los niños que miran la tele durante largos periodos de tiempo no desarrollan tanto sus aptitudes lingüísticas como los que se relacionan más con sus padres y cuidadores.

El hecho de que para un niño sea más fácil y más emocionante ver la tele que leer hace que aún se empobrezca más la adquisición de lenguaje y de información. Una de las razones por las que la tele limita la imaginación es por su falta de recurso a la metáfora. En la tele las cosas son como son, y eso no permite interpretaciones como los dibujos de los libros, los cajones de arena o los bloques de construcción.

Los niños que ven demasiada televisión están por tanto más expuestos a crecer con tendencia a la desestructuración, el analfabetismo y la violencia. Acostumbrados al bombardeo constante de imágenes cambiantes emitidas con un alto nivel de decibelios, es posible que se vuelvan inquietos y que no estén bien si no reciben su dosis de nuevos estímulos. Y aquí es donde pueden hacer su aparición las bandas callejeras, la violencia y el consumo de drogas. Hay investigaciones que demuestran que los criminales violentos tienen una capacidad muy limitada para la fantasía y han sido educados viendo la tele.

Se ha escrito mucho sobre la relación ente la violencia televisiva y la de los niños y adolescentes. Si nos fijamos en las estadísticas, ¿cómo puede ser de otro modo? En la tele la vida aparece como un bien de consumo, como algo sin valor. Cualquier sentimiento noble se sustituye al momento en favor de la gloria del poder, el egoísmo, la avaricia y el materialismo. Y, tal como constató un equipo de investigación: «No podemos excluir la posibilidad de que otros mensajes, aparte del de la violencia (por ejemplo, la exhibición de una riqueza material que puede crear, por comparación, una conciencia de pobreza), sea responsable del "incremento de la violencia".» En otras palabras, que incluso los buenos programas infantiles pueden ser perjudiciales en grandes dosis.

Existe una investigación que apunta que la exposición a la televisión (atención, no digo a la violencia televisiva), crea un efecto dominó sobre las personas más vulnerables, haciendo que pasen de ser los gamberros del colegio a los delincuentes y criminales de la sociedad. Esa misma investigación demuestra que los niños que ven demasiada tele corren mayor riesgo de convertirse en delincuentes juveniles si también han vivido en sus casas experiencias de violencia.

En este caso estamos hablando de sinergia. Cuando la televisión refleja los sufrimientos cotidianos de los pequeños, entonces su impacto es aún mayor y más corruptor. Como las presiones económicas y el estrés laboral van en aumento, a muchos padres les preocupa mucho el poco tiempo que pasan con sus hijos. Por desgracia, pretender que la tele entretenga e informe a los niños en su ausencia no es la solución. Y culpar a la industria televisiva de todos los males del mundo es eludir responsabilidades.

En tanto que padres responsables, debemos reconquistar a nuestros hijos y exigir que la tele nos los devuelva. El televisor no tiene que ser el rey de la casa, el que dicta a qué hora se come, se trabaja y se duerme. Aunque protesten con energía, cosa que seguramente harán, tenemos que regular tanto la cantidad como la calidad de la televisión que ve la familia (y eso nos incluye a nosotros).

Cuando la tele esté encendida, la veremos acompañando a nuestros hijos siempre que sea posible, para interpretar y explicarles los programas. Cuando la tele esté apagada, tendremos la ocasión de implicar a nuestros hijos en algún tipo de actividad interactiva, como jugar, hablar, contar cuentos, bañarse, hacer los deberes y otras cosas que se pueden hacer juntos. No debemos olvidar que ser padres no es participar en un concurso de popularidad. Tal vez los niños lloren y pataleen ahora, pero al final nos darán las gracias por haberlos educado para ser adultos intelectualmente dinámicos y emocionalmente estables, con una conciencia social y un sistema de valores que va más allá del consumismo.

Combinar trabajo y vida

A la luz de estos hallazgos, ¿qué deben hacer los padres de niños pequeños? Si pueden combinarlo, lo mejor es que uno de los dos se quede en casa con el niño el mayor tiempo posible. Para estar seguros, recomiendo que las familias que tanto por su economía como por su estabilidad emocional puedan permitírselo, mantengan a uno de los padres en casa durante los primeros tres años. Como mínimo, sugiero un periodo de tres a seis meses después del parto. Es el plazo imprescindible para desarrollar los diferentes aspectos de la paternidad, para crear un vínculo afectivo con el bebé, para influir en el cerebro del niño como sólo los padres pueden hacer. Es más, si la madre da el pecho a su hijo, cuanto más tiempo pase en casa, más beneficios obtendrá el pequeño de esa experiencia.

No estoy sugiriendo que los niños que no reciben los cuidados exclusivos de sus padres por fuerza tengan que verse perjudicados. Si los que no pueden dedicarse a tiempo completo a sus hijos no dejan de ser conscientes de sus exigencias emocionales y neurológicas, si compensan la falta de tiempo con amor y de manera sistemática, dedicándoles las tardes, los fines de semana, los momentos que tengan libres, las cosas deberían salir bien. En definitiva, los niños tienen que dormir unas dos horas en el transcurso de una jornada de ocho. Si el personal de la guardería o la canguro son amables y entregados, seis o siete horas sin contar con la sintonía de la madre o el padre no es tanto. Los progenitores responsables que se concentran en el bebé el resto de las horas tienen, por lo general, tiempo suficiente para alimentar el cerebro del pequeño con atributos positivos, en especial si han pasado tiempo con él antes de reincorporarse al trabajo.

Una advertencia: se han realizado nuevas investigaciones que revelan que el llamado «tiempo de calidad» que los padres que trabajan reservan para estar con sus hijos puede ser más perjudicial que beneficioso. Gracias a un estudio llevado a cabo durante más de diez años con más de 1.000 parejas en las que ambos cónyuges trabajaban, los investigadores han constatado que cuando se pretende concentrar todo un día de contacto en un par de horas, los niños se ponen excesivamente ansiosos y posteriormente tienen dificultades para establecer relaciones personales. Así, el tiempo pasado con los hijos debería ser natural. Dos horas de estimulación intensa pueden ser perjudiciales, pero unos ritmos más naturales —que permitan los procesos de conectarse con ellos, desconectarse y reconectarse— establecen un patrón más normal que potencia la relación paterno-filial y estructura correctamente el cerebro.

Resumen

Las complejidades de la vida moderna —incluida la disolución de la familia nuclear y de la familia intergeneracional, así como la necesidad cada vez mayor de que los dos miembros de la pareja trabajen fuera de casa— han planteado nuevas cuestiones: ¿Cómo proporcionar a nuestros hijos unos cuidados infantiles adecuados que los enriquezcan emocionalmente y los estimulen intelectualmente? Los últimos estudios procedentes de Yale indican que en el ámbito de las guarderías sólo se estimula el desarrollo y el aprendizaje de entre el 12 y el 14 por ciento de los niños. Cuando se trata de bebés y de pequeños de entre uno y dos años, las cifras aún son más alarmantes: entre el 35 y el 40 por ciento de los niños que van a las guarderías están en entornos perjudiciales para su salud, su seguridad y su desarrollo.

Con estos datos no se pretende asustar a los padres que piensan llevar a sus hijos a una guardería o contratar a una persona que ayude a la madre. Pero hay que asumir los hechos. Tanto el pijama que lleva el niño como la cuna en la que duerme o la pintura que decora las paredes de la casa han tenido que superar controles de calidad muy estrictos. Sin embargo, esos mismos controles no se aplican a la persona en cuyas manos confiamos el cuidado de nuestro bebé durante ocho o diez horas diarias.

En general, los distintos estudios realizados demuestran que los resultados obtenidos en variables emocionales, sociales y del comportamiento son significativamente mejores en niños que reciben los cuidados de sus madres o sus padres.

Y algo más que hay que tener en cuenta: a los niños les va peor que a las niñas en las guarderías.

Puntos clave para madres y padres

- Llevar a un niño menor de dos años a una guardería todo el día es perjudicial para él y debería evitarse en la medida de lo posible.
- Las jornadas completas en guarderías ponen a los más pequeños en riesgo de tener problemas de apego, que se manifiestan, por una parte, en distanciamiento y, por otra, en una sociabilidad indiscriminada. Para construir una mente hace falta una mente, y es más probable que los niños que se relacionan con muchos cuidadores acaben sin saber muy bien qué lugar ocupan en el mundo y mostrándose emocionalmente inseguros.
- Si queremos contratar a una niñera, debemos comprobar sus referencias, entrevistarla más de una vez y pasar un tiempo en casa con ella antes de dejarla sola con el niño.
- Independientemente del tipo de atención infantil por el que optemos, debemos asegurarnos de hablar con nuestros hijos sobre su jornada diaria.
- Pasar demasiado tiempo viendo la tele es perjudicial para los niños, porque elimina la posibilidad de realizar otras actividades, los expone a contenidos violentos y disfuncionales, suprime su imaginación creativa y eleva el nivel de estímulo que necesita en su vida cotidiana, a la vez que limita su campo de atención.
- El denominado «tiempo de calidad» que los padres trabajadores reservan para sus hijos puede ser más perjudicial que beneficioso.

12

Cuando las cosas van mal: niños tristes y niños enfadados

Hace unos años asistí a un encuentro de la Asociación Americana de Psiquiatría que se celebraba en Toronto. Los asistentes quedaron muy impresionados con el contenido de una conferencia que daba un psiquiatra infantil de la Universidad de Massachusetts. Perihan Rosenthal hablaba de ocho niños con tendencias suicidas de edades comprendidas entre los dos años y medio y los cuatro años a los que había tratado en su consulta durante los cinco años anteriores. Expuso la historia de Benji, de dos años y medio, que dejó de comer durante dos semanas, amenazaba con tirarse a la calle delante de los coches y se provocaba graves daños mordiéndose. Presentó el fragmento de una conversación que habían mantenido durante una sesión:

> Terapeuta: ¿Por qué se hace daño el niño pequeño?
> Benji: Es malo. Nadie lo quiere.
> Terapeuta: ¿Por qué?
> Benji: Porque papá y mamá [sus padres de acogida] se han ido.
> Terapeuta: ¿Y por qué se han ido?
> Benji: Porque Benji es malo. Y ahora tiene que doler.

Aunque por lo general se considera que el comportamiento suicida entre los niños es algo raro, Rosenthal cree que ello se debe a que tanto padres como psiquiatras se niegan a ver lo evidente. Sencillamente, no se atreven a aceptar la idea de que los niños pueden sentirse muy deprimidos.

Las pruebas recopiladas por Rosenthal apuntan a lo contrario. En uno de sus estudios, se comparaba a 16 niños con tendencias suicidas de edades comprendidas entre los dos años y medio y los cinco años con otro grupo de niños de las mismas edades, sexo, raza y padres de idéntico estado civil y nivel socioeconómico, pero en este caso con trastornos de comportamiento que no incluían las tendencias suicidas. Lo que constató fue que 13 de los 16 niños suicidas no habían sido deseados por sus padres y que éstos los habían maltratado o descuidado. Los otros tres habían vivido relaciones muy problemáticas con sus cuidadores.

Hace poco, en una conferencia pronunciada en el Nuevo Hospital Infantil de Sydney, Australia, Louise Newman, directora clínica del Servicio Estatal de Salud del Suroeste de Sydney, también se refirió a la depresión infantil. Habló de que incluso niños de dos semanas de vida presentaban síntomas de depresión, estrés y ansiedad. «Todo ello indica que al pequeño no se le calma, no se le atiende, no se le cuida de la manera adecuada. Sus síntomas reflejan los problemas de sus padres —expuso ante el público—. La gente no creía que los bebés y los niños pequeños tuvieran sentimientos, y mucho menos depresiones. Pero el nuevo retrato que estamos haciendo de los bebés nos dice que no son las criaturas pasivas y totalmente dependientes que creíamos. Son pequeños seres complejos y socialmente activos.» Como tales, no son ajenos a los sentimientos de tristeza.

Ian Goodyear, del Departamento de Psiquiatría Infantil y Juvenil de la Universidad de Cambridge, estima que entre el dos y el cinco por ciento de los niños en edad escolar sufren algún trastorno depresivo grave. Una nueva encuesta realizada en los Estados Unidos muestra que hasta el diez por ciento de los niños cae en la depresión.

En estos tiempos de seguros médicos privados y atención concertada es más habitual que un médico recete medicamentos psiquiátricos y no que dedique el tiempo necesario para que los niños y sus padres hablen de lo que realmente les preocupa. En los últimos años, ha crecido la tendencia a tratar problemas de comportamiento con estimulantes, tranquilizantes y antidepresivos, ya estuviera justificado o no. En 1997, los médicos recetaron Prozac y otros antidepresivos a 600.000 jóvenes de edades comprendidas entre los 13 y los 18 años, lo que supuso un incremento del 46 por ciento respecto del año anterior.

Amplios sectores de la población, bajo la dirección de importantes creadores de opinión, han llegado a creer en un modelo médico de enfermedad mental, es decir, que todos los problemas psicológicos son problemas cerebrales. El argumento se establece de la siguiente manera: la depresión es una enfermedad como lo son la diabetes o la neumonía y, como estas enfermedades, responde ante un tratamiento farmacológico adecuado. La pastillita mágica del momento, el amo y señor de las recetas, es el Prozac.

William, de nueve años, toma una combinación de un estimulante y un ansiolítico. Su médico ha sugerido añadir también Prozac. Su madre se muestra entusiasmada con la medicación. «Los niños reciben grandes presiones, y a William le costaba asumirlas cuando era más joven —comenta su madre—. Tenía la autoestima baja, problemas con los trabajos escolares y dificultades para hacer amigos. Desde que toma la medicación, está mucho más calmado y más contento.»

En casos como los de William, no hay duda de que la medicina puede ser de ayuda. Tanto si sus problemas vienen causados por una predisposición genética, por una falta de sintonía cerebral en las primeras etapas de la vida o por una crisis familiar (el divorcio de los padres, por ejemplo), si es demasiado hiperactivo o depresivo para participar en actividades, es posible que el fármaco adecuado le ayude a centrarse en la escuela y en el psicólogo. Mejorar su capacidad de control sobre sus impulsos ayudará a William a sentirse mejor respecto de sí mismo; en consecuencia, sus profesores dejarán de verlo como a un niño problemático y los demás niños querrán ser sus amigos.

Pero para mejorar de verdad en sus problemas de autoestima, a William le hará falta algo más que una pastilla y el apoyo explícito de los demás. Todas las investigaciones realizadas con niños y adultos demuestran que los mejores resultados se obtienen con una combinación de fármacos y psicoterapia. Si nos limitamos a ver la depresión, los ataques de pánico, el alcoholismo, la bulimia, etc., como trastornos meramente genéticos o causados por un «desequilibrio químico», liberamos de toda responsabilidad no sólo a la persona que los padece, sino a su familia de origen y a la sociedad en conjunto. En vez de admitir y resolver daños y traumas pasados, de reconocer sus propias carencias y de trabajar para mejorar la vida familiar y las condiciones sociales, la gente consume más pastillas, desarrolla más enfermedades depresivas y comete más crímenes.

Un estudio llevado a cabo por el Instituto de Neuropsiquiatría de la Universidad de California en Los Ángeles (UCLA) demostraba que el cinco por ciento de 662 niños preadolescentes que recibían tratamiento en sus instalaciones durante un periodo de cuatro años, tenían conductas gravemente autodestructivas o suicidas. Morris Paulson, psicólogo clínico que dirigió el estudio, encontró un denominador común entre esos jóvenes angustiados. «En todos los casos sus hogares no eran capaces de proporcionar la comprensión y los cuidados que necesitaban.» Esos niños tienden a sentirse poco queridos, poco deseados, inferiores, incapaces y alienados. Se perciben a sí mismos como individuos sin valor y, como le sucedía a Benji, suelen culparse por el desinterés, el rechazo o el maltrato que padecen.

Las niñas suelen ocultar sus sentimientos de depresión tras síntomas psicosomáticos. Dolores de cabeza, de estómago, trastornos de alimentación. Los niños tienden a manifestarlos mediante la agresividad, con actos de gamberrismo, vandalismo y de pequeña delincuencia. En ambos sexos es probable que se den cambios radicales en su rendimiento académico, sus intereses y sus hábitos de sueño, así como un marcado incremento de la incidencia de accidentes graves.

En casi todos los estudios analizados, una de las causas importantes de inestabilidad infantil identificada y descrita es la gran incidencia de hogares desestructurados a causa de muertes, separaciones o divorcios. Un grupo mostraba que la calidad de la vida doméstica posterior a la pérdida prematura de uno de los padres estaba muy relacionada con el desarrollo de psicopatologías posteriores. Las pruebas dejan poco lugar para las dudas: una paternidad poco responsable, que no tenga en cuenta esa pérdida temprana, está asociada a una mayor incidencia de la depresión. En casos de pérdida de uno de los padres, la probabilidad de que el padre que queda a cargo de la crianza del niño no lo eduque adecuadamente aumenta, ya que él mismo está luchando por superar la pena, la ansiedad o la rabia que siente. Está claro que estos sentimientos ponen en peligro la capacidad del padre o la madre para atender las necesidades de su hijo.

La respuesta de cada niño depende no sólo de los sentimientos y el comportamiento del miembro de la pareja que sobrevive, sino también del tipo de relación que el pequeño tenía con el que ha muerto. Se trata de un asunto muy complejo, porque un niño que necesite aferrarse a la fantasía de que tiene una buena madre puede incluso llegar a idealizar a una madre mezquina y maltratadora, mientras que un padre maravilloso y entregado puede ser demonizado por un hijo enfadado con él por haberlo abandonado. Ahora bien, habiendo dicho esto, una relación positiva con el padre desaparecido será en general más dolorosa a corto plazo pero propiciará una mayor salud emocional a la larga.

Ya hemos visto el efecto que la ansiedad, el estrés o la depresión de las madres puede tener sobre sus bebés, tanto durante el embarazo como poco después del parto. Más adelante, los niños deprimidos descubrirán que su estado anímico agrava un sistema neurobiológico ya amenazado. Hay pruebas claras que asocian la depresión con un aumento discreto pero significativo de la actividad del sistema nervioso autónomo, en especial el sistema simpático y el área en torno al eje hipotalámico-pituitario-suprarrenal. Como consecuencia de ello, los niveles en la sangre de las hormonas del estrés, la cortisona y la beta-endorfina, se elevan cuando la función inmunitaria disminuye. Si este niño, además, se encuentra alejado de sus padres y de su comunidad, puede convertirse en víctima de algo más grave que la depresión: la agresión, la violencia, el crimen.

Niños agresivos

Cuando un niño crece en una familia desestructurada, dentro de un medio social desintegrado, aumenta considerablemente la probabilidad de que dirija su ira hacia los demás y no hacia sí mismo. Existen estudios que apuntan con cierta insistencia que los niños maltratados, empezando por los bebés y los niños de uno o dos años, manifiestan bastantes más trastornos de conducta y comportamientos antisociales que los que no lo son. Es más probable que los niños maltratados y abandonados acaben detenidos por cometer delitos, se conviertan en criminales y manifiesten comportamientos criminales violentos que los que no lo son. Entre los varones, las tasas de delincuencia, criminalidad y comportamiento criminal violento son mayores que entre las mujeres.

Por desgracia, en los últimos años se han incrementado espectacularmente los crímenes violentos protagonizados por niños de hasta diez años. Casi cada día oímos relatos espeluznantes de un fenómeno que no conoce fronteras. Un crimen, cometido en las vías de un tren en febrero de 1993, mantuvo en vilo a Inglaterra: la «muerte a patadas» de un niño de dos años que había sido secuestrado de un centro comercial de Liverpool. Cuando más tarde se encontró su cuerpo, se vio que el pequeño había recibido unas heridas tan horripilantes que los policías que lo hallaron lloraron de espanto. Pero las cámaras de seguridad del centro comercial habían grabado a los secuestradores en vídeo, y así se logró detenerlos. Eran dos niños de diez años que según se supo, hasta entonces se habían limitado a torturar a los animales del barrio.

En Orlando, Florida, se condenó a un niño de nueve años acusado de agresión grave y violencia doméstica, tras haber amenazado con matar a su madre y a otros tres niños si no le daban el juguete que quería en un Burguer King. La cadena de hamburgueserías llevaba un tiempo distribuyendo unos muñequitos de la película *El jorobado de Notre Dame*, de Walt Disney, junto con sus menús infantiles. Cuando la madre del niño emprendió el camino a casa, en vez de parar en el restaurante de comida rápida, el niño la agarró por el pelo y la tiró al suelo del monovolumen hasta que ella lo convenció de que la soltara. Más tarde sacó una navaja, se la acercó al cuello y le dijo que la mataría a ella y a los otros tres niños si no daba media vuelta y lo llevaba al restaurante.

En Tokio, mientras tanto, la policía arrestó a un chico de 14 años que aseguraron se había confesado autor del asesinato de un niño más joven que él, a quien había cortado la cabeza para arrojarla posteriormente al patio de un colegio. El niño, del que no se facilitó la identidad, vivía en una zona en la que había aparecido la cabeza mutilada de un niño de un año. Le habían arrancado los ojos y tenía la boca abierta de oreja a oreja. En una nota que había junto a la boca, el asesino llamaba «idiotas» a los policías y declaraba que aquello era el «principio del juego... me divierte mucho matar a gente. Deseo desesperadamente ver morir a alguien».

En los últimos años hemos asistido a un incremento espectacular del número de niños que cometen crímenes violentos, de naturaleza psicopática. En las décadas pasadas era frecuente atribuir estas tendencias a la genética. Y está claro que los genes desempeñan un papel. Pero los últimos estudios muestran que el riesgo de trastornos y patologías puede incrementarse de manera notable si las condiciones que se dan durante la gestación y los primeros años de vida son negativas. Un cuidador depresivo puede predisponer estructuralmente el cerebro de su hijo a la decepción y a la desesperación. Los niños a los que de manera sistemática se ignora o se insulta pueden manifestar distintos trastornos, como ansiedad, depresión, psicopatología. Llevados a un extremo, el estrés y los malos tratos son capaces de alterar el termostato emocional del cerebro y provocar un comportamiento antisocial, una ira explosiva, un crimen violento. Si el maltrato que recibe el niño es lo bastante grave, hasta el cerebro más sano puede resultar dañado.

De la misma manera, a los niños con una predisposición genética hacia la psicopatología o que hayan sido traumatizados antes de nacer o durante el parto, puede evitárseles una vida de infelicidad futura mediante una paternidad cariñosa y atenta.

Los orígenes de la violencia

La flexibilidad del cerebro humano ha sido la clave de nuestro éxito como especie. Sólo un cerebro construido por su entorno podía ser capaz de responder a condiciones tan diversas como las vastas extensiones de las sabanas africanas y la embestida de las glaciaciones, los rigores de la agricultura y la precisión requerida para la fabricación de herramientas, así como a la diversidad de lenguajes, desde el chino y el inglés, por una parte, hasta el canto, por otra. Como gran parte de nuestra historia primitiva exigía cierto talento para hacer frente a los peligros, los rasgos que en la actualidad son expresiones de violencia constituían importantes prioridades evolutivas.

En nuestro esfuerzo por entender la violencia y su impacto en los más jóvenes, es útil contar con una perspectiva amplia. Hace unos 250.000 años, unos pocos Homo sapiens —nuestros antepasados— salieron de África para iniciar el proceso multigeneracional de habitar y acabar transformando el planeta. El éxito de esta empresa dependió en gran medida de la flexibilidad del cerebro: podía adaptarse a gran variedad de entornos, transmitir información de generación en generación y evolucionar en el terreno de lo cultural (entendido como contrario a lo biológico). Sin un cerebro así no podríamos haber sobrevivido, pues a lo largo de la mayor parte de nuestra historia la vida era impredecible y peligrosa. Desde desastres naturales y climas extremos hasta ataques de animales salvajes y agresiones despiadadas de otros seres humanos, nuestros ancestros habitaban un mundo caprichoso, brutal e implacable. Para la construcción del cerebro hace falta experiencia, y para nuestros predecesores esa experiencia fue violenta.

Bruce D. Perry, director de los Programas para los Traumas Infantiles, de la Facultad de Medicina del Baylor College y el Hospital Infantil de Texas, destaca que los cerebros cincelados en la violencia reflejan ese hecho en las culturas que desarrollan. «La evolución de culturas complejas y de la "civilización" no ha protegido a millones de personas de la brutalidad que ha caracterizado la "escalada" de la humanidad —afirma Perry—. Mientras que la "civilización" ha hecho que disminuya nuestra vulnerabilidad ante los depredadores no humanos, ha servido de poco para minimizar la violencia de la especie.» Así es. La violencia institucionalizada, desde la esclavitud hasta la inquisición, pasando por los genocidios sistemáticos, nos ha seguido hasta la era moderna.

Pero este legado de violencia ya no nos es útil para nuestra supervivencia como especie. En realidad, las armas nucleares y biológicas, los últimos instrumentos de la violencia, podrían destruirnos a todos. A pesar de las exigencias de cooperación de la vida actual, nuestras psiques han conservado la cultura de la violencia desde tiempos remotos. Cuando no podemos canalizar ese instinto en aras de la supervivencia, lo filtramos en el tejido de nuestras vidas cotidianas. La violencia doméstica, los malos tratos físicos y emocionales, los abusos sexuales, la violación, las agresiones, la violencia racial, la violencia desaforada de ejércitos y ataques terroristas, la opresión de los gobiernos, la brutalidad de las imágenes que nos llegan a través de los medios de comunicación..., todo esto crea un clima de violencia que afecta a los más vulnerables, en especial a los más jóvenes.

El ciclo de la violencia

Es posible que los niños de hoy sientan que la cultura de la violencia es omnipresente. ¿Cuántos niños estadounidenses han presenciado la trágica destrucción de las Torres Gemelas del World Trade Center de Nueva York, al menos por televisión? ¿Cuántos temen que vayan a producirse ataques terroristas aéreos, o que lleguen a través del correo, o provocados por vecinos a los que no conocen o en quienes no confían? El ambiente de violencia, telón de fondo de nuestra evolución, sigue con nosotros.

La experiencia de la violencia suele producirse dentro de un contexto comunitario de riesgo. El 30 por ciento de los niños que viven en barrios con altos índices de criminalidad, en ciudades como Chicago, ya han presenciado un homicidio cuando tienen 15 años, y más del 70 por ciento han sido testigos de alguna agresión grave. Parece increíble, pero estas cifras se parecen a las experiencias que se producen en tiempos de guerra. Un estudio del Instituto Nacional de Salud Mental mostraba que el 43 por ciento de los niños de quinto y sexto curso habían presenciado algún atraco en barrios considerados «moderadamente violentos», en Washington D. C. En la zonas violentas de los Estados Unidos, las armas se han convertido en un hecho aceptado de la vida cotidiana tanto por niños como por adultos. Los niños de estas comunidades suelen ser pobres y estar muy expuestos a situaciones de abandono y malos tratos. Tienen mayores probabilidades de vivir en familias en las que el padre no está, a enfrentarse a la incapacidad de sus progenitores por causa de depresiones o consumo de drogas y a ser criados por cuidadores con poca educación y pocas perspectivas de promoción laboral.

A pesar de la omnipresencia de la violencia en la televisión y en la propia comunidad, la mayor parte de los actos violentos que se producen en los Estados Unidos tienen lugar en el ámbito doméstico. Y son las experiencias precoces en el seno de la familia las que con mayor frecuencia explican el comportamiento de adolescentes y adultos, que posteriormente se entregan a crímenes destructivos. En los casos de mayor riesgo, los niños son literalmente «incubados en el terror», en un proceso que altera el cerebro de manera permanente. Estos niños dañados se incorporan al ciclo de la violencia que pasa de una generación a la siguiente.

En realidad, cuando se habla de violencia, son muchos los estudios que ya han abandonado la dicotomía entre naturaleza y educación. En los últimos años, en los medios de comunicación y entre algunos psicólogos, ha estado bastante de moda referirse con todo lujo de detalles a la llamada «neurobiología de la violencia». Según esta teoría, los criminales más violentos suelen contar con algún indicador bioquímico. La búsqueda de este indicador en la sangre, en la médula espinal, en el ADN, ha sido exhaustiva pero no ha dado frutos. Aunque hay criminales violentos que sufren anormalidades, los científicos nunca han sido capaces de detectar diferencias significativas en los genes.

En realidad, el único indicador fiable de violencia en la edad adulta ha resultado ser la exposición temprana a la violencia y el abandono. Los niños que han sido víctimas de malos tratos suelen convertirse ellos mismos en maltratadores, y las víctimas jóvenes de actos violentos corren el riesgo de convertirse en criminales violentos. En conjunto, los datos que arrojan cientos de estudios documentan sólidamente la idea de la transmisión intergeneracional de la violencia y el maltrato.

La psiquiatra de la Universidad de Nueva York Dorothy Otnow Lewis se ha pasado cuatro años estudiando la violencia juvenil. En una de sus investigaciones se dedicó a comparar a niños con tendencias agresivas homicidas con un grupo de control. En general, constató que era más probable que los niños con tendencias homicidas procedieran de hogares violentos. En el 62 por ciento de las familias con hijos de tendencias homicidas, los padres habían ejercido la violencia física contra sus mujeres, mientras que en el grupo de control el porcentaje no superaba el 13 por ciento. El alcoholismo era bastante más común entre los padres de los niños violentos, el 52 por ciento frente al diez de los padres del grupo de control. Un 29 por ciento, aproximadamente, de los niños con tendencias homicidas había recibido malos tratos por parte de su padre, frente al siete por ciento de los niños del grupo de control. Los primeros, además, solían tener a sus espaldas una historia de enfermedad mental que afectaba a algún familiar; el 43 por ciento de sus madres habían sido ingresadas en algún hospital psiquiátrico, frente al siete por ciento de las madres de niños del grupo de control.

En un estudio posterior, Otnow Lewis realizó durante seis años el seguimiento de un grupo de nueve chicos que manifestaban una conducta extremadamente violenta. Tenían entre 12 y 18 años. Uno de ellos había quemado su cama a los cuatro años, había violado a un niño menor que él a los 14 y había sido acusado de asesinato en primer grado más tarde, a los 18. Otro había estrangulado a una niña a los dos años, había tirado un perro por la ventana a los cuatro, le había roto el brazo a su hermana hacia los ocho, había atacado y violado a una chica a los 16 y, finalmente, había violado y asestado 30 puñaladas a una mujer a los 18. Como ilustra su estudio, la agresividad, como la inteligencia, tiende a permanecer estable a lo largo de la vida.

Esa idea se ve apoyada por el seguimiento a 875 niños de primaria de las zonas rurales del estado de Nueva York, que se ha prolongado por espacio de 20 años. Los investigadores han constatado que los niños a los que sus compañeros consideraban más violentos a los ocho años, se consideraban a sí mismos muy violentos —coincidiendo en ello también sus cónyuges— a los treinta. Entre los hallazgos del estudio destaca lo siguiente:

- Los niños son más agresivos que las niñas, pero si una niña es agresiva a los diez años, seguirá siéndolo en el futuro, igual que los niños.
- La agresividad temprana que se manifiesta en el colegio es potencialmente extensible a actos antisociales graves al entrar en la edad adulta.
- Los niños más agresivos se convierten en los adultos más agresivos.
- Las personas consideradas violentas cuando son jóvenes tienen una mayor probabilidad de cometer actos violentos, así como malos tratos físicos a sus cónyuges y a menores cuando son adultos.
- La agresividad se transmite de generación en generación en el seno de la familia.

La historia vital de uno de estos jóvenes relatada por un pediatra pone las cosas en su sitio:

«Conocí a Buddie cuando tenía trece años. Estaba en segundo curso de secundaria y asistía a un buen instituto de la zona este de Vancouver. El médico de cabecera que me lo remitió conocía a su madre desde que era una niña y había sido su médico desde entonces, pasando luego a visitar a Buddie. Comentó que ya desde que iba a primaria le habían recomendado que se sometiera a exámenes para evaluar su comportamiento y aplicarle algún tratamiento. Me dijo que a pesar de vivir en la pobreza crónica y en el caos, la madre de Buddie había hecho lo que había podido.

»Solicité ver los informes médicos y los escolares y me comprometí a estudiarlos antes de conocer a Buddie. Pero, antes de lo previsto, su madre y su padrastro me lo trajeron de urgencia, a instancias del asesor escolar. Acababan de expulsarlo por pelearse en los pasillos. Y no sólo eso, le había clavado una navaja a un contrincante.»

Aunque Buddie tenía algunos síntomas que encajaban con el síndrome de alcoholismo fetal, su examen neurológico era normal y sabía leer bien en relación con su nivel académico.

«Buddie y su madre me confirmaron que había tenido dificultades desde que iba al parvulario —proseguía el pediatra—. Siempre había mostrado aptitudes, pero también falta de aplicación. Era un visitante asiduo al despacho del director, se saltaba clases y amenazaba a sus compañeros para que le hicieran los deberes; cuando desaparecía algo, al parecer él siempre estaba presente.»

El caso era complejo: el historial de Buddie incluía incendios, episodios de destrucción de bienes, robos en tiendas, inhalación de cola y quejas por hostigamiento sexual. A su madre y su padrastro los habían investigado los servicios sociales por posible dejación de funciones y por malos tratos; los dos tenían un pasado de alcoholismo y drogadicciones múltiples.

«Me sorprendió que Buddie aguantara tan bien, y cometí el error de comentárselo a su madre —explica el pediatra—. Se puso furiosa y salió de la consulta dando un portazo. Buddie esbozó una breve sonrisa y la siguió.

»Lo que vino a continuación fue una serie de faltas leves sin cargos. Mientras tanto, Buddie había empezado a consumir drogas y poco a poco fue entrando en el ambiente del crack. Hacía tiempo que no iba al instituto y su madre apenas lo veía. Pero, por algún extraño motivo, seguía viniendo a la consulta a visitarse, aunque en realidad sólo acudía la mitad de las veces que tenía cita.»

Con el tiempo, el médico supo por qué: Buddie se había dedicado a robar talonarios de recetas y a extender recetas falsas de Ritalin.

«Me pareció que la única manera de poder ayudarle era incorporarle a algún programa de psiquiatría forense que dictara algún juez, para poder sacarlo así de su entorno. Ingresó en un centro de detención y, durante su estancia allí, me envió algunas notas bastante desagradables y amenazadoras.»

Aquel pediatra no volvió a ver a Buddie, pero siguió su evolución. «Seguí su trayectoria hasta que cumplió los 18 años porque siempre había alguna institución que me escribía para solicitarme copia de su historial médico», explica el doctor. Aquellas peticiones venían acompañadas de artículos aparecidos en la prensa local: atracos a mano armada, indicios de violación, varios cargos por conducción temeraria y, finalmente, la brutal paliza al empleado de una tienda. La víctima estuvo a punto de morir y sufrió daños irreversibles que lo dejaron discapacitado de por vida.

«Ojalá hubiera podido hacer más por Buddie —me comentó el pediatra—. Seguramente comparto esta sensación con el centenar aproximado de profesionales que han tenido algún trato con él y con su madre a lo largo de estos años.»

Violencia y cerebro

La ruta que conecta a un niño que se siente aterrorizado con un adolescente que provoca el terror en los demás tiene que pasar forzosamente por el árbitro del comportamiento, esto es, el cerebro. Porque después de todo, es el cerebro el que permite que la víctima infantil se adapte a las condiciones del trauma violento, y es ese mismo cerebro el que años después engendra el comportamiento violento del agresor en quien el niño se ha convertido. ¿Cómo evoluciona la capacidad de adaptación creada para posibilitar la supervivencia del niño hasta llevarlo a protagonizar actos de violencia agresiva?

En busca de una respuesta, Bruce Perry ha sintetizado una amplia gama de estudios, entre los que se incluyen los suyos, para apuntar una teoría sobre el modo en que la violencia germina en el cerebro. «La increíble capacidad del cerebro humano para desarrollarse en función de dependencia —es decir, creciendo, organizándose y operando en respuesta a la experiencia del entorno— implica que el elemento de modificación más importante de todo el comportamiento humano es la experiencia —afirma Perry—. Como el cerebro se desarrolla de manera secuencial y jerárquica, las áreas más complejas de la corteza y del sistema límbico empiezan a modular, moderar y "controlar" las secciones inferiores del cerebro, más primitivas y "reactivas". Estas distintas áreas cerebrales se desarrollan, se organizan y se hacen plenamente operativas en diferentes estadios de la infancia. Por ejemplo, al nacer, las áreas troncales del cerebro responsables de regular las funciones cardiovasculares y respiratorias están listas para entrar en acción, mientras que las áreas corticales encargadas del conocimiento abstracto no llegarán a ser totalmente operativas hasta que pasen bastantes años.

»Un niño de tres años frustrado, con una corteza cerebral relativamente desorganizada —añade Perry—, lo pasará mal si intenta controlar el estado de excitación: gritará, dará patadas, morderá, tirará cosas al suelo, pegará. El niño mayor, cuando sienta frustración, tal vez tenga deseos de patalear, morder y escupir, pero ya ha "construido" la capacidad de controlar e inhibir esos impulsos.»

El proceso de desarrollo cerebral es siempre secuencial. A medida que el niño crece, hay partes más desarrolladas del cerebro, especialmente la corteza, que mejoran cada vez más su capacidad para inhibir los impulsos de las regiones cerebrales más primitivas, menos maduras. Si la corteza está dañada, si pierde sus funciones a causa de alguna herida o enfermedad —una embolia, por ejemplo— la capacidad para inhibir el cerebro primitivo y sus impulsos también se verá perjudicada. Pero el daño también se producirá si la corteza se ha visto privada de la experiencia necesaria para su desarrollo. En ese caso, los impulsos del cerebro primitivo dominan, y predisponen al individuo a manifestar reacciones desproporcionadas.

Los individuos violentos llevan este fenómeno mucho más lejos. Si durante la primera infancia el cerebro inferior se ha estimulado más de la cuenta por medio de una exposición continuada al estrés traumático, mientras el cerebro superior ha recibido cantidades insuficientes de «alimento», la balanza se inclinará claramente a favor de la violencia.

En este caso, la idea está muy clara: al inundar el cerebro a través de las puertas de la percepción, la experiencia traumática organiza miles de millones de células cerebrales y billones de conexiones sinápticas en redes neuronales enfermas. Unas investigaciones recientes llevadas a cabo por la Universidad Rockefeller, de Nueva York, demuestran que este trauma opera, literalmente, como un interruptor genético, que hace que el mecanismo de construcción de proteínas se detenga y se ponga en marcha en momentos equivocados, y el resultado son redes anormales de células cerebrales.

Una característica de esas redes enfermas es la producción excesiva de cortisol y adrenalina, hormonas del estrés.

Los entornos que propician el estrés llevan a la expresión excesiva de los genes responsables de la supervivencia en situaciones de amenaza para la vida; cuando estos genes se producen en exceso, el resultado habitual es un incremento de comportamientos agresivos y violentos bajo una amplia gama de circunstancias.

¿Por qué son más destructivos los traumas producidos a edades muy tempranas que otras situaciones negativas que tienen lugar en etapas posteriores de la infancia? La neurociencia del desarrollo lo deja muy claro: A causa del desarrollo secuencial del cerebro, las alteraciones que se producen en los periodos prenatal y perinatal alteran la estructura del tronco cerebral y del cerebro medio. Esas malformaciones forzosamente han de alterar el desarrollo del cerebro límbico y de la corteza, ya que estas regiones avanzadas dependen, para su normal organización, de las señales que envían las regiones inferiores.

La cadena neurofisiológica del desarrollo es inmutable. Como consecuencia, un niño de 12 años podría sobrevivir a dos semanas de aislamiento en las que nadie le tocara ni le dirigiera la palabra. Pero para un bebé de dos meses, un aislamiento de esas características podría ser devastador, le causaría daños cerebrales permanentes en el cerebro.

La fisiología del trauma, los malos tratos y el abandono

Como los cerebros infantiles se desarrollan en función de dependencia, tienen por fuerza que adaptarse. Y lo hacen manteniendo un estado de hipervigilancia. Inmersos en un miedo constante, alcanzan de modo permanente una predisposición a la huida o al combate. Después de todo, si el cerebro detecta peligro, es el cuerpo el que tiene que salir corriendo, agazaparse o confundirse con el entorno y esconderse.

Está claro el porqué los niños sometidos a estallidos de violencia frecuentes e impredecibles deben mantenerse hipervigilantes e hipersensibles, siempre alertas para enfrentarse al problema o escapar. Pero las cualidades que los protegen de unos padres maltratadores se convierten más tarde en rémoras. Organizado de acuerdo a la experiencia, el cerebro adulto de una persona maltratada durante la infancia tiene una visión distorsionada del mundo. Al reaccionar ante todo con el mismo estado de miedo —que responde al nivel cerebral inferior—, en un tipo de respuesta que en la infancia es adaptativa, estos individuos tienden a interpretar las palabras neutras o los comportamientos sin carga intencional negativa como agresiones, y a reaccionar a lo que perciben como actos en su contra de manera impulsiva y a menudo violenta, en consonancia con la estructura de sus cerebros y con los recuerdos que han almacenado en ellos.

Una de las agresiones más perjudiciales para el cerebro en desarrollo proviene del desinterés que muestran los padres por sus hijos. Perry relata que un joven de 15 años vio a otro que llevaba unas zapatillas deportivas que le gustaron. Se las robó a punta de pistola. No contento con ello, el joven le acercó el cañón a la cabeza, sonrió y le disparó. Cuando más tarde le preguntaron si cambiaría algo de lo que hizo, en caso de poder volver atrás, respondió: «Me limpiaría las zapatillas.» Las suelas tenían restos de sangre, cosa que facilitó su detención. Aunque se lamentaba de su captura y detención, aquel chico no sentía ninguna empatía con el dolor de su víctima ni remordimiento alguno por el acto en sí mismo.

¿Qué había ocurrido para que un joven de 15 años fuera tan rematadamente malo? Cuando era pequeño, sus primeros cuidadores lo habían descuidado y humillado. Perry asegura que aquello le provocó un retraso emocional. La falta de experiencia crítica le impidió desarrollar la parte del cerebro que debería haberle permitido sentirse en conexión con otros seres humanos. De la misma manera que el niño con retraso cognitivo carece de la capacidad de entender conceptos abstractos, este joven asesino carecía de la capacidad para conectar de manera saludable con sus congéneres.

Perry, que se remite a casos de niños traumatizados de manera crónica, describe un perfil psicológico muy bien definido: aumento del tono muscular, ligero aumento de la temperatura, incremento de la respuesta de alarma, alteraciones graves del sueño, dificultad para controlar el temperamento y notable grado de ansiedad. Los niños tienden a exteriorizar estos síntomas con comportamientos predatorios y agresivos e incluso manifiestan una disminución del ritmo cardíaco —cosa que indica mayor serenidad— cuando se les pide que hablen sobre sucesos violentos. Las niñas, por su parte, suelen interiorizar los síntomas manifestando conductas autodestructivas, incluidos los trastornos de alimentación y los episodios de mutilación.

¿Puede sorprenderle a alguien que en los Estados Unidos se haya asistido a un aumento desproporcionado de trastornos de alimentación? Según el Comité para la Infancia, la Juventud y la Familia de la Cámara de Representantes, la anorexia y la bulimia afectan entre un 10 y un 15 por ciento de las adolescentes y las mujeres jóvenes. La incidencia de la anorexia nerviosa, en concreto, se ha duplicado en las últimas dos décadas. Y se estima que los casos de bulimia entre mujeres jóvenes que estudian en ciclos superiores alcanzan el 19 por ciento.

No hace mucho, una joven paciente que acude a mi consulta me comentó: «Como compulsivamente, tomo pastillas compulsivamente, practico el sexo compulsivamente. Si no lo hiciera, destrozaría todo lo que hay en casa, y a todos los que viven dentro.» En dos frases había expuesto con claridad toda una amalgama de diagnósticos científicos, teorías y tratamientos. Había crecido con una sensación de ansiedad, desamparo, rechazo, ira y desprecio, y su manera de sobrevivir a aquel dolor psíquico la llevaba a dos posibles caminos: podía interiorizarlo a través de una serie de comportamientos autodestructivos, desde adicciones a depresiones, pasando por intentos de suicidio, o exteriorizarlo en forma de actos de violencia y agresión dirigidos a los demás.

El cóctel de la violencia

La mayoría de los niños traumatizados o abandonados no acaba convirtiéndose en criminales o sociópatas. Por lo general, si estos pequeños han tenido alguna relación positiva —con algún abuelo, por ejemplo, o con algún profesor afectuoso— seguramente saldrán adelante e incluso prosperarán. Sin embargo, los que no hayan tenido tanta suerte sentirán con toda probabilidad una sensación de vacío y soledad, porque son incapaces de conectar con los demás. Otros sí conectan, pero sólo mediante relaciones destructivas o problemáticas. Como carecen de empatía y confianza a varios niveles, son mucho más susceptibles que otros de manifestar comportamientos antisociales: mienten, engañan o roban.

Se han llevado a cabo estudios en los que se ha demostrado que las personas más violentas no lo son sólo a causa de haber recibido malos tratos a edad temprana, sino por una mezcla de factores, entre los que se incluyen la predisposición genética, el trauma natal, la falta de entrega por parte de los cuidadores y la falta de estimulación cognitiva.

Consideremos por un momento las historias de estos dos asesinos. David Edwin Mason y Robert Alton Harris pasaron los últimos años de sus vidas en el corredor de la muerte antes de morir en la cámara de gas en 1991 y 1993, respectivamente, tras haber sido condenados por el estado de California a causa de unos espantosos actos de violencia. El informe de Mason revela que fue un niño triste y solitario cuya madre en un principio intentó abortar sin conseguirlo, y al que nunca dejaron de explicarle que era un hijo no deseado. Sus hermanas mayores describen un hogar en el que los abrazos y las risas estaban prohibidos y en el que el padre pegaba cada día al joven David con el cinturón y la madre, con una vara.

Cuando sólo tenía cinco años, David intentó suicidarse tragándose el contenido de un frasco de pastillas y prendiendo fuego a su ropa. A los ocho años ya empezó a exteriorizar su hostilidad incendiando la iglesia y el colegio. Sus padres empezaron a encerrarlo bajo llave en una habitación que llamaban «la mazmorra», que tenía todas las contraventanas clavadas para que no entrara nada de luz. Cuando se orinaba en la cama o se ensuciaba la ropa, lo obligaban a caminar con las ropas sucias envueltas en la cabeza.

A los 23 años, Mason estuvo nueve meses cometiendo asesinatos en el barrio en el que se había criado; estranguló a cuatro personas, ancianos y ancianas. Más tarde confesó que «era algo que siempre le había apetecido hacer».

Los inicios de Harris son sorprendentemente parecidos. Fue sietemesino, y nació después de que su madre sufriera una hemorragia como consecuencia de las brutales patadas que le dio su iracundo marido. Como en el caso de la familia Mason, tanto el padre como la madre le pegaban con frecuencia; el padre le daba puñetazos, y en una ocasión, cuando aún no había cumplido los dos años, le rompió la mandíbula. Si cuando estaban sentados a la mesa, Robert cogía algo sin pedir permiso, su padre le clavaba el tenedor en la mano.

El «deporte» que practicaban consistía en que el padre cargaba la escopeta y le decía a sus hijos que tenían treinta minutos para esconderse fuera de la casa; luego él los cazaría como a animales. Amenazaba con disparar al primero que encontrara, y a todos los demás. A aquel hombre lo encarcelaron por abusar sexualmente de sus hijas, y la madre murió alcoholizada y víctima del tabaquismo.

Al igual que Mason, Harris empezó pronto a manifestar agresividad contra los animales y las personas. A los 25 años, disparó contra dos adolescentes en San Diego y los mató. La acusación reveló a los miembros del jurado que Harris se había burlado sin compasión alguna de sus víctimas antes de matarlas, se había reído de ellas tras apretar el gatillo y una vez asesinados, se había comido tranquilamente las hamburguesas que los jóvenes se habían comprado para ellos.

Al abordar el tema de las características psiquiátricas, neurológicas y familiares de los asesinos, Dorothy Otnow Lewis destaca que la combinación de un comportamiento violento por parte de los padres, los malos tratos graves, la enfermedad mental de un familiar próximo, las deficiencias neuronales y la sintomatología psicótica son las características que diferencian más claramente a los asesinos del resto de delincuentes. Aunque haber estado expuestos a la violencia hace que los niños corran un mayor riesgo de convertirse en adultos violentos, es la combinación de todos estos factores la que caracteriza con mayor frecuencia a estos criminales tan despiadados.

La decadencia social y cultural de ciertas comunidades no hace sino agravar la situación. Los niños que crecen en la pobreza o en familias monoparentales, con madres adolescentes o drogadictas, y sin buenas escuelas que neutralicen el daño, tienen una gran probabilidad de recibir una formación violenta y de acabar cometiendo actos de violencia delictiva.

Es más, al estudiar a los niños que acuden a su centro, Perry ha constatado que a veces la gota que colma el vaso es un sistema de creencias. «El racismo, el machismo, la misoginia, la idea de que los niños son propiedad de los padres, la idealización de héroes violentos, la tolerancia cultural al maltrato infantil, el tribalismo, el patrioterismo agresivo, el nacionalismo..., todo ello desencadena, facilita, alienta y nutre a los individuos violentos», asegura Perry. Hasta que comprendamos y abordemos la relación que existe entre los sistemas culturales, las creencias, las prácticas educativas y las influencias prenatales y perinatales que aquí se describen, no seremos capaces de prevenir la violencia en nuestro entorno.

Maltrato emocional

Hay padres que tal vez no levanten la mano a sus hijos, pero los maltratan emocionalmente hasta que el daño es igual de grave. Gritarles en todo momento, criticarlos, quitarles méritos, avergonzarlos, arroja a los niños a la misma modalidad de huida o combate que experimentarían si sus padres los golpearan.

Si estos malos tratos verbales se combinan con los físicos, el daño puede ser aún más devastador.

En un estudio reciente se analizaba a los peores maltratadores de esta categoría, a los que los psicólogos denominan «maltratadores cíclica y emocionalmente volubles». Los investigadores han constatado que estos padres golpean y avergüenzan a sus hijos igual que lo hacían los padres de Mason o de Harris. Es más, se ha descubierto que avergonzar a un niño —sobre todo si lo hacen los padres, más que las madres— es el factor más importante de los que conducen a que un hombre, cuando se hace adulto, maltrate a su mujer. Cuando en el estudio se descartaron los malos tratos físicos en la infancia, las experiencias en las que los niños eran avergonzados por sus padres seguían estando fuertemente relacionadas con la ira y los malos tratos de los adultos. Sin embargo, el caso contrario no se daba; los malos tratos físicos infligidos por el padre no convertían, por sí solos, al hijo en un maltratador. Hacía falta que se produjera la combinación letal de maltrato físico y escarnio verbal para que el niño se convirtiera en un maltratador cíclica y emocionalmente voluble. Pero los investigadores constataron que, por desgracia, dicha combinación era mucho más frecuente que la aparición aislada de uno u otro factores.

Privación cognitiva y violencia

Privar a los niños de estimulación cognitiva también puede predisponerlos a la violencia. En definitiva, es la corteza cerebral, sede del pensamiento, la que juega un papel fundamental de inhibición de los impulsos violentos de nuestro cerebro primitivo. Cuanto más ricos sean los recursos de la corteza, más probable será que ésta regule de manera eficaz las señales que se eleven desde niveles inferiores. Un cerebro infantil privado de experiencias sensorio-motrices, de un entorno rico en colores, estímulos visuales, sonidos y olores, así como del toma y daca del lenguaje y de la guía atenta de un cuidador, es más susceptible de sufrir el subdesarrollo del ámbito cognitivo. Por ejemplo, cuando Bruce Perry examinó los escáneres de 12 niños gravemente desatendidos, constató que siete de ellos tenían regiones de la corteza cerebral mal desarrolladas. Se trataba de áreas que habían existido y que ahora aparecían atrofiadas por falta de uso.

Las raíces de la psicopatología

Está claro que los malos tratos y el abandono no convierten a la mayoría de niños en violentos, pero, según la frecuencia y la gravedad, inducen la aparición de un espectro de enfermedades psiquiátricas.

• Suicidio: en su estudio de la juventud violenta, Dorothy Otnow Lewis detectó que el 57 por ciento de los niños con un nivel de violencia rayano en el impulso homicida también había intentado suicidarse. Es más, el 80 por ciento de esos niños había tenido pensamientos de suicidio.

- Trastorno de disociación (de personalidad múltiple): los niños que sobreviven a malos tratos físicos o a abusos sexuales de especial violencia corren un riesgo muy elevado de desarrollar un trastorno de personalidad múltiple. «Los malos tratos sufridos por las personas con trastorno de personalidad múltiple suelen ser graves, sostenidos y los llevan a cabo miembros de la familia vinculados al niño en una relación de amor-odio», en palabras de Philip M. Coons, experto en trastorno de personalidad múltiple que trabaja en la Facultad de Medicina de la Universidad de Indiana. Por ejemplo, en un estudio realizado con veinte pacientes, los malos tratos tenían lugar en periodos de tiempo que iban de los 12 meses a los 16 años, y sólo en un caso el maltratador no pertenecía al círculo familiar. Entre los malos tratos y los abusos había incesto, acoso sexual, palizas, abandono, quemaduras y malos tratos verbales.
- Depresión: los niños que han sido víctimas de malos tratos sufren mayores índices de depresión cuando llegan a la edad adulta. En realidad, los que han recibido malos tratos psíquicos corren mayor riesgo que los que han sufrido malos tratos físicos. A nadie debería sorprender que otros estudios demuestren que las víctimas infantiles de malos tratos tengan una menor autoestima.
- Trastornos de ansiedad: los niños maltratados físicamente y víctimas de abusos sexuales sufren más fobias sociales, así como trastornos de pánico y ansiedad. Se ha realizado un estudio que demuestra que las víctimas de malos tratos físicos tienen más probabilidades de sufrir un trastorno obsesivo-compulsivo crónico, mientras que las víctimas de los abusos sexuales tienen más probabilidades de sufrir fobias simples.

- Trastorno de estrés postraumático: a las víctimas de abusos sexuales se les suele diagnosticar trastorno de estrés postraumático cuando llegan a adultos. Las pesadillas son mucho más frecuentes que en los sujetos de grupos de control que no han sufrido abusos. Algunos investigadores han constatado que las personas víctimas de abusos sexuales tienen mucho en común con los ex combatientes de la guerra del Vietnam. De hecho, que esos veteranos de guerra hubieran sido víctimas de malos tratos en la infancia era determinante para que desarrollaran un trastorno de estrés postraumático; el único factor que desempeñaba un papel más importante era la exposición al combate.

  Los supervivientes traumatizados de malos tratos infantiles que parecen sufrir psicosis suelen diagnosticarse erróneamente como esquizofrénicos, pero las alucinaciones visuales y auditivas que tienen son con mucha mayor probabilidad el resultado de un trastorno de estrés postraumático y no de la psicosis. De manera análoga, los adultos que de niños han sufrido malos tratos suelen presentar episodios maníacos que recuerdan el trastorno bipolar: incremento de la verbalización, distracción, pensamientos imparables, agitación psicomotriz. Es probable que también esto sea más una manifestación del trauma que del trastorno bipolar en sí mismo.

- Consumo abusivo de sustancias tóxicas: existen numerosos estudios que demuestran que los niños expuestos a malos tratos físicos y verbales y a abusos sexuales tienen muchas más probabilidades de ser drogodependientes cuando alcanzan la edad adulta. Un hallazgo importante es que parece que los malos tratos contribuyen al desarrollo de problemas de alcoholismo, más incluso que un historial familiar de drogodependencias, algo que apunta a que la influencia del entorno supera en algunos casos los factores de tipo genético.

- Disfunción sexual: las víctimas de abusos sexuales tienden más que otras personas a manifestar disfunciones sexuales, incluida desconfianza hacia la pareja, dependencia, abstinencia, disminución del deseo sexual, complejo de culpa, imposibilidad para disfrutar con la actividad sexual y tendencia a tener relaciones sexuales múltiples y breves.

- Trastorno de personalidad: hay estudios que indican que entre el 67 y el 75 por ciento de pacientes con trastorno de personalidad borderline (patrón repetitivo de desorganización e inestabilidad en la imagen de uno mismo, en el estado de ánimo, en el comportamiento y en las relaciones personales cerradas), declaran haber sido víctimas de malos tratos en su infancia. Los hombres que de niños han sido maltratados corren un riesgo mucho mayor que la población general de sufrir trastorno de personalidad antisocial, que se caracteriza por un patrón constante de desprecio a los derechos de los demás, así como de violación de dichos derechos.

- Enfermedades mentales graves: la investigación demuestra que los malos tratos a niños pueden constituir un factor de riesgo en el desarrollo de enfermedades mentales graves como la esquizofrenia y el trastorno bipolar. Un grupo de trabajo constató que las pacientes externas en tratamiento psiquiátrico con antecedentes de abusos sexuales obtenían puntuaciones superiores en los baremos de esquizofrenia que las que no los habían sufrido. En otro estudio se demostraba que entre un grupo de pacientes psicóticos crónicos, aquellos que habían sobrevivido a malos tratos en la infancia empezaban antes a manifestar síntomas de enfermedades psiquiátricas, presentaban más síntomas disociativos y recaían con mayor frecuencia que los sujetos que no habían sido víctimas de malos tratos. La comunidad científica se inclina a creer que los malos tratos en la infancia no causan la esquizofrenia ni el trastorno bipolar, pero puede que aumenten significativamente el riesgo en las personas con predisposición a manifestarla.

Prevención e intervención

Una vez que la actividad delictiva se ha iniciado en la infancia o la adolescencia, suele continuar hasta entrada la edad adulta. Este descubrimiento señala la importancia de una intervención rápida o, mejor aún, de la prevención. Los últimos hallazgos de la neurociencia avalan de manera contundente a los que desde hace tiempo defienden la intervención precoz en niños de riesgo.

El personal de los servicios sociales y los educadores que en teoría deben proteger a estos niños suelen ver su trabajo obstaculizado, ya que ellos a su vez también están traumatizados por haber estado expuestos a la violencia. Por lo general tienen demasiado trabajo, están mal pagados y decepcionados. Se han convertido en víctimas de la «fatiga de la compasión». Así, para ellos resulta en ocasiones difícil reconocer las situaciones de alto riesgo, a menos que sean muy evidentes. Si queremos que desempeñen bien sus tareas, debemos formarlos, pagarles mejor y tratarlos con más respeto.

Es posible que los propios padres sean quienes indiquen la necesidad de una prevención precoz. Las madres y los padres de alto riesgo pueden tener problemas para proporcionar los cuidados adecuados a su bebé. En ese caso, la sociedad debe hacerse cargo y ofrecer ayuda.

Las personas de alto riesgo suelen manifestar algunas de las siguientes características:

- Son solteras, separadas o divorciadas.
- Tienen un nivel de ingresos poco adecuado; si están casados, los dos miembros de la pareja están desempleados.

- No tienen una dirección fija.
- No tienen teléfono.
- Han estudiado menos de doce años.
- No cuentan con miembros del entorno familiar más inmediato que los ayuden.
- Tienen antecedentes de consumo de drogas.
- Han accedido tarde a la atención prenatal o no han contado con ella en ningún momento.
- Han abortado en los últimos doce meses, o dos o tres veces en total.
- Han intentado abortar en el presente embarazo.
- Han recibido o están recibiendo la asistencia de los servicios sociales.
- Están o han estado en tratamiento psiquiátrico.
- Sufren o han sufrido depresión.
- Están considerando la posibilidad de entregar al bebé en adopción.
- Demuestran unas expectativas poco realistas respecto del comportamiento del bebé.
- Muestran poca tolerancia ante el llanto del bebé y no entienden las necesidades de un niño que da sus primeros pasos.
- Tienden a gritar, sacudir o golpear al niño.

Para escapar del ciclo de la violencia, debemos persuadir a nuestros gobiernos para que actúen de manera más constructiva. Debemos instituir programas que sigan las directrices de *Healthy Start* [Principio Saludable], que se lleva a cabo en la isla de Oahu, Hawai. Se trata de un proyecto piloto de prevención financiado por el Estado, que se puso en marcha en 1985. Desde entonces, se ha ido extendiendo por las siete islas principales que componen el archipiélago, y ha conseguido la casi increíble cifra del 99 por ciento en la prevención de los malos tratos y el abandono. También se ha confirmado que el programa logra mejorar enormemente las relaciones paterno-filiales y sirve para detectar problemas médicos y emocionales de los niños con mayor antelación.

No hay duda de que incrementar la dotación presupuestaria estatal para este tipo de programas sería algo muy positivo. Establecer proyectos para la reducción de la pobreza y la desigualdad de ingresos sería algo que tendría un impacto significativo en las cifras de violencia infantil y juvenil. Eliminar los videojuegos y los programas de televisión en los que se muestra una violencia gratuita sería beneficioso. Reducir la explotación infantil sexual y económica debería ser una prioridad del programa político de cualquier gobierno.

Pero, en último extremo, esta tarea fracasará si dejamos nuestra vida personal en manos de gobiernos y otras instancias burocráticas. Si de verdad queremos que se produzca un cambio, tendrá que venir de nosotros. Las últimas investigaciones demuestran que estamos creando tantos niños violentos, y lo hacemos a tal velocidad, que no seremos capaces de tratarlos o rehabilitarlos a todos. Y las alarmantes estadísticas sobre infanticidios, delincuencia y criminalidad son sólo la punta del iceberg. Por debajo del agua están las cicatrices invisibles que perduran en el alma de cada niño, cambios sutiles que les llevarán, en función de la presencia o la ausencia de ciertos factores protectores, a una vida sitiada por la ansiedad, la depresión, el fracaso en las relaciones afectivas, la falta de motivación, la adicción y el suicidio. Para resolver problemas que se transmiten de generación en generación debemos revolucionar la propia cultura de la educación infantil.

Los niños representan el futuro de nuestro planeta y de nuestra especie, sean o no nuestros hijos. Debemos abrir los ojos ante el hecho de que hay menores de todas las clases socioeconómicas, de todas las regiones del planeta, que son víctimas del descuido, los malos tratos, las humillaciones y el dolor. Si derrochamos miles de millones de dólares en pruebas espaciales para alcanzar otros planetas, deberíamos ser capaces de gastar una pequeña parte de ese dinero en programas que sean positivos emocional e intelectualmente para nuestros pequeños.

Resumen

Los problemas más devastadores de la vida suelen ser los psicológicos, la depresión, la ansiedad y otras alteraciones tan graves que hacen que las personas boicoteen sus propias relaciones personales o cometan crímenes. Según las investigaciones más recientes, estos problemas, que recorren todo el espectro del comportamiento violento, suelen estar relacionados con los malos tratos, el abandono o el trauma durante los primeros estadios de la vida. Un estrés temprano produce carencias neurofisiológicas que generan niños impulsivos en exceso o irritables. Su problema se agrava por una cadena de factores relacionados entre sí, entre los que destacan la pobreza lingüística, la pobreza de razonamiento abstracto, la incapacidad para concentrarse, la falta de interés por la lectura. Combinados, estos elementos desembocan en el fracaso escolar y en un abandono precoz de la escuela, lo que a su vez conduce a una vida de adicción y delincuencia.

Aunque muchos niños agresivos no acaban convirtiéndose en adultos delincuentes, son pocos los mayores violentos que de pequeños no hayan dado muestras de comportamiento agresivo durante la infancia o la adolescencia. Los niños tristes pueden convertirse en niños «malos» de manera rápida e inexorable en un entorno de violencia continuada y de desestructuración social.

Las madres embarazadas y sus parejas, así como el resto de personas responsables, deben aprender a valorar la humanidad esencial del futuro bebé y del niño pequeño, y a darse cuenta de lo importante que es comunicarles que son hijos deseados y se les ama. Es muy posible que el futuro del mundo dependa de nuestro éxito a la hora de promulgar este mensaje, simple pero vital: lo que hagamos a nuestros hijos será lo que ellos hagan al mundo.

Los malos tratos y el abandono dejan cicatrices invisibles en el alma del niño que conducirán, en función de la presencia o la ausencia de ciertos factores protectores, a una salud mental relativamente buena o a una vida asediada por relaciones fracasadas, problemas psicológicos varios y alto riesgo de diabetes y enfermedades cardiovasculares.

Puntos clave para madres y padres

- Las peleas constantes entre los cónyuges predisponen a los hijos hacia conductas violentas, aunque éstos sean sólo meros espectadores y no participen en ellas.
- Los malos tratos verbales y el abandono emocional pueden causar mayores problemas psicológicos que los malos tratos físicos.
- La exposición a la violencia gratuita de la televisión hace que aumenten las posibilidades de que el niño se convierta en una persona violenta.
- Incluso ver demasiados programas «buenos» en la tele tiene efectos negativos sobre la creatividad y el desarrollo intelectual del niño.
- No conviene minimizar los signos de agresividad de nuestro hijo, apelando a fórmulas tranquilizadoras como «... es cosa de niños, ya se sabe». Si nuestro hijo pega, muerde o causa algún daño a animales o a personas, se trata de un problema que hay que abordar.

13

Cultivar la bondad básica: cómo propiciar la empatía, la compasión y el altruismo

La naturaleza del altruismo

El término «altruismo» procede de la palabra latina *alter*, que significa, sencillamente, «otro». La acuñación de la palabra se atribuye a Auguste Comte, que describe el concepto como la devoción desinteresada por el bienestar de los demás. Desde que Comte inventó el vocablo, hace 150 años, su significado original se ha ampliado hasta definir cualquier comportamiento que de manera voluntaria persiga el beneficio de los demás, ya sean seres humanos o animales, aun a riesgo de perjudicarse a uno mismo. La fuerza de motivación fundamental que impulsa el altruismo es la empatía hacia el sufrimiento de los demás.

Así es. Los seres humanos poseemos un espectro muy amplio de conductas de ayuda, que la literatura científica engloba por lo general bajo el término de «pro-social». Entre estos actos desinteresados se encuentran el patriotismo, el martirio, el heroísmo, el buen samaritanismo, la filantropía y otras simples buenas obras, como ayudar a una viejecita a cruzar la calle. La diferencia entre todas éstas y el altruismo es que las personas altruistas se entregan a los demás a partir de una bondad y una rectitud moral genuinas, independientemente de su seguridad personal o de sus expectativas de recompensa externa.

En cierto sentido, la distancia que existe entre un comportamiento pro-social y el altuismo sirve para ilustrar la diferencia entre el cerebro y la mente. Creo que todos estaremos de acuerdo en que sin un cerebro en funcionamiento no puede darse actividad mental alguna. ¿Es un cerebro en funcionamiento condición necesaria para la mente? Opino que sí. Pero ¿es condición suficiente? Probablemente, no.

La trinidad cerebral

La estructura del cerebro —y el salto que lo separa de la mente humana— revela muchas cosas sobre la violencia y sobre el amor. Los investigadores que estudian el cerebro han establecido que, en el transcurso de la evolución, cada uno de nosotros desarrolla un cerebro «tripartito» que se compone del cerebro inferior, el cerebro medio y el cerebro superior. La parte más primitiva se encuentra en la base del cráneo y forma parte del tronco cerebral. Filogenéticamente, se trata de la parte más antigua del cerebro, su núcleo o chasis, que se corresponde, a grandes rasgos, con las estructuras cerebrales básicas de los reptiles. Este cerebro, el arqueocórtex, se encarga, ante todo, de la supervivencia: comer o ser comido. No tiene sentimientos. Actúa y reacciona según unas estrictas pautas programadas genéticamente.

El segundo componente del cerebro en términos de antigüedad es el mesencéfalo, también conocido como cerebro mamífero, que va montado sobre el reptiliano. Se compone del diencéfalo, sede del sueño y el apetito, y del lóbulo límbico, responsable del comportamiento sexual y de las emociones instintivas. Si pensamos en el cerebro reptiliano como en el de un tiburón y en el mamífero como en el de un caballo, nos haremos una idea de la diferencia.

En un momento muy posterior de la evolución de los mamíferos empezó a surgir un tercer cerebro, conocido como nuevo cerebro mamífero, o neocórtex. La función de ese neocórtex, y más concretamente de la materia gris ubicada por debajo de la frente, que compone los lóbulos frontales, es modificar los impulsos que inundan el cerebro desde sus partes inferiores y formular acciones basadas en las experiencias previas y las conexiones sociales. Ese dominio de la corteza cerebral es el que hace que seamos humanos. Y en virtud de nuestro neocórtex, nuestro cerebro se convierte en la sede de nuestra mente.

El poeta estadounidense Robert Bly ha realizado una observación interesante: de la misma manera que el cerebro reptiliano se asocia al frío y el mamífero al calor, el cerebro humano se asocia a la luz. Eso podría explicar por qué las cabezas de Buda y de los santos y los sabios de todas las religiones se representan rodeadas de un aura dorada. Seguramente ésa es la razón por la que los reyes llevan coronas de oro. En este caso, si su cabeza no emite luz, al menos que lo parezca.

Nuestro cerebro frontal, o neocórtex, cinco veces mayor que la combinación de sus dos primos lejanos, proporciona no sólo la matriz del pensamiento racional, sino también el sustrato de la empatía, la compasión, el amor y el altruismo. La trinidad cerebral constituye un sistema integrado y jerárquico. Dependiendo de las necesidades percibidas, las inteligencias inferiores se subordinan a la superior, o viceversa.

Para estudiar este fenómeno se ha recurrido a experimentos realizados con animales en los que el neocórtex se desconectaba quirúrgicamente del mesocórtex. Lo interesante es constatar que en el caso de un gato sin córtex, por ejemplo, su personalidad permanece inalterada, a menos que se sienta amenazado. Sin el control que ejerce el neocórtex, el gato se vuelve feroz y emocionalmente explosivo. Algo parecido sucede cuando se elimina la amígdala (centro neurológico del mesencéfalo, relacionado con los comportamientos de ataque y almacén de recuerdos con carga emocional) de un lince salvaje y voraz: se consigue su domesticación permanente.

A partir de experimentos como éstos resulta evidente que, si se estimulan adecuadamente, ciertos centros de los cerebros medio e inferior pueden llevar al animal a actuar de manera agresiva. Sin embargo —y esto es lo significativo—, un mamífero superior emocionalmente sano (incluido el hombre), evaluará con cuidado una situación con su neocórtex y luego elegirá un modo de actuar basándose en toda la información que tenga disponible. Por ejemplo, has preparado la cena y tu esposo no aparece a la hora de siempre. Después de treinta minutos de espera, tus centros de la agresividad están como locos, y te dicen: «Le voy a hacer picadillo. ¿Dónde se habrá metido este tonto?» Pero entonces tu neocórtex, con su banco de recuerdos, aparece en escena y te informa de que hoy es martes y tiene un partido de béisbol con su equipo del barrio. Entonces te calmas al momento y tu neocórtex le ordena a esos diablillos ebrios de esteroides que tienes en la amígdala que se tranquilicen. Con su capacidad para rescatar y evaluar la información, y para seleccionar unas respuestas basándose en ella, el córtex es capaz de superar o moderar los impulsos de violencia y agresividad propios de los sistemas inferiores.

El espectacular cambio entre la mente de un tiburón y la de la madre Teresa de Calcuta, a lo largo de milenios de evolución humana, se refleja en el desarrollo de las neurohormonas de la emoción. Cuando son abundantes, estas hormonas nos predisponen a la socialización, la empatía y el amor. Esta especie de sopa química que existe en el ser humano en grandes cantidades en comparación con las de otras especies, incorpora algunas neurohormonas del bienestar, como la prolactina, la oxitocina (la hormona que desencadena el afán de protección) y la vasopresina, que se sintetiza en el hipotálamo (parte del cerebro mamífero) y la segrega la pituitaria. Los receptores de estas hormonas se encuentran por todo el cerebro, pero son particularmente abundantes en el lóbulo frontal.

Los científicos que estudian a los primates han demostrado que inyectarles oxitocina potencia su tranquilidad, afabilidad y comportamiento maternal. Unos niveles elevados de prolactina hacen que se incremente el instinto de protección, mientras que la vasopresina despierta el impulso paternal en los machos. Es más, estas tres neurohormonas se han asociado con elevados niveles de endorfinas, opiáceos naturales del cuerpo que se relacionan con la sensación de bienestar y la reducción del dolor.

Estas hormonas ya están en funcionamiento en el cerebro humano desde los primeros días de vida en el útero. Una historia realmente fascinante la relata la pediatra y psicoanalista italiana Alessandra Piontelli, conocida por sus estudios de gemelos realizados mediante ultrasonidos. En una ocasión, mientras examinaba a una madre embarazada de gemelos con esta técnica, Piontelli observó que el niño (Luke) era mucho más activo que la niña (Alicia). «Luke no dejaba de dar vueltas, patalear, cambiar de posición y estirar las piernas contra la pared del útero», afirmaba ella. Pero, de vez en cuando, interrumpía su actividad motriz y dirigía su atención a su hermana. «Extendía los brazos y, a través de la membrana divisoria, le acariciaba suavemente la cara, y cuando ella respondía girando su rostro hacia él, él la acunaba tiernamente, la acariciaba y le tocaba la mejilla con la suya.» A partir de aquella observación, Piontelli y su equipo los bautizaron como «los gemelos cariñosos». Según la pediatra, Alicia iniciaba los contactos con menos frecuencia que Luke. «Casi siempre parecía estar dormida, o movía despacio la cabeza y las manos, de manera casi imperceptible, pero nunca dejaba de reaccionar a los tiernos estímulos de su hermano.»

Cuando Piontelli fue a visitar a los gemelos al hospital, tras el parto, seguían igual que antes. Luke era un bebé muy vivo y despierto, mientras que Alicia era una niña calmada y tranquila. Un año después, la naturaleza empática de su relación seguía inalterada. «Su juego favorito había pasado a ser esconderse tras una cortina y usar un trozo de ella a modo de membrana divisoria. Luke pasaba la mano por la cortina y su hermana acercaba la cara y se apretaba contra ella. Así empezaba una sesión de caricias mutuas, acompañadas de balbuceos y sonrisas.

Empatía desde el principio

Andrew Meltzoff, el eminente psicólogo de la Universidad de Washington, cree que los niños, al nacer, ya saben que son como las demás personas. Por eso son capaces de diferenciar a la gente de los objetos inanimados, palabras sin sentido de palabras que sí lo tienen, madres en persona o esas mismas madres grabadas en vídeo. «Desde el principio —asegura Meltzoff— el bebé siente una conexión profunda con otros seres.» Empezamos identificándonos plenamente con nuestros congéneres para más tarde aprender a sentir el dolor de la separación y el conflicto.

Todos los que han estudiado a los recién nacidos coinciden en que lloran en respuesta al llanto de otros bebés, mientras que ignoran sonidos de similar intensidad. Los investigadores han constatado que, además, ese llanto no es una mera respuesta vocal imitativa y simple, carente de emoción, sino algo bastante vigoroso e intenso, idéntico al llanto espontáneo de los niños que sufren. Este tipo de llanto reactivo es la marca de la empatía, que está ya perfectamente formada en el momento del parto.

De la empatía al altruismo

Marian Radke-Yarrow, jefa del Laboratorio de Psicología del Desarrollo del Instituto Nacional de Salud Mental, ha sido pionera en el estudio de las primeras manifestaciones de comportamientos altruistas y agresivos. La estrategia de investigación que adoptó consistía en formar a una serie de madres para que le proporcionaran una grabación en cinta de audio de los incidentes tanto en casa como en el exterior que despertaran el altruismo y la agresividad del bebé.

Durante cinco años, las madres, que habían respondido a unos anuncios publicados en los periódicos locales, observaron y grabaron con detalle sus observaciones. «Para algunas de ellas, fue una revelación ver lo sensibles que eran sus bebés a todo lo que los rodeaba», asegura Radke-Yarrow.

Mediante el trabajo con esos niños, de edades comprendidas entre los 10 y los 20 meses, los investigadores recopilaron unas 1.500 situaciones, todo un filón de oro para sus propósitos. Ni siquiera ellos estaban preparados para el grado de atención y la implicación que aquellos pequeños demostraban una y otra vez. Por ejemplo, cuando una de las madres acudió al médico porque tenía faringitis, se atragantó mientras éste le pasaba una torunda por las amígdalas. Al instante, su hijo de doce meses intentó quitarle al doctor el algodón de la mano. Otra mujer que participaba en el estudio quedó visiblemente afectada tras mantener una conversación telefónica con el padre de su hijo, que estaba enfermo. Billy, de 20 meses, se dio cuenta y se le acercó. Le rodeó el cuello con los brazos y le dijo: «Te quiero.» Acto seguido le dio un beso. El equipo de investigación de Radke-Yarrow constató que este tipo de historias no era una excepción, sino la regla. Es más, descubrieron que los niños que daban muestras de empatía y altruismo desde tierna edad seguían haciéndolo a medida que crecían.

En otro interesante experimento llevado a cabo por la Universidad de California en Berkeley, unos psicólogos pusieron frente a unos niños de 18 meses un plato con galletitas con forma de pez y otro plato con brécol. El experimentador indicaba su preferencia por uno u otro alimento mediante la adopción de expresiones faciales de placer o disgusto. Acto seguido, extendía las manos hacia el niño y le pedía comida. En una prueba de control, el experimentador invertía las preferencias. Incluso cuando la preferencia del investigador difería de la del niño, los pequeños de 18 meses daban al adulto el alimento por el que había expresado su preferencia; los niños no dudaban en servir brécol a los que lo deseaban, a pesar de su preferencia sostenida e inalterable por las galletas. Es evidente que estos niños comprendían las sensaciones de los psicólogos y eran capaces de actuar en consecuencia. Estas acciones demuestran un nivel de sofisticación social increíblemente elevado.

Hay muchos estudios que demuestran que para potenciar la empatía y el altruismo, los padres deben proporcionar a sus hijos unas explicaciones razonadas y razonables de por qué unos comportamientos concretos son deseables o no. Las explicaciones deben darse con un tono de voz imperativo, cargado de énfasis emocional. Decir, por ejemplo, «las zarzas pinchan», o «no debes cogerle el juguete al niño» en un tono de voz neutro tendrá poco impacto en el pequeño. Pero los mensajes que se emiten con pasión son persuasivos. «No vuelvas a hacerlo más» y «qué contenta y orgullosa estoy cuando te veo compartir los juguetes» son frases que reverberarán de forma duradera y significativa si se pronuncian con carga emotiva.

Radke-Yarrow ha constatado que los niños más empáticos son aquellos a los que se trata con dedicación. Si los padres curan con dedicación los cortes y los golpes de sus hijos, si les hacen caso cuando expresan sus preferencias, los niños devolverán al mundo ese comportamiento de ayuda y esa empatía.

Se sabe desde hace tiempo que el vínculo afectivo o apego —el desarrollo de los lazos afectivos con una persona importante, normalmente la madre, en los momentos posteriores al parto— representa un prototipo para las futuras relaciones interpersonales del niño. Recientes investigaciones han puesto de manifiesto que los niños que crean vínculos sólidos manifiestan más adelante relaciones más eficaces y positivas con sus compañeros. Una primera relación segura (prenatal y posnatal) que venga marcada por la receptividad paterna a las necesidades del niño constituirá con mayor probabilidad un punto de arranque importante para el desarrollo del altruismo, y puede hacer disminuir la propensión a la agresividad.

Si a un niño se le cuida con cariño y se le trata con amabilidad, si mira a los ojos de sus padres y ve amor en ellos, si todo el contacto que establece con sus cuidadores le dice que es una criatura adorable, brillante y buena, se sentirá protegido y se convertirá en una persona segura de sí misma y dispuesta a tratar a los demás como la han tratado a ella. Evidentemente, cuando el pequeño salga del calor protector del hogar paterno quedará expuesto a otras experiencias e interacciones que le servirán para reforzar o para reprimir su carácter empático.

El niño moral

Los niños aprenden a partir de tipos concretos de comportamientos, que pueden alentarse o reprobarse, premiarse o castigarse. Aprenden de lo que sus padres dicen y hacen. Esto último es lo que llamaríamos «comportamiento modelo». Ver que los padres ayudan a los que lo necesitan y muestran interés por los más débiles y los desposeídos lleva a la adopción internalizada de esos mismos valores.

Samuel y Pearl Oliver, en su magnífico libro *The Altruistic Personality* [La personalidad altruista], examinan los rasgos de personalidad de los que se dedicaban a ayudar a judíos en la Europa nazi. Tal como exponen, «para la mayor parte de los que los rescataban, ayudar a los judíos era una expresión de principios éticos que hacían extensible a toda la humanidad y, aunque con frecuencia reflejaba la preocupación por la igualdad y la justicia, era algo basado ante todo en la entrega y la dedicación a los demás. El compromiso de esas personas protectoras en procurar el bienestar de los otros no era algo que apareciera de pronto bajo la amenaza de la brutalidad nazi. No; los que actuaban así habían incorporado aquellos valores a sus vidas mucho antes de que empezara la guerra, y siguieron comprometidos mucho después de que terminara».

Algunas de esas personas que se dedicaron a ayudar a los judíos definieron sus primeras relaciones familiares en general, y más concretamente las que habían mantenido con sus madres, como más afectuosas que las de los que no habían hecho nada por ayudar a los judíos. Además, los primeros también se sentían bastante más apegados a sus padres que los segundos. Como habían tomado ejemplo de sus relaciones familiares, los que habían acudido en ayuda de los judíos daban mayor importancia a valores como la responsabilidad, los cuidados y la confianza.

Los niños aprenden a comportarse moralmente implicándose en una conducta moral. Cuanto más se los anima a mantener un comportamiento ético en su vida cotidiana, más interiorizan ese tipo de valores.

Que los padres tomen nota: los valores morales no son sólo deseables en sí mismos, son además instrumentos esenciales de autoprotección en este mundo cada vez más complejo y a menudo peligroso. Sin la ayuda de esa brújula interna que es la ética, nuestros hijos pueden ser corrompidos por las bravuconadas de sociópatas desarraigados y sin vínculo afectivo alguno, que se harán «amigos» de ellos y los convertirán en víctimas de sus relaciones personales, laborales o de cualquier otro ámbito en el que emprendan sus acciones inmorales o ilegales.

Una de las maneras de iniciar a nuestros hijos por la

senda de la conciencia de su pleno potencial humano podría ser adoptar, de alguna manera, una costumbre de vínculo prenatal que se practica en una tribu del África oriental. En ella, la fecha de nacimiento del niño no se considera que sea el día del parto, ni siquiera el día de la concepción, como sucede en otras culturas rurales, sino la primera vez que el niño aparece como pensamiento en la mente de la madre.

Consciente de su intención de concebir un niño con un padre determinado, la mujer se sienta a solas bajo un árbol. Allí se queda sentada y escucha, hasta que oye la canción del bebé que espera concebir. Una vez que la ha oído, regresa al poblado y se la enseña al futuro padre para poder cantarla juntos mientras hacen el amor, invitando al niño a sumarse a ellos.

Cuando el niño ya ha sido concebido, la madre canta la canción al bebé que lleva en su vientre. Luego se la enseña a las mujeres viejas y a las comadronas del poblado, para que durante el parto y en el momento milagroso del alumbramiento, el niño sea recibido con su propia canción. Tras el nacimiento, todos los habitantes del poblado aprenden la canción del nuevo miembro de la comunidad y se la cantan cuando se pone enfermo o sufre alguna herida. Se canta en momentos de triunfo, y durante los rituales e iniciaciones. La canción se convierte en parte de la ceremonia de matrimonio cuando el niño ya es adulto, y al final de su vida, sus seres queridos se reúnen en su lecho de muerte y le cantan la canción por última vez.

Los niños concebidos en el amor, criados en el amor, nacidos y educados con amor, crecen en un estado de gracia y devuelven al mundo con creces lo que han recibido. Si anhelamos que el bien prevalezca sobre el mal, debemos aprender en algún momento a subordinar el materialismo al maternalismo, la desesperación a la esperanza, el amor a la tecnología al amor a los niños.

Resumen

Nuestros cerebros contienen estructuras primitivas capaces de influir en nuestro comportamiento de satisfacción agresiva de las necesidades básicas de supervivencia, como son la alimentación, el sexo y la seguridad personal. Sin embargo, con la evolución de un neocórtex superior, que considera sus opciones a partir de una perspectiva mucho más amplia, hemos desarrollado un aparato muy potente no sólo para el control y la inhibición de nuestros impulsos agresivos inferiores, sino también para sustituirlos por unos impulsos sociales nuevos dirigidos a otros seres vivos que nos rodean.

En ese proceso evolutivo que va desde el cerebro inferior al superior, pasando por el mesencéfalo, también hemos evolucionado desde el egocentrismo hasta la entrega a los demás o, como dijo Martin Burber, desde una actitud «yo-ello» hasta otra «yo-tú» que implica tratar a los demás no como objetos, sino como personas en pie de igualdad con nosotros. Si el diseño evolutivo nos hubiera predispuesto a la violencia y a la agresividad, ¿contaríamos realmente con la dotación neuroquímica de las hormonas del amor? ¿Entraríamos en el mundo en brazos de unos padres entregados para que al poco tiempo nos dejaran caer en una cloaca llena de ratas? No lo creo.

Puntos clave para madres y padres

- Las explicaciones racionales y razonables de por qué ciertos comportamientos son deseables o no deben darse con un tono imperativo y apasionado. El mensaje de los padres debe llevar una carga emocional para que tenga un efecto duradero.
- Los niños aprenden de tipos específicos de comportamientos que se alientan o se censuran, que se premian o se castigan.

- Nunca se insistirá lo bastante en la importancia de los valores paternos y de su ejemplo. Si gritamos y pegamos a un niño, él hará lo mismo. Si le tratamos con dedicación y ternura, devolverá ese trato al mundo. Los niños aprenden de lo que sus padres dicen y hacen.

14

Paternidad responsable

La paternidad responsable pasa por la información y la racionalización. En ella, la mente y el corazón de los padres se hacen eco de las necesidades del bebé. Los hallazgos en campos tan diversos como la neurociencia, la biología celular y la psicología exigen que la paternidad responsable se inicie ya con la concepción. Lo ideal sería que todos los niños fueran hijos deseados y fruto de una planificación. Todos merecen ser amados desde el principio.

Los retos de la paternidad están muy claros para los nuevos padres, aunque puede que estén tan cansados y desbordados por los cuidados que dedican a sus bebés que a duras penas sean conscientes de ello. Por eso precisamente los principios de una paternidad responsable son tan importantes. A todos nos gustaría hacerlo bien de manera espontánea, ser ese tipo de padres intuitivos y capacitados que nunca se enfadan ni se estresan, que nunca dan un paso en falso. Pero como la vida es a veces demasiado difícil para vivirla con el piloto automático conectado, tener conciencia y dominio de los instrumentos que se precisan en la paternidad hará que tengamos recursos de los que echar mano cuando nos falle el instinto. Para educar a unos hijos emocionalmente equilibrados hace falta ser unos padres emocionalmente equilibrados y preparados intelectualmente. Quiero empezar a tratar el tema de la paternidad responsable haciendo hincapié en que se trata de un valor absoluto, un nivel de perfección que ningún padre puede alcanzar en la práctica. Sin embargo, si deseamos lo mejor para nuestros hijos y para el futuro del planeta, es algo por lo que debemos luchar con todas nuestras fuerzas.

Has tenido a tu hijo en un hospital o en una maternidad y ahora ha llegado el momento de llevártelo a casa. Tal vez lo has tenido en casa y ahora la comadrona, los médicos y demás asistentes se han marchado. Estás sola con tu pareja y con el bebé. De pronto, si te sucede lo mismo que a la mayoría de padres primerizos, te das cuenta de que no tienes ni idea de cómo cuidar de este ser diminuto, y estás asustada. Cientos de preguntas surgen en tu mente sobre el cambio de pañales, la lactancia, el sueño, el llanto, el cólico, las infecciones, etc. ¿Y si el bebé no se agarra al pecho? ¿Y si te quedas sin leche? Es difícil mantener la calma ante tal avalancha de preocupaciones.

Una madre primeriza que tenga la buena suerte de formar parte de una familia numerosa y unida se beneficiará mucho del consejo y el apoyo emocional de los abuelos y los bisabuelos del recién nacido. Si, además, tiene una pareja que la quiere y que está dispuesta a compartir la crianza del bebé, no hay duda de que ese niño tendrá garantizado un buen principio. El hijo de una madre que esté sola no tendrá tanta suerte. Un niño adoptado puede pasarlo aún peor.

Si has leído este libro y te has parado a considerar las evidencias, sabrás que cada niño es distinto al nacer, no sólo a causa de su código genético, sino también porque su trayectoria, desde la concepción hasta la cuna, ha sido única. En el viaje a través del líquido amniótico hay miles de rutas y bifurcaciones. Todas las experiencias en el camino de la vida prenatal modifican las moléculas de la emoción, los sistemas nerviosos autónomo y central, y la arquitectura del cerebro. Al empezar a ser, surgiendo de una única célula hasta convertirnos en individuos con un cuerpo y un cerebro, nuestra experiencia crea sensibilidades, expectativas, estados de ánimo, actitudes, puntos fuertes y vulnerables, predisposiciones hacia el optimismo o el pesimismo, confianza o recelo, amor u odio. Los tres años que siguen al nacimiento determinarán, en gran medida, hasta qué punto y en qué dirección se desarrollarán el potencial del niño y los rasgos de su incipiente personalidad.

En este sentido, el recién nacido está totalmente a merced de sus padres. Una paternidad correcta puede conseguir que se superen graves dificultades prenatales y perinatales. Por el contrario, una paternidad basada en el maltrato puede ensombrecer de manera rápida y permanente la mente más brillante y afectuosa.

Las interacciones y los actos invisibles y a menudo inconscientes de los padres conforman y moldean la personalidad de un niño. Lo que ve y lo que oye, la manera en que lo tocan y le hablan, los gestos de su padre cuando le cambia el pañal, la mirada de la madre cuando lo amamanta…, ésas son las cosas que importan. Está claro que cubrir las necesidades físicas del bebé es esencial, pero satisfacer las de tipo emocional, intelectual, moral y espiritual es asimismo básico, aunque en la literatura convencional sobre paternidad éstos son aspectos que se descuidan con frecuencia.

Primera regla: Enfréntate a tus demonios

En el pasado, cuando abordaba el tema de la maternidad, me topaba con la resistencia de algunos padres. «¿Acaso no se trata de algo natural?», me preguntaban algunos. «Todas las madres saben qué hacer de manera instintiva», me comentaban otros.

Pero creer que todas las madres aman de manera automática a sus bebés o que todos los padres pueden liberarse de heridas del pasado y dedicarse a cuidar a sus hijos es ingenuo. Sin excepción, todos somos descendientes de generaciones de padres neuróticos. No se trata de una crítica, sino de la descripción de un hecho. Las cicatrices de nuestras psiques tienden a interferir en nuestra capacidad natural para amarnos y respetarnos a nosotros mismos y a los demás.

He aquí un ejemplo de lo que sucede cuando una persona no hace inventario de su disponibilidad para la paternidad. Una gran actriz conocida mía, Genevieve, deseaba con todas sus fuerzas quedarse embarazada. A su esposo, Patrick, la idea no le entusiasmaba especialmente. Ella era cada vez más desgraciada y más inflexible en sus exigencias. Cuando la hermana pequeña de Genevieve tuvo un hijo, ella amenazó con dejar a Patrick a menos que aceptara formar una familia. Pocos meses después se quedó embarazada y al cabo de nueve meses tuvo un precioso hijo, al que llamaron Jason.

Todo iba bien al principio, pero a medida que pasaba el tiempo, Genevieve se convirtió en una madre muy ansiosa. Apenas Jason lloraba, salía corriendo y lo cogía en brazos. A la más mínima tosecilla lo llevaba a toda prisa al pediatra. Nunca lo dejaba al cuidado de nadie. Evidentemente, acabó hecha un manojo de nervios. Y, lo que es peor, no sentía ningún placer cuando estaba con su hijo. En vez de decir que tenía que cuidar a Jason, utilizaba la expresión «me toca Jason». Cada vez quería que su esposo se ocupara más del bebé. Al final, contrató a una niñera cinco días a la semana. Por la tarde, cuando ésta ya se había ido y su esposo aún no había vuelto del trabajo, le resultaba frustrante quedarse a solas con él, a pesar de que no trabajaba. La conclusión es que ahora tienen una niñera que se encarga del pequeño a todas horas y ellos se limitan a dedicarle «tiempo de calidad».

Un bebé exige mucho de sus cuidadores, y no hay madre ni padre en el mundo que no sueñe con el instante en que su hijo se quede dormido por fin al llegar la noche, para poder estar un rato tranquilos. Algunos deben separarse de sus hijos durante el día, porque tienen que ganarse la vida. Pero a otros, como a Genevieve, les pasan factura todos los segundos y minutos que pasan con sus hijos, y ése es un caso totalmente distinto. ¿Hubiera podido saber ella de algún modo cuáles eran sus atributos como madre antes de quedarse embarazada?

Creo que si hubiera pensado con sinceridad en sí misma y en sus relaciones, sobre todo en la que la unía a su madre, habría acabado por reconocer que su motivación para tener un hijo no era pura; se trataba más bien de una competencia con su hermana. Además, a su imagen y a su autoestima les habría hecho falta elevarse un poco más antes de convertirse en la madre que esperaba ser. Así, la primera regla para una paternidad responsable es la siguiente: enfrentarnos con valor a nuestro lado oscuro y al de nuestra pareja. Asumir todos nuestros rasgos de carácter, los miedos y las preocupaciones que residen en la trastienda de nuestra mente para que no acaben interfiriendo en nuestra capacidad para ser padres.

¿Cómo afectará a Jason tener unos padres que le quieren pero que se muestran «reticentes»? Me atrevo a decir que se sentirá disminuido, que una parte de él no se sentirá lo bastante bien. Tal vez se convierta en alguien que intenta siempre complacer a los demás, con una necesidad exagerada de ser bueno y correcto. También podría, por el contrario, obsesionarse con alcanzar el poder, la fama, la fortuna, intentando así compensar de algún modo el amor que no ha recibido. Sea cual sea el rumbo que tome su vida, reflejará el estilo de paternidad que está recibiendo de su madre y de su padre.

Los conflictos inconscientes de los padres interfieren siempre en el crecimiento normal del niño, lo que a su vez agrava las neurosis de aquéllos. Los mecanismos que operan en estos procesos se aprecian muy bien en el caso de una madre al que hace mención Rene Spitz. La madre en cuestión estaba sentada amamantando a su hijo con una expresión de entrega absoluta, mientras le salía demasiada leche del pecho y casi ahogaba a su hijo. Al mismo tiempo, ella hacía el gesto de mamar con la boca, dejando muy claro que se identificaba con su hijo y lo animaba a tragar al emularlo. Sin embargo, no tardó en hacerse evidente que aquella manera de imitar la acción de tragar de la madre suponía un esfuerzo desesperado por vencer el creciente asco que le provocaba la idea de tragar leche, relacionado con alguna idea de tipo neurótico que tenía. Su esperanza era que conseguiría vencer el desagrado de su hijo dándole la leche lo más rápido posible. Pero, aunque la leche en sí misma no le hacía ningún daño, aquella manera exagerada de amamantarlo sí. Ella intentaba desesperadamente acabar cuanto antes con la sesión de lactancia, y él regurgitaba el exceso de leche, con lo que la repulsión que sentía la madre se hacía mayor, cosa que la llevaba a darle de mamar más rápido todavía.

Segunda regla: No se puede tener todo

La segunda regla para una paternidad responsable es la siguiente: contrariamente a la opinión general, no se puede tener todo. No es posible mantener un trabajo a jornada completa, criar al hijo o a los hijos, hacer ejercicio con regularidad en el gimnasio, ser el/la acróbata sexual de nuestra pareja y no acabar agotados o irritables. No nos daremos cuenta y ya estaremos tomando toneladas de Prozac y sintiéndonos fatal. Hay que saber elegir. El nacimiento de un bebé nos cambia la vida para siempre. Es absurdo pretender llevar la misma vida que llevábamos antes.

Tercera regla: Nuestro hijo sabe qué sentimos

Estudios realizados con niños de hasta tres años durante los bombardeos de Londres en la segunda guerra mundial demostraron que no se ponían nerviosos a menos que sus madres empezaran a dar muestras de ansiedad. De aquí se deriva la tercera regla para una paternidad responsable: nuestro hijo sabe qué sentimos.

No suele ponerse en duda el hecho de que tanto los niños como sus padres son agentes activos en un sistema recíproco de interacción. Cuando nace, el bebé ya posee unos gustos y unas preferencias marcadas. Algunos recién nacidos son más extrovertidos, otros se muestran más tímidos. Los hay que sonríen y balbucean más, mientras que otros son más reservados. A algunos les gusta que los abracen y a otros no. De manera análoga, los padres también prefieren ciertos rasgos físicos, conductas y temperamentos. Consciente o inconscientemente, no tratan igual a los niños que a las niñas, ni a los bebés tranquilos que a los nerviosos.

Cuando los padres están nerviosos son menos capaces de reconocer las necesidades emocionales o de salud de sus bebés. Se han llevado a cabo estudios que han demostrado que una respuesta paterna inadecuada y poco sólida puede poner en peligro la salud mental del recién nacido. Por ejemplo, que las madres tuvieran una percepción negativa del comportamiento de sus bebés de un mes de vida era algo que auguraba con notable exactitud los problemas sociales y emocionales de dichos niños a los cuatro años y medio y a los diez.

Algunos avances recientes en el ámbito de la neurociencia señalan la importancia de una «respuesta contingente», un comportamiento paterno directa e inmediatamente relacionado con las señales manifestadas por el bebé. Para que se produzca, el cuidador tiene que ser capaz de observar los mensajes que manda el pequeño, saber interpretarlos bien y responder a ellos de la manera adecuada. La respuesta contingente se ha asociado, en concreto, con el desarrollo de una buena funcionalidad motriz y cognitiva, una adecuada capacidad lingüística, una autoestima y seguridad elevadas y una competencia general en los ámbitos social y emocional.

Cuarta regla: No estereotipar a nuestro hijo

El «acoplamiento» entre los bebés y sus padres no suele depender tanto de las características de los niños como de las ideas preconcebidas y de las actitudes de los adultos. Para estudiar la sutileza de los estereotipos que se producen en la mayoría de familias, se pidió a un grupo de padres que rellenaran un cuestionario en el que tenían que evaluar a sus bebés optando entre pares opuestos de adjetivos, como firme/blando, grande/pequeño, relajado/nervioso, etc. Los investigadores también obtuvieron, a partir de los historiales hospitalarios, las calificaciones médicas respecto al color de los bebés, al tono muscular, a los reflejos, al peso, a la altura, etc. De aquellas observaciones de los médicos no podía deducirse ninguna diferencia significativa entre los quince niños y las quince niñas. Pero en el caso de los padres las cosas parecían muy distintas. Veían a sus hijas como más blandas, más pequeñas, de rasgos más finos, menos atentas. Tanto los padres como las madres se mostraban de acuerdo en esos aspectos. Con todo, a las madres los hijos varones les parecían más «abrazables» que las hijas, algo que los investigadores relacionaron con el complejo de Edipo.

La tipificación por sexos se inicia con el nacimiento y se magnifica con el tiempo. En un estudio realizado con once madres, se las observaba mientras jugaban con un niño varón en un jardín de infancia. Cinco de ellas vieron al niño vestido de azul y se les dijo que se llamaba Adam. A las otras seis se les dijo que se llamaba Beth, y lo vieron con un vestido rosa. Se observó a las madres a través de un espejo especial mientras jugaban con el bebé. En una mesa había tres juguetes: una muñeca, un pez y un tren. Las madres que creían que el bebé era niña, le acercaban la muñeca con más frecuencia, mientras que las que creían que era un niño, hacían lo propio con el tren. Con el pez no había diferencias, pues se trata de un objeto desprovisto de connotación sexual. También se constató que las madres sonreían más a la «niña». Dos de las madres dijeron que se notaba que Beth era niña porque era más dulce y su llanto era más flojo. Una dijo que se notaba que Adam era niño porque tenía «carita de niño».

No hay duda de que los niños se ven influidos por las expectativas y las percepciones de sus padres, ya sean éstas positivas o negativas. Por tanto, la cuarta regla para una paternidad consciente es la siguiente: debemos conocer nuestras propias expectativas negativas, nuestros miedos y nuestras ideas estereotipadas en relación a los bebés. Debemos hablar de todo ello sinceramente con nuestra pareja, con un amigo cercano, con un consejero profesional. Sacar a la luz estas ideas preconcebidas es de gran ayuda para minimizar su influencia en nosotros y en nuestro hijo.

Quinta regla: Sintonizar con los conflictos internos que surgen durante la crianza de los hijos y resolverlos

Muchos padres se centran tanto en lo que siente el bebé que dejan de prestar atención a sus propios sentimientos. A medida que los padres se ven expuestos al comportamiento infantil de sus hijos —cuando les dan de comer, cuando les cambian los pañales, cuando los abrazan o les hacen fotos— sus propios miedos ocultos pueden activarse. El padre puede sentir angustia ante la idea de tener que competir con el bebé por el amor de su esposa, o deprimirse por la responsabilidad económica añadida que ha supuesto la llegada del nuevo miembro a la familia, o porque se siente atrapado. En la madre, el bebé puede generar sentimientos similares, además de mostrarse preocupada por la posibilidad de que su cuerpo haya cambiado de manera irreversible, de que haya perdido su aspecto juvenil o por la idea de que amamantar a un bebé es un rasgo de animalidad.

A algunos padres, limpiar a los bebés les desencadena

sentimientos reprimidos de vergüenza ante las funciones excretoras del organismo o las sexuales. La manera más habitual que tienen los padres de defenderse a sí mismos de sus propios sentimientos inaceptables es mostrando una preocupación exagerada por el bienestar del bebé. La historia de Genevieve, expuesta más arriba, constituye un ejemplo claro.

Además, no hay que olvidar que del mismo modo que los niños reaccionan a los conflictos no resueltos de sus padres, éstos también pueden verse afectados por los sentimientos de los pequeños respecto de ellos. No todos los niños encajan bien con sus padres de manera automática, y viceversa. Pero con paciencia, amor mutuo y empatía, los conflictos pueden resolverse y todos los implicados maduran en el intento. Así, ésta es la quinta regla para una paternidad responsable: tener en cuenta que no sólo vamos a dar y a instruir a nuestro hijo, sino que también recibiremos y aprenderemos de él. En la mayoría de los casos, nosotros somos los profesores y los niños son los alumnos. Pero desde el momento mismo de la concepción, y a lo largo de toda su vida, el niño supone una oportunidad única de convertirnos en seres humanos más sabios, más plenos, y mejores.

Sexta regla: El amor de un padre es tan importante como el de una madre

Después de milenios de desconcierto y perplejidad ante el nacimiento de sus propios hijos, de mostrarse incompetentes y a menudo desinteresados, los hombres en las pasadas dos o tres décadas han ingresado en las filas de la paternidad con un fervor casi mesiánico. Asisten a las clases de preparación al parto y atestan las maternidades y los quirófanos. Están dispuestos a corresponsabilizarse. Algunos optan por llevarse el despacho a casa, otros dejan de trabajar para poder dedicarse por completo a su paternidad.

Al mismo tiempo, los Estados Unidos y Canadá se están convirtiendo cada vez más en sociedades sin padres. Esta misma noche, el 40 por ciento de los niños estadounidenses se irán a dormir en hogares en los que el padre está ausente. Antes de llegar a los dieciocho años, más de la mitad de los niños americanos pasarán una parte importante de su infancia separados de sus padres. Según algunas estimaciones dignas de crédito, esta cifra se incrementaría hasta el 60 por ciento en el caso de los niños estadounidenses nacidos en la década de 1990.

La ausencia del padre aún es más acusada en las comunidades negras. El hogar en el que el cabeza de familia es una mujer es la forma de familia predominante entre las afroamericanas de hoy. La tasa de divorcio entre parejas afroamericanas es mayor que entre parejas blancas, y también son mayores las probabilidades de que se separen sin divorciarse legalmente o de que no vuelvan a casarse. La cifra del 48 por ciento de divorcios en los Estados Unidos enmascara una realidad: que el 38 por ciento de los niños blancos experimentan al menos un divorcio de sus padres, mientras que esa cifra aumenta hasta el 75 por ciento en el caso de los niños negros. Así, estos últimos tienen mayores probabilidades de pasar largos periodos en un hogar con una madre soltera o divorciada.

Esta tendencia es alarmante, a la luz de los hallazgos de cientos de estudios realizados en los últimos treinta años: la presencia de un padre hace que aumente la autoestima, la seguridad económica y la salud física y emocional; su ausencia hace que aumente el riesgo de que los niños sufran malos tratos cuando son pequeños, y de que presenten comportamientos violentos y disfuncionales cuando son adultos.

¿Influyen los padres en los niños de una manera distinta a como lo hacen las madres? Parece que la mayoría de investigadores lo cree así. Por ejemplo, hay numerosos estudios que han demostrado que los padres influyen en el desarrollo del papel y la identidad sexuales, sobre todo en niños varones. Los padres estadounidenses hablan más, tocan más, reaccionan más ante su primer hijo si éste es niño que si es niña, y unas tendencias similares se aprecian entre los padres ingleses. Los padres se muestran más cálidos y más sensibles con sus hijos de tres meses que con sus hijas de la misma edad. Incluso entre la tribu nómada de los kung bosquimanos, los padres pasan más tiempo con sus hijos que con sus hijas.

Hay algunos estudios que sugieren que la diferenciación del trato en función del sexo se incrementa a partir del segundo año de vida, cuando los padres suelen mostrar un mayor interés por sus hijos varones. Robert Bly, poeta estadounidense y líder de un movimiento de hombres, describe esta etapa con gran belleza:

«Hacia el año y medio de vida, el hijo empieza a orientar su intensa mirada hacia el padre. Las madres deben prepararse para ese momento. Los juegos más rudos de los padres de pronto parecen mucho más atractivos. Seguramente, antes del año y medio, el bebé ve a su padre como una mera alternativa a su madre; pero ahora se siente extrañamente atraído hacia esa energía distinta y ese estado corporal distinto. El padre lanza al niño al aire o rueda con él por el suelo imitando a un oso. Su hijo sabe que ahora las vibraciones de las moléculas son diferentes, y a veces se deja llevar por esta nueva vibración. Se está iniciando una historia de amor con el padre; va a ser uno de los acontecimientos más importantes de su vida, pero no podrá hablar de ello porque en su mayor parte tiene lugar antes de que aparezca el habla. Se trata de una relación no competitiva, extática, con un padre idealizado.»

El amor de una madre, por más puro y generoso que sea, no puede compensar la falta del amor del padre. Es evidente que lo mismo puede decirse en el caso inverso. Es de nuestro padre y nuestra madre de quienes aprendemos nuestras primeras nociones de la masculinidad y la feminidad, de funciones, expectativas y relaciones. ¿De quién van a aprender sobre hombres y masculinidad, de relaciones con hombres, los niños que crezcan en un hogar sin padre?

En los niños varones, la manifestación social más grave de la ausencia del padre es la violencia juvenil. En el caso de las niñas, es la maternidad precoz y fuera del matrimonio. Esto nos lleva a la sexta y última regla para una paternidad responsable: Criar a un niño no es un acto solitario. A los niños deben criarlos un padre y una madre que trabajen en conjunto, complementando mutuamente sus diferencias.

El efecto corrosivo de la crítica

En tanto que psiquiatra he atendido durante más de treinta años a pacientes que recordaban con rabia y muchas veces con lágrimas en los ojos las críticas y el menosprecio de sus padres, y tengo la absoluta seguridad de que las palabras pueden hacer tanto daño como los golpes.

A continuación expongo mi decálogo de cosas que hay que evitar hacer o decir:

1. Mantener creencias desfasadas, como:

    Si un niño llora o se hace notar de algún modo, «es que quiere llamar la atención», por lo que es mejor ignorarlo.

    Si mostramos demasiado afecto o interés o reaccionamos a sus acciones con demasiada rapidez, «lo estamos malcriando».

    Para proporcionar a nuestros hijos bienes materiales, clases extraescolares de piano, campamentos de fútbol en verano, una educación en las mejores escuelas y universidades, nosotros tenemos que renunciar a nuestras vacaciones y a otras fuentes de disfrute personal.

    Aunque no dejemos de pelearnos con nuestro cónyuge, durmamos en camas separadas y llevemos años sin hacer el amor, es mejor no separarse por el bien de los niños.

2. Prestar atención a nuestro hijo sólo cuando llora o hace algo mal, como robar o provocar incendios.

3. Hacer que los niños practiquen deportes, incluso si los odian. Si se niegan, usar algún nombre peyorativo para llamarlos, en especial cuando están con sus amigos.

4. Tratar a nuestro hijo como si nuestra vida dependiera de su éxito. Esto se produce de manera más acusada en padres cuyas carreras artísticas se han truncado con el matrimonio. Son aquellos que muchas veces hacen que su niño o su niña estudien música o danza y luego los hacen actuar delante de sus amigos.

5. Hacer «bromas sanas y bien intencionadas» ante algún atributo físico o discapacidad que pueda tener nuestro hijo, por ejemplo, ser miope, gordo o pelirrojo.

6. Cuando un hijo varón llora, decirle que eso no es propio de un soldado y que si no se controla lo enviaremos al ejército.

7. Comparar desfavorablemente a un hijo con alguno de sus hermanos, sus vecinos o con nosotros cuando teníamos su edad.

8. Convertir un rasgo del niño del que nosotros carecemos o que secretamente envidiamos en una desventaja. Por ejemplo, si nuestro hijo es escandaloso y directo, decirle que está lleno de «energía nerviosa»; o si es más listo que nosotros, que «cuándo dejará de hacer esas preguntas tan tontas»; o si es una hija a la que le gustan los animales, comentar en su presencia «no sé de dónde habrá sacado esa afición (de mí no, eso está claro)», o si es un hijo varón al que le gusta la cocina, «mira al pequeño amo de casa».

9. Creer que un niño que se pase muchas horas leyendo, dibujando o haciendo deberes se convertirá en una especie de «ratón de biblioteca». Mantenerlo ocupado en

tareas como puedan ser responder el teléfono, dar de comer al gato, quitar la nieve de la entrada, lavar el coche, limpiar su habitación, cortar el césped, sacar la basura, ayudar con las compras... Eso enseñará al niño cuáles son las cosas prácticas que se necesitan para ir por el mundo.

10. Los padres, más que las madres, son los que tienden a hacer comentarios machistas de este tipo:

Si te digo que saltes, salta.

No te debo nada.

Espabila, chico; no me gusta tu actitud, así que mejor que la cambies.

Esta habitación no es tuya. Es mía, como el resto de la casa. El alquiler lo pago yo.

Está bien. Si no te gusta, lárgate. No tienes por qué esperar a terminar el colegio. Vete ahora mismo.

Tienes que hacerlo bien a la primera.

Pegar a los niños: la verdad sobre el tema

En *La fierecilla domada*, Shakespeare se lo pasa en grande mostrando que nada es tan útil con una mujer testaruda que una buena azotaina propinada por su esposo. Este tipo de comportamiento ya no es aceptable (al menos en público) en Occidente. Uno puede enfadarse con su pareja, pero por más provocativo que sea su comportamiento (a nuestros ojos), no se tolera amenazar o emplear la fuerza física contra ella. Y los niños merecen la misma protección.

Hace más de cincuenta años, el reputado antropólogo Ashley Montagu señalaba que «pegar a un bebé tal vez sea la semilla de la guerra». Sobre la base del estudio de ocho sociedades no violentas desconocedoras de la escritura, llegó a la conclusión de que lo que todas ellas tenían en común eran unas prácticas no violentas de crianza de los pequeños, es decir, que no pegaban a los niños.

Murray A. Straus, sociólogo de la Universidad de New Hampshire, ha llevado a cabo una investigación extensiva sobre los efectos personales y sociales de pegar a los niños. Junto con sus colegas ha estudiado hasta qué punto en diez países europeos existía una tolerancia del castigo corporal en padres y profesores. Y han constatado que cuanta mayor es la tolerancia ante el castigo físico, mayor es el índice de homicidios e infanticidios.

Según Straus, uno de cada cuatro padres en los Estados Unidos golpeará a su hijo, y casi todos le habrán dado algún cachete antes de que cumpla los cuatro años. Otros estudios muestran que a más de la mitad de los niños entre trece y catorce años les siguen pegando. ¿Cuáles son las consecuencias medibles de una práctica tan cruel y coercitiva?

Los adultos que emplean el castigo físico con sus hijos les están enseñando qué deben hacer cuando alguien les contradice o no actúa según sus deseos. En vez de aprender a expresar sus sentimientos y sus deseos verbalmente, los niños aprenden a lanzarse de manera impulsiva sobre quienquiera que les produzca algún tipo de frustración.

Un niño víctima de castigos físicos duros, repetidos e injustos se convertirá muy probablemente en un adulto que actuará de la siguiente manera:

- Maltratará gravemente a sus hijos.
- Maltratará gravemente a su cónyuge.
- Sufrirá depresión.
- Demostrará altos niveles de conflictividad conyugal.
- Si es mujer, padecerá una disminución de ocho puntos en los tests para medir el cociente intelectual (y si esa niña tiene una madre que también careció de afecto, su cociente intelectual caerá cuatro puntos más).

En Canadá y en Estados Unidos, el castigo corporal de los niños por parte de sus padres no se contempla como delito en el código penal. Harriet L. MacMillan y sus colegas han llevado a cabo estudios que se suman a las muchas pruebas que señalan que ya ha llegado la hora de poner fin a ese vacío legal. En su investigación con una amplia muestra de residentes en Ontario, constataron que los adultos que recordaban haber sido golpeados o azotados de niños tenían una probabilidad dos veces mayor de tener problemas con el alcohol o con otras dependencias, así como comportamientos antisociales (consumo de drogas ilegales, robos), en comparación con otros adultos que no recordaban haber sido golpeados cuando eran niños. Un estudio realizado por Mac-Millan y otros cinco estudios longitudinales proporcionan unas pruebas mucho más contundentes de las que han existido nunca sobre las ventajas potenciales de no pegar a los niños, incluido un menor riesgo de muerte, de problemas de salud mental y una mejora en las aptitudes cognitivas.

¿A qué alternativas disciplinarias pueden recurrir los padres que dejan de pegar a sus hijos? Hay psicólogos que temen que esos padres cambien los castigos físicos por otros de tipo verbal, o que se rindan y renuncien a aplicar cualquier tipo de reglas. Aunque pueda ser cierto que algunos padres opten por estas vías, en mi opinión, acabar con los castigos físicos es algo que, en general, tendrá efectos positivos. Sensibilizará a los padres sobre lo vulnerables que son sus hijos y eso generará menos agresiones verbales.

A pesar de las pruebas, los malos tratos a los niños siguen produciéndose en hogares y escuelas. Existen varias razones para que esto sea así. Una es que los niños a los que se ha pegado, como sucede con los fumadores, no manifiestan daños aparentes. Cuando llegan a adultos dicen cosas como «sí, me pegaban, pero salí bien». Las consecuencias negativas se desarrollan lentamente y cuando lo hacen, en forma de desavenencias conyugales o malos tratos domésticos, por ejemplo, nadie parece darse cuenta de la conexión entre esos dos hechos. Se han necesitado cientos de años para constatar la relación entre el tabaco y la incidencia de enfermedades cardiovasculares y respiratorias en fumadores. Espero que se tarde menos en establecer la que existe entre el castigo corporal y el comportamiento violento y autodestructivo.

Otra de las razones por las que tanta gente ignora el impacto corrosivo del castigo corporal es la idealización de los padres cuando se alcanza la edad adulta. A la mayoría de personas les cuesta admitir que sus padres les hicieron cosas horribles en el pasado. De manera análoga, muchos padres preferirían olvidar los momentos en que «se les fue la mano» y trataron mal a sus hijos.

Para empeorar las cosas aún más, existen aspectos muy arraigados en la cultura estadounidense que avalan el uso de la violencia en lo que se percibe como un fin socialmente deseable. La afición a los deportes de contacto, los programas televisivos de gángsters y peleas, los superhéroes en las películas de acción, el énfasis que se pone en la competición y la victoria son desgraciadamente los alambres que sostienen el entramado del que está hecho el edificio social estadounidense.

Los padres responsables prefieren razonar con sus hijos en vez de recurrir a la fuerza. Si eso falla, cosa que sucede de vez en cuando, castigan a sus pequeños privándolos de algún privilegio, como sería mirar su programa favorito en la tele, o los envían a algún sitio a que se calmen. Hay que tener presente que nuestro papel de padres nos exige que establezcamos los modelos de lo deseable y lo tolerado en nuestro hogar. Nuestro hijo no siempre estará de acuerdo con nuestras decisiones, pero ser padres no es un concurso de popularidad. De lo que se trata es de hacer lo que hay que hacer por el bien del niño.

Cuando debamos recurrir al castigo, deberemos tener en cuenta estas tres sencillas reglas:

1. Hacer que el castigo sea siempre proporcional al «crimen». No excederse y dejar al niño sin postre toda la semana por una falta menor.

2. Ser consecuentes con lo que decimos. No pronunciar nunca una amenaza en falso, olvidarse del castigo o reducirlo como consecuencia de la presión del cónyuge o del propio niño.
3. Presentar un frente unido. No contradecir las indicaciones de la pareja. Si no estamos de acuerdo con su decisión, hablaremos del tema en privado.

Recapitulemos: a los niños no hay que someterlos nunca a violencia física ni hay que permitir que la presencien. Ello incluye por igual la visión de su tío borracho o la de la violencia televisiva. De más está reiterar que a los niños no hay que exponerlos nunca a la actividad sexual y que nunca deben de ser explotados por los adultos con una finalidad sexual.

Resumen

Para dar a un bebé lo que necesita en medio del estrés de la vida moderna hace falta ser consciente de todos los temas que entran en juego. La clave está en una paternidad basada en el afecto, la dedicación y la racionalización. Para poder conseguir esta «paternidad responsable», los padres tienen que llevar a cabo un inventario sincero de sus demonios personales, de su relación conyugal y de la educación que ellos mismos recibieron por parte de sus padres. Fortalecidos por este conocimiento, deben prepararse para enfrentar los retos del embarazo, el parto, el nacimiento del bebé y la paternidad propiamente dicha. Los padres responsables satisfarán las necesidades de sus hijos a pesar de sus propios traumas del pasado y de las dificultades de la vida diaria. Y lo harán así porque se han tomado la molestia y han hecho el esfuerzo de comprender sus sentimientos internos y sus motivos y porque, a diferencia de sus padres, han aprendido las lecciones que hacen posible educar a hijos sanos y felices.

A la hora de la verdad, nuestra única esperanza de un mundo mejor está en la potenciación y la profundización de la capacidad innata de nuestros hijos para cuidar a los demás, enriquecerlos y confraternizar con ellos.

Puntos clave para madres y padres

ANTES DE LA CONCEPCIÓN

- Obtener información sobre qué toxinas físicas y químicas conviene evitar antes de la concepción y durante el embarazo.
- Evaluar con sinceridad nuestra disposición ante los retos del embarazo y la paternidad. Si afloran problemas de tipo físico, psicológico o económico, sería bueno recurrir a la ayuda de los profesionales.

CONCEPCIÓN

- Todos los hijos deberían ser deseados.
- Todos los hijos deberían ser engendrados como expresión del amor mutuo que los padres comparten.

EMBARAZO

- Madres y padres deberían saberlo todo acerca de su nacimiento, su infancia y la relación con sus padres.
- Los padres deberían explorar su relación de pareja y abordar con sinceridad sus esperanzas y sus miedos.
- Los padres deben aprender a apreciar la humanidad básica del futuro bebé y a comunicarle su amor.
- Los padres tienen que hacer todo lo posible por vincularse afectivamente a su hijo antes y después del parto, hablando con él, cantando, bailando, mediante visualizaciones y juegos.

- La madre embarazada debe hacer todo lo que esté en su mano para reducir el estrés durante el embarazo. Si se produce una amenaza de violencia o violencia real, debe apartarse de la fuente que la provoca.
- La madre debe acudir a clases de preparación al parto, y si es posible hacerlo acompañada de su pareja.
- La mujer embarazada debe abstenerse de consumir alcohol, tabaco y todo tipo de sustancias «recreativas».

PARTO Y NACIMIENTO

- Siempre que sea posible, el padre debería estar presente. Si la madre da a luz en un hospital, es recomendable que la acompañe algún profesional, como una comadrona o una partera.
- A menos que exista algún problema de salud, el parto debería estar libre de intervenciones médicas. Aquí se incluyen monitorizaciones cardíacas innecesarias del feto, anestésicos o analgésicos, episiotomías, fórceps, inducciones y cesáreas, a menos que sanitariamente se consideren adecuadas.
- Sólo aquellos amigos o parientes a los que los padres conocen y en quienes confían deberían estar presentes durante el parto.
- Sólo los profesionales que aman y respetan a los bebés deberían asistir los partos.

DESPUÉS DEL NACIMIENTO

- Decir sólo cosas elogiosas del recién nacido. Debemos tener en cuenta que el niño escucha.
- Insistir en que queremos sostener a nuestro hijo desde el primer momento y dormir con él en la misma habitación.
- Evitar la administración de gotas oculares de nitrato de plata a nuestro bebé, así como otros medicamentos y la

ejecución de otros protocolos y pruebas sanitarias, o al menos retrasarlas unas horas para tener más tiempo de crear un vínculo afectivo con el bebé.

- Oponerse a la circuncisión o a cualquier otra forma de mutilación genital, a menos que se realice por motivos religiosos. Se trata de una práctica que ya no se realiza por indicación médica ni es psicológicamente deseable.
- Abandonar el hospital tan pronto como sea posible.
- Amamantar al bebé al menos durante tres meses.
- Si no se puede amamantar al bebé, darle el biberón sosteniéndolo en brazos y dedicándole toda nuestra atención.

PRIMEROS MESES DE VIDA

- Si la madre se siente aislada, vulnerable o deprimida, debe pedir ayuda. Las visitas de enfermeras o asistentes sociales han demostrado ser positivas.
- Si el bebé padece cólicos, llora mucho o no duerme bien, no hay que creer que es culpa nuestra ni pensar que somos unos padres incompetentes, aunque sí debemos hacer lo posible por obtener ayuda.
- Si el pequeño se pone enfermo, no debemos esperar a mañana; llevémoslo hoy mismo al médico.
- Si somos madres solteras y nos damos cuenta de que estamos empezando a perder la paciencia con nuestro hijo, llamemos a un amigo, a un familiar, a algún grupo de apoyo a mujeres, a un centro de asistencia social. Por encima de todo, no hay que gritar ni zarandear al bebé.
- Los niños exigen una atención constante. No saben cuidarse solos. Pero también son una fuente de inmensa alegría. Disfrutemos con nuestros hijos.
- Los bebés pueden enseñarnos muchas lecciones importantes. Debemos estar preparados para aprender de ellos.

PRIMEROS AÑOS DE VIDA

- Hablar todo lo que se pueda con el niño de un año.
- Si podemos permitírnoslo, mejor no enviar al niño a la guardería hasta que cumpla los dos años, como mínimo.
- Intentar satisfacer las necesidades de los niños más que las nuestras.
- Tratar siempre a nuestros hijos como nos gustaría que nos trataran a nosotros.

Apéndice

Raíces de la personalidad:
Cuestionario y clave de interpretación *

Este cuestionario está pensado para que seas más consciente de tus experiencias prenatales y perinatales (es decir, las que afectan las etapas anteriores e inmediatamente posteriores al parto, y las del parto mismo), y para calibrar el efecto que tienen sobre la personalidad y las pautas de comportamiento. Su función es proporcionar nuevas ideas que sean útiles y significativas. El cuestionario no es, por el momento, un instrumento científico. Por favor, responde a las preguntas de manera rápida, sin pensarlas mucho. Rodea con un círculo tantas respuestas como creas que te corresponden. Si no conoces la respuesta, deja que te guíe el inconsciente. Una vez que hayas completado el cuestionario, no dudes en obtener la confirmación de las respuestas comentándolas con tus padres, tus hermanos o en los documentos relacionados con tu nacimiento.

1. Edad_____ Sexo_____ Hora del nacimiento_____
2. Peso al nacer_____
3. Estado al nacer:
    a. excelente (alerta)
    b. muy bueno

c. correcto
d. regular
e. malo (tono azulado y ausencia de respiración)
f. no lo sé

4. Lugar que ocupas en relación a tus hermanos
   a. primer hijo
   b. segundo hijo
   c. tercer hijo
   d. cuarto hijo
   e. quinto hijo
   f. sexto o posterior

5. ¿Tienes un hermano gemelo?
   a. sí
   b. no

6. ¿Eres adoptado?
   a. sí
   b. no

7. ¿Quería tu madre tener un hijo cuando fuiste concebido?
   a. sí
   b. no

8. Tu madre quería tener
   a. un hijo
   b. una hija
   c. le era indiferente

9. ¿Quería tu padre tener un hijo cuando fuiste concebido?
   a. sí
   b. no

10. Tu padre quería tener
    a. un hijo
    b. una hija
    c. le era indiferente

11. ¿Sufrió tu madre alguna desgracia durante el embarazo?
    a. sí
    b. no

12. Durante el embarazo, tu madre estaba normalmente
    a. contenta
    b. descontenta

13. Durante tu vida intrauterina, ¿tu madre te hablaba o te cantaba?
    a. sí
    b. no

14. Durante tu vida intrauterina, ¿tu padre te hablaba o te cantaba?
    a. sí
    b. no

15. Durante el embarazo, tu madre estuvo expuesta a ruido de
    a. maquinaria
    b. aviones o trenes
    c. música a un volumen alto
    d. ninguna de las opciones anteriores

16. Durante tu vida intrauterina, te sentías
    a. deseado
    b. amado
    c. feliz
    d. tranquilo

e. conectado a tu madre
f. desconectado de tu madre
g. ansioso
h. temeroso
i. culpable
j. enfadado
k. aburrido
l. solo
m. no querido
n. no deseado
o. inadecuado/no lo bastante bueno

17. Cuando tu madre estaba embarazada, se sentía con frecuencia
   a. enfadada
   b. temerosa
   c. ansiosa
   d. deprimida
   e. feliz
   f. contenta

18. ¿Recuerdas haber soñado en el vientre de tu madre?
   a. sí
   b. no

19. Durante el embarazo, tu madre normalmente
   a. fumaba cigarrillos
   b. fumaba marihuana
   c. consumía cantidades excesivas de alcohol
   d. tomaba más de dos tazas de café o té al día
   e. consumía speed
   f. consumía cocaína, crack o heroína
   g. tomaba analgésicos
   h. tomaba tranquilizantes
   i. tomaba antidepresivos
   j. ninguna de las opciones anteriores

20. Naciste
    a. en un hospital
    b. en casa
    c. en otro sitio

21. Durante el parto, a tu madre le administraron
    a. analgésicos
    b. anestesia local
    c. anestesia general
    d. ninguna de las opciones anteriores

22. Tu nacimiento fue
    a. vaginal
    b. con uso de fórceps
    c. con episiotomía
    d. mediante cesárea
    e. inducido con pitocina
    f. de nalgas
    g. prolongado (por ausencia de médico)
    h. prematuro
    i. retrasado

23. Tras el parto
    a. te colocaron sobre el pecho de tu madre
    b. te llevaron a la sala de recién nacidos
    c. te metieron en la incubadora
    d. te llevaron a una unidad de cuidados intensivos neonatal

24. Durante el nacimiento seguramente tu madre
    y tú
    a. sincronizasteis
    b. no sincronizasteis

25. Eres básicamente
    a. heterosexual

b. bisexual

c. homosexual

26. Te gusta tocar, acariciar, abrazar
    a. exageradamente
    b. mucho
    c. lo normal
    d. muy poco
    e. en absoluto

27. Con la comida tiendes a
    a. comer en exceso
    b. comer hasta saciarte
    c. picar
    d. tener problemas con la comida, comer poco
    e. provocarte el vómito después de comer

28. En relación al sexo
    a. nunca tienes bastante
    b. siempre estás pensando en él
    c. lo consideras algo importante
    d. te parece un problema
    e. crees que estás mejor sin él
    f. no te interesa

29. En relación al dinero
    a. nunca tienes bastante
    b. siempre estás pensando en él
    c. lo consideras algo importante
    d. te parece un problema
    e. crees que estás mejor sin él
    f. no te interesa

30. En algún momento has tenido dependencia de
    a. la marihuana
    b. los antidepresivos

c. los somníferos
d. los analgésicos
e. el speed
f. los cigarrillos/el tabaco
g. el alcohol
h. la marihuana
i. la cocaína
j. la heroína
k. el crack
l. ninguna de las opciones anteriores

31. ¿Te atraen las personas grandes o gordas?
a. sí
b. no

32. ¿Te atraen las personas pequeñas o delgadas?
a. sí
b. no

33. ¿Padeces los siguientes trastornos?
a. trastornos de aprendizaje
b. ataques de pánico
c. fobias
d. depresión
e. depresión maníaca
f. esquizofrenia
g. comportamiento antisocial
h. discapacidad de aprendizaje/trastorno de déficit de atención con hiperactividad
i. ninguna de las opciones anteriores

34. A veces sueñas con
a. que te caes o tropiezas
b. que flotas en el agua
c. túneles o aberturas
d. arenas movedizas o zonas pantanosas
e. naufragios o desintegración en pedazos

35. ¿Trabajas o te gustaría trabajar para una gran empresa que te ofrezca buenos ingresos y un plan de pensiones?
    a. sí
    b. no

36. Te describes a ti mismo como
    a. optimista
    b. abierto
    c. sociable
    d. pesimista
    e. distante
    f. tímido
    g. introvertido
    h. inquisitivo
    i. desarraigado
    j. cauto
    k. pasivo
    l. temerario
    m. agresivo
    n. aventurero
    o. prudente
    p. extrovertido

37. Disfrutas al
    a. ir en cabeza
    b. sumergirte en las cosas
    c. explorar nuevos horizontes
    d. ninguna de las opciones anteriores

38. Temes
    a. perder los nervios
    b. volverte loco
    c. volverte agresivo y destructivo
    d. volverte indefenso
    e. cometer errores
    f. equivocarte

g. ser un fracasado
h. tener éxito
i. una violación
j. un abandono
k. ninguna de las opciones anteriores

39. Experimentas con frecuencia
    a. incapacidad para involucrarte en lo que haces
    b. fatiga injustificada
    c. falta de fuerza de voluntad
    d. parálisis intelectual
    e. la sensación de que te falta algo
    f. ninguna de las opciones anteriores

40. Evitas llevar
    a. bufandas
    b. sombreros
    c. cuellos de cisne
    d. pajaritas
    e. ninguna de las opciones anteriores

41. Tienes miedo de
    a. los espacios abiertos
    b. los espacios cerrados
    c. el agua
    d. los viajes
    e. la oscuridad
    f. las alturas
    g. los animales
    h. ninguna de las opciones anteriores

42. Reaccionas al estrés con
    a. un incremento de la actividad
    b. una disminución de la actividad
    c. parálisis
    d. confusión

e.   ansiedad
f.   enfado
g.   ninguna de las opciones anteriores

43. ¿Tuviste algún trauma mientras estabas en el vientre materno o lo tuvo algún miembro de tu familia?
a.   sí
b.   no

44. ¿Tuviste algún trauma durante tu parto o lo tuvo algún miembro de tu familia?
a.   sí
b.   no

45. ¿Tuviste algún trauma en las primeras semanas o los primeros meses de tu vida, o lo tuvo algún miembro de tu familia?
a.   sí
b.   no

46. ¿Tuviste algún trauma durante tus primeros dos años de vida o lo tuvo algún miembro de tu familia?
a.   sí
b.   no

47. ¿Te separaste de tu madre más de unas pocas horas durante las primeras semanas o los primeros meses de tu vida?
a.   sí
b.   no

48. ¿Hubo alguna persona en tu vida que hiciera contigo el papel de madre? En caso afirmativo, ¿quién era?
a.   una enfermera
b.   una empleada del hogar/una niñera
c.   una canguro

d. una hermana
e. una prima
f. una tía
g. una abuela
h. una amiga de la familia
i. una vecina
j. una maestra
k. una doctora
l. una dentista
m. una religiosa
n. ninguna de las opciones anteriores

49. ¿Hubo alguna persona en tu vida que hiciera contigo el papel de padre? En caso afirmativo, ¿quién era?
    a. un enfermero
    b. un empleado del hogar/niñero
    c. un canguro
    d. un hermano
    e. un primo
    f. un tío
    g. un abuelo
    h. un amigo de la familia
    i. un vecino
    j. un maestro
    k. un médico
    l. un dentista
    m. un religioso
    n. ninguna de las opciones anteriores

50. ¿Tuvo tu madre algún aborto espontáneo antes de tu nacimiento?
    a. sí
    b. no

51. ¿Tuvo tu madre algún aborto provocado antes de tu nacimiento?

a. sí
b. no

52. ¿Perdió tu madre algún embarazo antes de tu nacimiento?
a. sí
b. no

53. ¿Dio tu madre algún hijo en adopción antes de tu nacimiento?
a. sí
b. no

54. Si tu madre tuvo algún aborto espontáneo o provocado, si tuvo algún hijo muerto o dio algún hijo en adopción, ¿cuántas veces sucedió?
a. una
b. dos
c. tres o más

55. ¿Tuvo tu madre algún aborto espontáneo o provocado,
le nació algún hijo muerto o dio algún hijo en adopción
después de tu nacimiento?
a. sí
b. no

56. ¿Murió alguno de tus hermanos cuando eras bebé o un
niño pequeño?
a. sí
b. no

57. ¿Murió alguno de tus padres cuando eras bebé o un
niño pequeño?
a. la madre
b. el padre
c. ambos
d. ninguno

58. ¿Se suicidó algún miembro de tu familia más cercana cuando eras un bebé o un niño pequeño?
    a. sí
    b. no

59. ¿Consumió tu madre dietilestrilbestrol durante el embarazo?
    a. sí
    b. no

60. ¿Cuánto tiempo estuvo de parto tu madre?
    a. poco
    b. normal
    c. mucho

61. ¿Crees que alguna vez te maltrataron emocionalmente cuando eras bebé o un niño pequeño? En caso afirmativo, ¿quién te maltrató?
    a. madre/padre
    b. hermana/hermano
    c. tía/tío
    d. prima/primo
    e. abuela/abuelo
    f. enfermera/enfermero
    g. empleada/o del hogar - niñera/niñero
    h. canguro (mujer u hombre)
    i. amiga/amigo de la familia
    j. vecina/o
    k. doctora/doctor
    l. religiosa/religioso
    m. desconocida/desconocido
    n. ninguna de las opciones anteriores

62. ¿Crees que alguna vez te maltrataron físicamente cuando eras bebé o un niño pequeño? En caso afirmativo, ¿quién te maltrató?

a. madre/padre
b. hermana/hermano
c. tía/tío
d. prima/primo
e. abuela/abuelo
f. enfermera/enfermero
g. empleada/o del hogar - niñera/niñero
h. canguro (mujer u hombre)
i. amiga/amigo de la familia
j. vecina/o
k. doctora/doctor
l. religiosa/religioso
m. desconocida/desconocido
n. ninguna de las opciones anteriores

63. ¿Crees que alguna vez abusaron sexualmente de ti cuando eras bebé o un niño pequeño? En caso afirmativo, ¿quién te maltrató?
a. madre/padre
b. hermana/hermano
c. tía/tío
d. prima/primo
e. abuela/abuelo
f. enfermera/enfermero
g. empleada/o del hogar - niñera/niñero
h. canguro (mujer u hombre)
i. amiga/amigo de la familia
j. vecina/o
k. doctora/doctor
l. religiosa/religioso
m. desconocida/desconocido
n. ninguna de las opciones anteriores

64. Anota todos los recuerdos que tengas de tu vida intrauterina, del momento de tu nacimiento y de tu primera infancia en una hoja aparte.

65. Anota todas las experiencias y las historias que los demás te cuenten sobre tu vida intrauterina, el momento de tu nacimiento y tu primera infancia en una hoja aparte.

CLAVE PARA INTERPRETAR EL CUESTIONARIO SOBRE LAS RAÍCES DE LA PERSONALIDAD

Lo que sigue presenta algunas ideas sobre el significado de tus respuestas al cuestionario. Tal vez te sea de ayuda descubrir las influencias tempranas que dieron forma a tu personalidad.

No se trata de respuestas absolutas. Cada una representa una pequeña pieza en el gran rompecabezas hecho de un continuo de variables que va desde el momento de la concepción hasta el presente. Cuando hayas terminado de responder el cuestionario y hayas estudiado estas claves, lo que resultará será tal vez tu propio retrato fragmentado, desde la concepción hasta tu primera infancia.

1. Edad _____ Sexo _____ Hora del nacimiento _____
   —la hora del nacimiento puede indicar el momento del día en el que estamos más creativos, o en el que nos mostramos más ansiosos.
   —el personal sanitario y los médicos suelen estar más cansados por la noche, y ser menos eficientes
2. Peso al nacer _____ (peso medio en niños: 3.375 gr; peso medio en niñas: 3.150 gr*)
   —si el bebé pesa más, el parto puede ser más difícil y retrasarse
   —si el bebé pesa menos, puede ser prematuro y ser el hijo de una madre angustiada y estresada

* Fuente: Lucille F. Whaley y Donna L. Wong, Nursing Care of Infants and Children, sexta edición, Mosby, St. Louis, Missouri, 1999.

3. Estado al nacer, definido de más a menos bueno
—puede indicar dificultades en el parto
—puede indicar pautas de funcionamiento general en la vida

   a. excelente (alerta): desarrollo óptimo en todas las relaciones
   b. muy bueno: desarrollo productivo en la mayoría de relaciones
   c. correcto: existencia problemática
   d. regular: existencia muy problemática
   e. malo (tono azulado y ausencia de respiración): la experiencia cercana a la muerte puede dejar en la persona la sensación de sentirse muerta por dentro
   f. no lo sé

4. Lugar que ocupas en relación a tus hermanos

   a. primer hijo: tiende a tener más éxito que sus hermanos. Suele ser el favorito del padre (un hijo único es como un primer hijo)
   b. segundo hijo: tiende a ser el favorito de la madre. El hijo de en medio suele recibir menos atención; tiende a desdibujarse entre los extremos
   c. tercer hijo: el hijo de en medio suele recibir menos atención; tiende a desdibujarse entre los extremos. Si es el pequeño, es el «bebé» de la familia, y como tal tiende a ser tratado
   d. cuarto hijo: igual que (c)
   e. quinto hijo: igual que (c)
   f. sexto o posterior: igual que (c)

5. ¿Tienes un hermano gemelo?

   a. sí: o tiene problemas para compartir o por el contrario no le cuesta nada. Los gemelos suelen estar muy unidos a lo largo de su vida; tienden a desarrollar una conexión psíquica. Es posible que los gemelos se casen con otros gemelos y vivan en la misma casa

b. no: es posible que tengan un sentido más desarrollado de individualidad

6. ¿Eres adoptado?
   a. sí: no planificado, no deseado, abandonado (por más amor que te hayan dado tus padres adoptivos). El niño lleva en la memoria la pérdida de su madre biológica. Puede sentirse marginado, como si estuviera fuera de lugar, y tiende a ser muy sensible a la separación
   b. no: menos probabilidad de (a)

7. ¿Quería tu madre tener un hijo cuando fuiste concebido?
   a. sí: un hijo deseado es una bendición. Se siente a salvo, protegido. Ser un hijo deseado es un factor primordial a la hora de adquirir un sentido del yo fuerte y saludable; mayor tendencia a sentirse aceptado y querido
   b. no: un hijo no deseado tiende a tener un nivel de autoestima menor y problemas para sentirse aceptado y querido

8. Tu madre quería tener
   a. un hijo: si eres hombre, entonces todo está bien; si eres mujer, entonces eres una hija no deseada en tanto que mujer; puedes tener problemas psicosexuales; quizá tengas problemas para sentirte aceptada y querida
   b. una hija: si eres mujer, entonces todo está bien; si eres hombre, entonces eres un hijo no deseado en tanto que hombre; puedes tener problemas psicosexuales; quizá tengas problemas para sentirte aceptado y querido

c. le era indiferente: menor probabilidad de desarrollar problemas psicosexuales y problemas para sentirse aceptado y querido

9. ¿Quería tu padre tener un hijo cuando fuiste concebido?
   a. sí: igual que en el número 7
   b. no: igual que en el número 7
   —la oposición del padre puede hacer que la madre esté más estresada durante el embarazo

10. Tu padre quería tener
    a. un hijo: igual que en el número 8
    b. una hija: igual que en el número 8
    c. le era indiferente: igual que en el número 8

11. ¿Sufrió tu madre alguna desgracia durante el embarazo?
    a. sí: factor de estrés
    — el bebé, antes de nacer, puede identificarse con esa desgracia y nacer con una sensibilidad especial ante futuras dificultades.
    —la vida del niño puede ser más susceptible al trauma
    b. no: la vida del niño será menos susceptible al trauma

12. Durante el embarazo tu madre estaba normalmente
    —la madre proporciona un modelo para la actitud general del niño a lo largo de su vida
    a. contenta: el niño tiende a desarrollar una actitud positiva/optimista
    b. descontenta: el niño tiende a desarrollar una actitud negativa/pesimista

13. Durante tu vida intrauterina, ¿tu madre te hablaba o te cantaba?

a. sí: existencia de comunicación prenatal y de vínculo afectivo

b. no: ausencia de comunicación prenatal y de vínculo afectivo

14. Durante tu vida intrauterina, ¿tu padre te hablaba o te cantaba?
    a. sí: igual que en el número 13
    b. no: igual que en el número 13

15. Durante el embarazo, tu madre estuvo expuesta a ruido de
    a. maquinaria: puede sentirse extraordinariamente atraída o, por el contrario, rechazar totalmente ese tipo de sonidos
    b. aviones o trenes: igual que (a)
    c. música a un volumen alto: igual que (a)
    d. ninguna de las opciones anteriores

16. Durante tu vida intrauterina, te sentías
    —todos estos sentimientos pueden haberse originado en el seno materno y luego acentuarse a partir de experiencias subsiguientes que las hayan fortalecido y validado
    —pueden coincidir con estados similares que se forjan a partir de experiencias de la vida del niño

17. Cuando tu madre estaba embarazada, se sentía con frecuencia
    —la madre proporciona un modelo para las experiencias vitales del niño

18. ¿Recuerdas haber soñado en el vientre de tu madre?
    a. sí: cualquier sueño que se recuerde puede ser útil
    b. no: muy pocas personas recuerdan sueños prenatales

19. Durante el embarazo, tu madre normalmente tomaba
—todas las sustancias que aparecen en la lista pueden abotargar los pensamientos, las sensaciones y la creatividad tanto en la madre como en el niño
—el niño puede volverse drogadicto
—según las estadísticas, si la madre es drogadicta, lo más probable es que sea soltera, pobre, con un nivel educativo bajo, que sufra ansiedad y/o depresión, recibirá una atención sanitaria deficiente y se comunicará muy poco con su futuro bebé tanto verbal como no verbalmente.

20. Naciste
    a. en un hospital: mayor probabilidad de que te hayan sometido a intervenciones médicas y te hayan suministrado fármacos (ver números 21 y 22)
    b. en casa: entorno más tranquilo
—la madre se habrá sentido seguramente más cómoda y menos estresada
    c. en otro sitio: sea cual sea el sitio, puede tener repercusiones en relación con los patrones vitales

21. Durante el parto, a tu madre le administraron
    a. analgésicos:
—ralentizan los pensamientos, los sentimientos y la creatividad tanto de la madre como del niño
—inhiben el proceso espontáneo y natural de apego con la madre y en las relaciones personales a lo largo de la vida
    b. anestesia local: igual que (a)
    c. anestesia general: igual que (a)
    d. ninguna de las opciones anteriores: se produce un mayor estado de conciencia, atención y respuesta en el recién nacido

22. Tu nacimiento fue

—cada manera de nacer puede quedar retenida en la memoria emocional o celular, con lo que la personalidad y las acciones de la persona pueden verse influidas por ellas de por vida

a. vaginal: sentido saludable de identidad; sensación de controlar la propia vida; optimismo; tendencia a la acción

b. con uso de fórceps: el niño tiende a precisar de asistencia, pero con frecuencia se niega a recibirla; la vida puede percibirse como una lucha; tendencia a sufrir dolores de cabeza, de cuello y de hombros

c. con episiotomía: igual que con los fórceps, pero además el niño puede sentirse culpable por el daño que ha sufrido la madre

d. mediante cesárea: tendencia a sentirse desvalido en situaciones de estrés; tiende a mostrarse hipersensible cuando lo interrumpen; puede estar muy necesitado de abrazos, sentir una necesidad desmesurada de que lo toquen

e. inducido con pitocina: sensación de que le meten prisa; susceptibilidad ante cualquier tipo de control; puede mostrarse rebelde

f. de nalgas: puede ser testarudo y perseverante; le gusta hacer las cosas a su manera; tal vez tenga dificultades para avanzar en la vida

g. prolongado (por ausencia de médico): tal vez se sienta constreñido en la vida; puede reaccionar con violencia ante un trato que perciba como injusto; puede ser inhibido

h. prematuro: el niño tiende a ser precoz y rápido en la vida; puede sentir que le apresuran, que siempre va con prisa

i. retrasado: el niño tiende a ser lento y tardío en la vida; tendencia a la indecisión

23. Tras el parto
   a. te colocaron sobre el pecho de tu madre: opción ideal; el niño se siente alimentado; la relación entre madre e hijo se fortalece, así como las relaciones del niño con otras personas a lo largo de la vida
   b. te llevaron a la sala de recién nacidos: el niño puede sentirse separado, abandonado, rechazado por su madre
   c. te metieron en la incubadora: el niño puede sentir un muro invisible que lo separa de los demás; tal vez esta sensación se prolongue hasta la vida adulta
   d. te llevaron a una unidad de cuidados intensivos neonatal: la opción más amenazadora; comparte características de (b) y (c)

24. Durante el nacimiento seguramente tu madre y tú
   a. sincronizasteis: el niño tiende a congeniar con los demás
   b. no sincronizasteis: el niño tiende a ser discutidor, a mostrarse en desacuerdo

25. Eres básicamente
   —la orientación sexual puede estar relacionada con otras variables que aparecen en este cuestionario (la genética y el entorno prenatal y perinatal, con los números 8 y 10, con el hecho de que los padres deseen que seamos del sexo opuesto, con el número 38, con considerar que somos erróneos, así como con otros factores físicos y psicológicos, como pueda ser el estrés)

26. Te gusta tocar, acariciar, abrazar
   —el grado de contacto físico que el pequeño ha experimentado antes y después del nacimiento puede determi-

nar los modelos del niño a la hora de dar y recibir afecto
a. exageradamente: muestra de inseguridad; busca la aprobación y la validación de los demás
b. mucho: algo inseguro, aunque demuestra afecto sin problemas
c. lo normal: cómodo consigo mismo; preocupado por los demás
d. muy poco: es reacio a ser objeto de la atención de los demás
e. en absoluto: se resiste ser objeto de la atención de los demás

27. Con la comida tiendes a
—la comida está relacionada con el sentimiento de ser amado; la comida puede sustituir al amor; tendencia a compensar porque uno se siente vacío por dentro
a. comer en exceso: obesidad; situación poco saludable
b. comer hasta saciarte: situación saludable
c. picar: sensación de aburrimiento, depresión leve
d. tener problemas con la comida, comer poco: anorexia
e. provocarte el vómito después de comer: bulimia

28. En relación al sexo
—el sexo se relaciona con el sentimiento de ser amado; puede confundirse con el amor; tendencia a compensar su ausencia buscando sexo ante una autoestima baja
a. nunca tienes bastante: comportamiento adictivo
b. siempre estás pensando en él: comportamiento adictivo
c. lo consideras algo importante: actitud sexual saludable
d. te parece un problema: probabilidad de que exista alguna experiencia infantil negativa

e. crees que estás mejor sin él: evitación/negación del placer

f. no te interesa: baja libido; puede tratarse de (d) o de (e)

29. En relación al dinero
—está vinculado al sentimiento de ser amado; de manera inconsciente puede sustituirse el dinero por el amor
—las mismas respuestas que en los números 27 y 28; tu relación con la comida, el sexo y el dinero dicen mucho de quién eres

30. En algún momento has tenido dependencia de
—las adicciones pueden estar relacionadas con la situación perinatal de la madre y con las sustancias que se le han suministrado
—las adicciones también son maneras de llenar una enorme sensación de vacío que surge de la falta de amor durante los años de formación

31. ¿Te atraen las personas grandes o gordas?
   a. sí: inseguridad; quieres vincularte a una madre
   b. no: si te sientes atraído por personas de un tamaño medio, entonces es que te sientes a gusto en la relación que mantienes con tu madre

32. ¿Te atraen las personas pequeñas o delgadas?
   a. sí: una madre con excesivo poder; buscas distanciarte de ella
   b. no: si te sientes atraído por personas de un tamaño medio, entonces es que te sientes a gusto en la relación que mantienes con tu madre

33. Padeces los siguientes trastornos
—estos trastornos pueden estar relacionados con la ge-

nética y con otras variables que se abordan en este cuestionario

34. A veces sueñas con
    —puede tratarse de revisiones de recuerdos muy tempranos del descenso por las trompas de falopio, la implantación en el útero o la flotación en el líquido amniótico

35. ¿Trabajas o te gustaría trabajar para una gran empresa que te ofreciera buenos ingresos y un plan de pensiones?
    a. sí: tal vez te sientas inseguro en el mundo exterior; puede que busques recuperar la sensación de seguridad que tenías en el seno materno
    b. no: puede que ya te sientas seguro en el mundo exterior

36. Te describes a ti mismo como
    —las experiencias prenatales y perinatales pueden tener relación con los rasgos básicos en la vida
    a. optimista: existencia cómoda en el útero, parto fácil, vínculo afectivo adecuado en la primera infancia
    b. abierto: igual que (a); relación de confianza con los padres
    c. sociable: igual que (a) y (b)
    d. pesimista: dificultades en el útero, durante el parto, en la creación del vínculo afectivo durante la primera infancia
    e. distante: igual que (d)
    f. tímido: igual que (d)
    g. introvertido: igual que (d); los padres han potenciado la reflexión y han reprimido la expresividad
    h. inquisitivo: igual que (a); los padres han apoyado la expresividad del niño; tal vez haya nacido de

parto vaginal sin asistencia; puede que se trate del primer hijo

i. desarraigado: oscila en la vida; tiene dificultades para establecerse; se siente desvinculado de sus padres; establecimiento defectuoso del vínculo afectivo prenatal o posnatal; dificultad para desarrollar un vínculo fuerte; inseguridad

j. cauto: algunos vínculos constructivos y algunas traiciones

k. pasivo: la madre puede haber sido anestesiada o tratada con epidural durante el parto: tendencia a sufrir o a sentir la amenaza del sufrimiento.

l. temerario: busca el estímulo y la excitación; madre excitada o alterada; asustada, quisquillosa: el niño se ve estimulado en exceso y se vuelve adicto a altos niveles de estimulación

m. agresivo: rechazo por parte de sus padres, que no deseaban el embarazo o que no deseaban que el niño tuviera el sexo que ha tenido

n. aventurero: temerario, optimista; combinación de experiencias tempranas constructivas y destructivas

o. prudente: cauto; igual que (j)

p. extrovertido: igual que (a)

37. Disfrutas al

a. ir en cabeza: parto natural sin ayudas; tendencia al éxito

b. sumergirte en las cosas; igual que (a)

c. explorar nuevos horizontes: igual que (a)

d. ninguna de las opciones anteriores

38. Temes

a. perder los nervios: tu madre perdió el control durante el parto

b. volverte loco: tu madre perdió el control durante el parto

c. volverte agresivo y destructivo: tu madre perdió el control durante el parto

d. volverte indefenso: tu madre fue anestesiada durante el parto

e. cometer errores: embarazo no planificado o no deseado; sexo no deseado; el niño no cumple las expectativas de sus padres; puede no sentirse aceptado o no recibir un amor incondicional

f. equivocarte: igual que (e), y además puede que hayas nacido de pie

g. ser un fracasado: igual que (e)

h. tener éxito: el niño puede sentirse culpable por haber lastimado a su madre durante el parto

i. una violación: sensación de desamparo durante el parto; la madre o el bebé pueden haber sido sometidos a algún tipo de proceso doloroso; puede haberse manipulado al recién nacido de diversas maneras, aplicándole gotas en los ojos o aspirándole el líquido de la boca, por ejemplo

j. un abandono: es probable que al niño lo hayan separado de la madre inmediatamente después del parto, antes de haber tenido la ocasión de establecer un contacto íntimo con ella

k. ninguna de las opciones anteriores: nacimiento relativamente fácil, cómodo

39. Experimentas con frecuencia

a. algún tipo de incapacidad para involucrarte en lo que haces: parto asistido mediante cesárea, fórceps, etc.

b. fatiga injustificada: anestesia, sedantes, analgésicos; parto largo; desamparo

c. falta de fuerza de voluntad; parto asistido; no puedes hacer las cosas solo; desamparo, dependencia

d. parálisis intelectual: anestesia, sedantes, analgésicos, que atontan la mente

e. la sensación de que te falta algo: un gemelo que murió en el útero

f. ninguna de las opciones anteriores: nacimiento relativamente fácil, cómodo

40. Evitas llevar

—cualquiera de las prendas, de la (a) a la (d) puede indicar que el cordón umbilical estaba alrededor del cuello en el momento del nacimiento; tendencia a sentirse inhibido o ahogado por la gente o por presión

a. bufandas

b. sombreros

c. cuellos de cisne

d. pajaritas

e. ninguna de las opciones anteriores

41. Tienes miedo de

—a causa de experiencias perinatales de miedo que el niño identifica posteriormente con:

a. los espacios abiertos: agorafobia (del griego ágora, plaza, lugar exterior)

b. los espacios cerrados: claustrofobia (ascensores, armarios, sótanos)

c. el agua: puede asociarse a la sensación de ahogo durante el parto

d. los viajes: puede estar relacionado con un parto en un coche, un autobús, un tren, un avión, un barco

e. la oscuridad: puede estar relacionado con la ansiedad experimentada en el útero o en el canal del parto

f. las alturas: puede estar relacionado con el momento en el que nos levantan de repente tras el alumbramiento

g. los animales: miedo de la madre durante el embarazo

h. ninguna de las opciones anteriores: parto relativamente fácil, cómodo

42. Reaccionas al estrés con
    a. un incremento de la actividad: ansiedad de la ma-
    dre durante el embarazo
    b. una disminución de la actividad: anestesia aplica-
    da a la madre durante el parto
    c. parálisis: anestesia aplicada a la madre durante el
    parto
    d. confusión: anestesia aplicada a la madre durante
    el parto
    e. ansiedad: la madre está preocupada/angustiada
    durante el parto
    f. enfado: el alumbramiento se ha retrasado
    g. ninguna de las opciones anteriores: ausencia de
    trauma durante el parto

43. ¿Tuviste algún trauma mientras estabas en el vientre
materno, o lo tuvo algún miembro de tu familia?
    a. sí: el niño puede desarrollar una menor tolerancia
    al estrés
    b. no: el niño puede tolerar bien el estrés

44. ¿Tuviste algún trauma durante tu parto, o lo tuvo algún
miembro de tu familia?
    a. sí: igual que el número 43 (a); la niña, cuando lle-
    gue a adulta, puede tener miedo de dar a luz
    b. no: igual que el número 43 (b); la niña, cuando
    llegue a adulta, puede desear dar a luz

45. ¿Tuviste algún trauma en las primeras semanas o los
primeros meses de tu vida, o lo tuvo algún miembro de
tu familia?
    a. sí: igual que el número 43 (a); la ansiedad de la
    mujer que ha tenido esa experiencia de niña pue-

de aumentar a las pocas semanas o meses de dar a
luz
b. no: igual que el número 43 (b); la ansiedad puede
disminuir pasadas las primeras semanas o meses
tras el parto

46. ¿Tuviste algún trauma durante tus primeros dos años
de vida, o lo tuvo algún miembro de tu familia?
a. sí: igual que el número 43 (a); la ansiedad de la
mujer que ha tenido esa experiencia de niña puede aumentar tras los dos primeros años de vida de
su hijo
b. no: igual que el número 43 (b); la ansiedad puede
disminuir tras los dos primeros años de vida de su
hijo

47. ¿Te separaste de tu madre más de unas pocas horas durante las primeras semanas o los primeros meses de tu
vida?
a. sí: se incrementa el temor al abandono
b. no: disminuye el temor al abandono

48. ¿Hubo alguna persona en tu vida que hiciera contigo el
papel de madre? En caso afirmativo, ¿quién era?
—la persona que hace el papel de la madre puede proporcionar un modelo e influir en las relaciones del niño
y en su elección de carrera profesional
—cuantas más personas asuman el papel de la madre,
menos probable será que el niño se vincule afectivamente a una o dos de ellas; tendrá problemas de confianza e intimidad

49. ¿Hubo alguna persona en tu vida que hiciera contigo el
papel de padre? En caso afirmativo, ¿quién era?
—igual que en el número 48

50. ¿Tuvo tu madre algún aborto espontáneo antes de tu nacimiento?
    a. sí: el niño tendrá sensación de pérdida del hermano, con tendencias depresivas aparentemente inexplicables
    b. no: menor probabilidad de (a)

51. ¿Tuvo tu madre algún aborto provocado antes de tu nacimiento?
    a. sí: el niño tendrá un miedo inconsciente a su madre; si después se producen experiencias destructivas con las mujeres, desarrollará un miedo generalizado hacia ellas, y las considerará personas malvadas
    b. no: menor probabilidad de (a)

52. ¿Dio a luz a tu madre algún hijo muerto antes de tenerte a ti?
    a. sí: el niño puede tener miedo a la muerte, sensación de pérdida
    b. no: menor probabilidad de (a)

53. ¿Dio tu madre algún hijo en adopción antes de tu nacimiento?
    a. sí: el niño puede tener miedo al abandono, sensación de pérdida
    b. no: menor probabilidad de (a)

54. Si tu madre tuvo algún aborto espontáneo o provocado, si le nació algún hijo muerto o dio algún hijo en adopción, ¿cuántas veces sucedió?
    —cuantas más veces se hayan producido estas circunstancias, más fuertes serán las tendencias descritas en los números 50, 51, 52 y 53, respectivamente

55. ¿Tuvo tu madre algún aborto espontáneo o provocado,

le nació algún hijo muerto o dio algún hijo en adopción después de tu nacimiento?

    a. sí: mayor probabilidad de los números 50 (a), 51 (a), 52 (a) y 53 (a)

    b. no: menor probabilidad de los números 50 (a), 51 (a), 52 (a) y 53 (a)

56. ¿Murió alguno de tus hermanos cuando eras bebé o un niño pequeño?

    a. sí: el niño desarrollará una fuerte sensación de pérdida, un temor de por vida a perder a una persona cercana

    b. no: menor probabilidad de (a)

57. ¿Murió alguno de tus padres cuando eras bebé o un niño pequeño?

    a. la madre: versión aumentada de 56 (a)

    b. el padre: versión aumentada de 56 (a)

    c. ambos: versión más pronunciada de 56 (a)

    d. ninguno: menor probabilidad de 56 (a)

58. ¿Se suicidó algún miembro de tu familia más cercana cuando eras un bebé o un niño pequeño?

    a. sí: aumento de la tendencia del niño a pensar que el suicidio es una manera real de salir de las situaciones difíciles

    b. no: menor probabilidad de (a)

59. ¿Consumió tu madre dietilestrilbestrol durante el embarazo?

    a. sí: en el caso de hijos varones, incremento de los riesgos femeninos; en el caso de hijas hembras, tendencia a ser más masculina en aspecto y comportamiento: no influye en la orientación sexual

    b. no: menor probabilidad de (a)

60. ¿Cuánto tiempo estuvo de parto tu madre?
—la duración del parto indica el grado de estrés que madre e hijo han soportado a lo largo de todo el proceso
    a. poco: parto muy poco traumático
    b. normal: parto medianamente traumático
    c. mucho: parto muy traumático

61. ¿Cres que alguna vez te maltrataron emocionalmente cuando eras bebé o un niño pequeño? En caso afirmativo, ¿quién te maltrató?
—cualquier forma de maltrato puede tener efectos duraderos y destructivos sobre la personalidad; el niño tiende a culparse a sí mismo más que a sus cuidadores cuando el maltrato tiene lugar, cosa que conduce a un bajo nivel de autoestima y a una sensación permanente de vergüenza y culpa, así como a desconfiar de la gente
    a. madre/padre
    b. hermana/hermano
    c. tía/tío
    d. prima/primo
    e. abuela/abuelo
    f. enfermera/enfermero
    g. empleada/o del hogar - niñera/niñero
    h. canguro (mujer u hombre)
    i. amiga/amigo de la familia
    j. vecina/o
    k. doctora/doctor
    l. religiosa/religioso
    m. desconocida/desconocido
    n. ninguna de las opciones anteriores

62. ¿Cres que alguna vez te maltrataron físicamente cuando eras bebé o un niño pequeño? En caso afirmativo, ¿quién te maltrató?

—igual que en el número 61
   a. madre/padre
   b. hermana/hermano
   c. tía/tío
   d. prima/primo
   e. abuela/abuelo
   f. enfermera/enfermero
   g. empleada/o del hogar - niñera/niñero
   h. canguro (mujer u hombre)
   i. amiga/amigo de la familia
   j. vecina/o
   k. doctora/doctor
   l. religiosa/religioso
   m. desconocida/desconocido
   n. ninguna de las opciones anteriores

63. ¿Cres que alguna vez abusaron sexualmente de ti cuando eras bebé o un niño pequeño? En caso afirmativo, ¿quién te maltrató?
   —igual que en el número 61
   a. madre/padre
   b. hermana/hermano
   c. tía/tío
   d. prima/primo
   e. abuela/abuelo
   f. enfermera/enfermero
   g. empleada/o del hogar - niñera/niñero
   h. canguro (mujer u hombre)
   i. amiga/amigo de la familia
   j. vecina/vecino
   k. doctora/doctor
   l. religiosa/religioso
   m. desconocida/desconocido
   n. ninguna de las opciones anteriores

64. Anota todos los recuerdos que tengas de tu vida intrau-

terina, del momento de tu nacimiento y de tu primera infancia en una hoja aparte.

65. Anota todas las experiencias y las historias que los demás te cuenten sobre tu vida intrauterina, el momento de tu nacimiento y tu primera infancia en una hoja aparte.

Bibliografía

Ader, Robert; Felton, David, y Cohen, Richard, *Psychoneu-roimmunology*, 2ª ed., Academic Press, San Diego, 1991.

Ainslie, R. C., ed., *The Child and Day Care Setting*, Prae-ger, Nueva York, 1984.

——, y Anderson, C. W., «Day care children's relationship to their mothers and caregivers: An inquiry into the con-ditions for the development of attachment», *The Child and Day Care Setting*, de R. C. Ainslie.

Ainsworth, Mary, Blehar, M. C., y cols., *Patterns of At-tachment*, Erlbaum, Hillsdale, Nueva Jersey, 1978.

——, Bell, S., y Stanton, D., «Individual differences in strange situation behavior of one-year-olds», *The Ori-gins of Human Social Relations*, de H. Schaffer, ed., Academic Press, Londres, 1971.

Ames, Louise Bates, «Day Care for Infants May Cause Psy-chological Harm», *Behaviour Today Newsletter*, 16 de marzo de 1987, p. 5.

Amighi, Janet Kestenberg, «Some Thoughts on the Cross Cultural Study of Maternal Warmth and Detachment», *Pre- and Perinatal Psychology Journal*, 5 (2), invierno.

Anand, K. J. S., y Hickey, P. R., «Pain and its effects in the human neonate and fetus», en *Pre- and Perinatal Psy-chology Journal*, 3 (2), 1988, pp. 103-123.

——, «Pain and its effects in the human neonate and fetus», *New England Journal of Medicine*, 317, I, 1987, pp. 1.321-1.329.

Arms, Suzanne, *To Love and Let Go*, Alfred A. Knopf, Nueva York, 1983.

Axinn, William G.; Barber, Jennifer S., y Thornton, Arland,

«The Long-Term Impact of Parents' Childbearing Decisions on Children's Self-Esteem», *Demography*, 35 (4), 1998, pp. 435-443.

Axness, Marcy, «A Therapist Counsels Adoptive Parents: Interview with Wendy McCord, M. F. C. C., Ph. D.», *birthpsychology.com*; también *Roots and Wings*, invierno de 1994.

Baker, R. A., «Technologic intervention in obstetrics», *Obstetrics and Gynecology*, 51 (2), 1978, pp. 241-244.

Barnett, E. A., «The Role of Prenatal Trauma in the Development of the Negative Birth Experience», *Pre- and Perinatal Psychology Journal*, I (3), 1987, pp. 191-207.

Batchelor, Ervin S., y cols., «Classification Rates and Relative Risk Factors for Perinatal Events Predicting Emotional/Behavioral Disorders in Children», *Pre- and Perinatal Psychology Journal*, 5 (4), verano de 1991, pp. 327-341.

Bauer, Patricia, *Searching for Memory: The Brain, the Mind, and the Past*, editado por Daniel L. Schacter, Basic Books, Nueva York, 1996.

Begley, S., «Your Child's Brain», *Newsweek*, 19 de febrero de 1996.

Beitchman, J. H.; Zucker, K. J.; Hood, J. E.; DaCosta, G. A.; Akman D., y Cassavia, E., «A review of the long-term effects of child sexual abuse», *Child Abuse & Neglect*, 16, 1992, pp. 101-118.

Belsky, J., «Infant day care: A cause of concern?», *Zero to Three: Bulletin of the National Center for Clinical Infant Programs*, Superintendent of Documents, Washington, D. C., 1986.

Benenson, Joyce; Liroff, Erica R., y cols., «Propulsion: A behavioural expression of masculinity», *British Journal of Developmental Psychology*, 15, 1997, pp. 37-50.

Bigras, J.; Leichner, P.; Perreault, M., y Lavoie, R., «Severe paternal sexual abuse in early childhood and systematic agression against the family and the institution», *Ca-*

nadian Journal of Psychiatry, 36, 1991, pp. 527-529.

Birnholz, J.; Stephens, J. C., y Faria, M., «Fetal movement patterns», *American Journal of Roentgenology,* 130, 1978, pp. 537-540.

——, informe «Sonochromes», *Medical Post,* 25 (19), Toronto, Canadá, 16 de mayo de 1989.

Bjorkly, S., «Trauma and violence: The role of early abuse in the aggressive behavior of two violent psychotic women», *Bulletin of the Menninger Clinic,* 59, 1995, pp. 205-220.

Blankenhorn, David, *Fatherless America: Confronting Our Most Urgent Social Problems,* Basic Books, Nueva York, 1995.

Blomberg, S., «Influence of Maternal Distress During Pregnancy on Postnatal Development», *Acta Psychiatrica Scandinavia,* 62, 1980, pp. 405-407.

Blum, Thomas, ed., *Prenatal Perception, Learning and Bonding,* Leonardo Publishing, Seattle, Washington, 1993.

Bly, Robert, *Iron John: A Book About Men,* Addison-Wesley, Reading, Massachusetts, 1990.

——, *The Sibling Society,* Addison-Wesley, Reading, Massachusetts, 1996.

Bohman, A., y Knorring, Anne-Lils von, «Psychiatric illness among adults adopted as infants», *Acta Psychiatrica Scandinavia,* 60 (1), 1979.

Bohus, Bela, y cols., «Oxytocin, Vasopressin and Memory: Opposite Effects on Consolidation and Retrieval Processes», *Brain Research,* 157, 1978, pp. 414-417.

Bonovich, Leah, «The influence of Mother-Daughter Communications on Anxiety During Labor», *Pre- and Perinatal Psychology Journal,* 2 (4), 1988, pp. 242-248.

Bower, Thomas G. R., *The Rational Infant: Learning in Infancy,* W. K. Freeman, Nueva York, 1989.

Bowlby, John, *Attachment, vol. I de Attachment and Loss,* Basic Books, Nueva York, 1969.

Brandtjen, Henry, y Verny, Thomas, «Long-Term Effects of Daycare Centers on Infants and Toddlers», en *Pre- and Perinatal Psychology Journal*, 15 (4), verano de 2001, pp. 239-285.

Brassard, M.; Germain, R., y Hart, S., *Psychological Maltreatment of Children and Youth*, Pergamon Press, Nueva York, 1987.

Brazelton, T. Berry, «On Adoption», en *Zero to Three*, 10 (5), 1990, pp. 5-8.

——, *On Becoming a Family: The Growth of Attachment Before and After Birth*, Delacorte Press, Nueva York, 1992.

——, *Touchpoints: Your Child's Emotional and Behavioral Development*, Addison-Wesley, Reading, Massachusetts, 1992.

——, «Differences in response to fathers and mothers in newborns quotes in Otto Friedrich "What Do Babies Know"», *Time*, 15 de agosto de 1983.

Breier, A.; Kelsoe, J. R., y Kirwin, P. D., «Early parental loss and development of adult psychopathology», *Archives of General Psychiatry*, 45, 1998, pp. 987-993.

Bremner, J. Douglas; Narayan, Meena, y Staib, Lawrence H., «Neural Mechanisms in Dissociative Amnesia for Childhood Abuse: Relevance to the Current Controversy Surrounding the "False Memory Syndrome"», *American Journal of Psychiatry*, 153 (7), 1996, pp. 71-82.

Brennan, Patricia A.; Grekin, Emily R., y Mednick, Sarnoff A., «Maternal Smoking During Pregnancy and Adult Male Criminal Outcomes», *Archives of General Psychiatry*, 56, marzo de 1999, pp. 215-219.

Brezinka, C.; Huter, O.; Biebl, W., y Kinzl, J., «Denial of Pregnancy: Obstetrical Aspects», *Journal of Psychosomatic Obstetrics and Gynecology*, 15, 1994, pp 1-8.

Briere, J., y Runtz, M., «Childhood sexual abuse: Long-term sequeale and implications for psychological assessment», *Journal of Interpersonal Violence*, 8, 1993, pp. 312-330.

Bronstein, P., «Father-child interaction: Implications for gender role socialization», *Fatherhood Today: Men's Changing Role in the Family*, P. Bronstein y G. P. Cowan, eds., Wiley & Sons, Nueva York, 1998.

Broussard, E., «Neonatal prediction and outcome at 10/11 years», *Child Psychiatry and Human Development*, 7 (2), 1976, pp. 85-93.

——, y Kortner, M., «Maternal perception of the neonate as related to development», *Child Psychiatry and Human Development*, 1 (1), 1970, pp. 16-25.

Brown, Alan S.; Os, Jim van; Driessens, Corine; Hoek, Hans W., y Susser, Ezra S., «Further Evidence of Relation Between Prenatal Famine and Major Affective Disorder», *American Journal of Psychiatry*, 157 (2), febrero de 2000.

Brown, Gary F., «Short-Term Impact of Fetal Imaging on Paternal Stress and Anxiety», *Pre- and Perinatal Psychology Journal*, 3 (I), 1988, pp. 25-40.

Browne, A., y Finkelhor, D., «Impact of child sexual abuse: A review of the research», *Psychological Bulletin*, 99, 1986, pp. 66-77.

Buber, Martin, *Good and Evil*, Charles Scribner's Sons, Nueva York, 1952.

Bumpass, L. L., y Sweet, J. A., «Children's experience in single-parent families: Implications of cohabitation and marital transitions», *Family Planning Perspectives*, 21 (6e), 1989, pp. 256-260.

Burns, M. M., y Straus, M. A., *Cross-National Differences in Corporal Punishment, Infant Homicide, and Socioeconomic Factors*, University of New Hampshire Press, Durham, 1987.

Bustan, Muhammad N., y Coker, Ann L., «Maternal Attitude Toward Pregnancy and the Risk of Neonatal Death», *American Journal of Public Health*, 84 (4), 1994, pp. 411-414.

Buzzell, Keith A., «The Neurophysiology of Television Viewing»; se puede solicitar al doctor Keith A. Buzzel, 14 Portland St., Fryeburg, ME 04037, Estados Unidos.

Byrd, Randolph, «Positive Therapeutic Effects of Intercessory Prayer in a Coronary Care Unit Population», *Southern Medical Journal*, 81 (7), 1988, pp. 826-829.

Cadoret, Remi; Yates, William R.; Troughton, ed; Woodworth, George, y Stewart, Mark, «Genetic-Environmental Interaction in the Genesis of Aggressivity and Conduct Disorders», *Archives of General Psychiatry*, 52, noviembre de 1955.

Caine, J., «The effects of music on the selected stress behaviors, weight, caloric and formula intake, and length of hospital stay of premature and low-birth-weight neonates in a newborn intensive care unit», *Journal of Music Theory*, 28 (4), 1991, pp. 180-192.

Cairns, J.; Overbaugh, J., y Miller, S., «The Origin of Mutants», *Nature*, 335, 1998, pp. 142-145.

Campbell, James; Wayne Effort, R., y Brant, Rollin F., «Case control study of prenatal ultrasonography exposure in children with delayed speech», *Canadian Medical Association Journal*, 149 (10), 15 de noviembre de 1993, pp. 1.435-1.490.

Campbell, S., «Mother-infant interaction as a function of maternal ratings of temperament», *Child Psychiatry and Human Development*, 10, 1970, pp. 67-70.

——, y cols., «Ultrasound scanning in pregnancy», *Journal of Psychosomatic Obstetrics Gynecology*, 1 (2), 1982, pp. 57-61.

Carruthers, Peter, *Language, Thought and Consciousness: An Essay in Philosophical Psychology*, Cambridge University Press, Cambridge, 1996.

Caspi, Avshalom, y cols., «Behavioral Observations at age 3 years Predict Adult Psychiatric Disorders», *Archives of General Psychiatry*, 53, 1996, pp. 1.033-1.039.

Catano, James W., y Catano, Victor M., «The Infantile

Amnesia Paradigm», *Pre- and Perinatal Psychology: An Introduction*, Thomas R. Verny, ed., Human Sciences Press, Nueva York, 1987.

Chamberlain, Clive, conversación con el autor, Toronto, 1966.

Chamberlain, David, «The Expanding Boundaries of Memory», *Pre- and Perinatal Psychology Journal*, 4 (3), 1990, pp. 171-189.

——, *Babies Remember Birth*, Jeremy P. Tarcher, Los Ángeles, 1988.

——, «Is There Intelligence Before Birth?», *Pre- and Perinatal Psychology Journal*, 6 (3), 1992, pp. 217-237.

——, «What Babies Are Teaching Us About Violence», *Pre- and Perinatal Psychology Journal*, 10 (2), 1995, pp. 57-74.

——, *The Mind of Your Newborn Baby*, North Atlantic Books, Berkeley, California, 1998.

——, «The Sentient Prenate: What Every Parent Should Know», en *Pre- and Perinatal Psychology Journal*, 9 (4), 1994, pp. 9-32.

Cheek, D. B., «Sequential head and shoulder movement appearing with age regression from hypnosis to birth», *American Journal of Clinical Hypnosis*, 16 (4), 1974, pp. 261-266.

——, «Prenatal and Perinatal Imprints: Apparent Prenatal Consciousness as Revealed by Hypnosis», *Pre- and Perinatal Psychology Journal*, 2 (2), 1986, pp. 97-100.

Childs, Marshall R., «Prenatal Language Learning», *Journal of Prenatal and Perinatal Psychology and Health*, 13 (2), invierno de 1998.

Chugani, Harry T., «Biological Basis of Emotions: Brain Systems and Brain Development», *Pediatrics*, 102 (5), suplemento, 1998, pp. 1.225-1.229.

——, *Crónica del programa de la ABC Turning Point sobre la adopción de niños rumanos*, 16 de enero de 1997.

Clarke-Stewart, K., «Interactions Between Mothers and Their Young Children: Characteristics and Consequences», *Monograph of Social Resources in Child Development*, 38 (6-7, número de serie 153), 1973.

Clements, Michele, «Newborns Love Womb Sounds-Vivaldi Mozart», de Dorothy Trainor, *Medical Tribune*, 23 de marzo de 1978.

Coleman, J. M.; Pratt, R. R., y Abel, H., «The effects of male and female singing and speaking voices on selected behavioral and physiological measures of premature infants in the intensive care unit», presentado en el simposio de la *International Society for Music in Medicine*, San Francisco, octubre de 1996.

Collins, S. K., y Kuck, K., «Music therapy in the neonatal intensive care unit», *Neonatal Network*, 9 (6), 1997, pp. 23-26.

Comte, August, citado por Phillip Rushton y Richard Sorentino, *Altruism and Human Behavior*, Lawrence Erlbaum Associates, Hillsdale, Nueva Jersey, 1984.

Constantino, John N., «Early Relationships and the Development of Agression in Children», *Harvard Review of Psychiatry*, 2 (5), 1966, pp. 259-273.

Copper, Rachel L., y cols., «The preterm prediction study: Maternal stress is associated with spontaneous preterm birth at less than thirty-five weeks gestation», *American Journal of Obstetrics and Gynecology*, 175 (5), 1996, pp. 1.286-1.292.

Cox, M. J.; Owen, M. T.; Lewis, J. M., y Henderson, U. K., «Marriage, adult adjustment and early parenting», *Child Development*, 60, 1989, pp. 1.015-1.024.

Crittenden, Patricia M., «Attachment and Risk for Psychopathology: The Early Years», *Developmental and Behavioral Pediatrics*, 16 (3), 1995, pp. S12-S16.

Cunningham, Alastair, citado en «Meditation boosts life expectancy in terminally ill: Study», de Brad Evenson, *National Post*, 5 de septiembre de 2000.

Curtis, C. G., «Violence Breeds Violence Perhaps?», *American Journal of Psychiatry*, 120, 1963, p. 386.

Dahmer, Lionel, *A Father's Story,* William Morrow & Company, Nueva York, 1994

David, D.; Giron, A., y Mellman, T., «Panic-phobic patients and developmental trauma», *Journal of Clinical Psychiatry,* 56, 1995, pp. 113-117.

David, Henry P.; Dybrich, Zilenek; Matejcek, Zilenek, y Schüller, Vratislav, *Born Unwanted-Developmental Effects of Denied Abortion,* Spring Publishing Company, Nueva York, 1998.

Davis-Floyd, Robbie, «Mind Over Body: The Pregnant Professional», *Pre- and Perinatal Psychology Journal,* 8 (3), 1994, pp. 201-227.

——, *Birth As an American Rite of Passage,* University of California Press, Berkeley, 1992.

Dawson, Connie, conferencia en el Congreso Americano sobre la Adopción, GA Atlanta, 1994.

DeCasper, Anthony J., y Fifer, William P., «Of Human Bonding: "Newborns Prefer Their Mothers" Voices», *Science,* 208, 6 de junio de 1980, pp. 1.174-1.176.

DeMause, Lloyd, *Foundations of Psychohistory,* Creative Roots Inc., Nueva York, 1982.

——, «The Personality of the Fetus», *Donald Winnicott: A Memorial Volume for Mental Health Professionals,* Brett Kahr y Ved P. Varma, eds., Karmac Books, Londres, 1995.

DeMeo, James, «The Origins and Diffusion of Patrism in Saharasia, c. 4000 BCE: Evidence for a Worldwide, Climated-Linked Geographical Pattern in Human Behavior», *Pulse of the Planet,* 3, 1991, pp. 3-16.

Dennis, L. J.; Dennis, E. L., y Newcomb, R. K., «Music training causes long-term enhancement of preschool-children's spatial-temporal reasoning», *Neurological Research,* 19 (1), 1997, p. 218.

Departamento de Justicia de EE.UU., *Crime in the United States,* Government Printing Office, Washington, D. C., 1986, pp. 166-167 y 182-184.

Dettling, Andrea C.; Gunnar, Megan R., y Donzella, Bonny, «Cortisol Levels of Young Children in Full-Day Childcare Centers: Relations with Age and Temperament», *Psychoneuroendocrinology*, 24 (5), 1999, pp. 514-536.

——, «Mother's Enriched Environment Alters Brains of Unborn Rats», en *Brain/Mind Bulletin*, 2 (7), 1987, pp. 1 y 5.

Diamond, Marion, «The Significance of Enrichment», *Enriching Heredity*, The Free Press, Nueva York, 1988.

Douglas, John, y Olshaker, Mark, *Mindhunter: Inside the FBI's Elite Serial Crime Unit*, Scribner's, Nueva York, 1995.

Driscoll, Margarette, «Hands of Fate», *London Sunday Times*, 9 de marzo de 1997, pp. 1-13.

Drover, Jack W., y Casper, Robert F., «Initiation of parturition in humans», *Canadian Medical Association Journal*, 128, 1983, pp. 387-392.

Dubowitz, Howard; Zuravin, Susan; Starr Jr., Raymond H.; Feigelman, Susan, y Harrington, Donna, «Behavior Problems of Children in Kinship Care», *Developmental and Behavioral Pediatrics*, 14 (6), 1993, pp. 386-393.

Earnshaw, Averil, «The Inheritance of Life Events: A Synopsis of Time Will Tell», *Pre- and Perinatal Psychology Journal*, 10 (3), primavera de 1996.

Edelman, Gerald M., *Bright Air, Brilliant Fire: On the Matter of the Mind*, Basic Books, Nueva York, 1992.

Eichelman, Burr, «Aggressive Behavior: From Laboratory to Clinic. Quo Vadis?», *Archives of General Psychiatry*, 49, 1992, pp. 485-486.

Ellis, Lee, y Peckham, William, «Prenatal Stress and Handedness Among Offspring», *Pre- and Perinatal Psychology Journal*, 6 (2), invierno de 1991, pp. 135-143.

Emerson, William R., «Birth Trauma: The Psychological Effects of Obstetrical Interventions», *Journal of Prenatal and Perinatal Psychology and Health*, otoño de 1998, p. 11.

——, «Psychoterapy with infants and children», *Pre- and Perinatal Psychology Journal*, 3 (3), 1989, pp. 190-317.

Eron, Leonard D.; Gentry, J. H., y Schlegel, P., eds., *Reason to Hope: A Psychosocial Perspective on Violence and Youth*, American Psychological Association, Washington, D. C., 1994.

Faddio, Anna; Katz, Joel, y cols., «Effect of neonatal circumcision on pain response during subsequent routine vaccination», *The Lancet*, 394, 1997, pp. 599-603.

Freeney, Sheila Anne, «Babies Amazing Skills», *New York Daily News*, 26 de marzo de 1999.

Ferguson, David M.; Horwood, L. John, y Lynskey, Michael T., «Maternal Smoking Before and After Pregnancy: Effects on Behavioral Outcomes in Middle Childhood», *Pediatrics*, 92 (6), 1993, pp. 815-822.

Field, T.; Grizzle, N.; Scafidi, F.; Abrams, S., y Richardson, S., «Massage therapy for infants of depressed mothers», *Infant Behavior and Development*, 19, 1996, pp. 109-114.

Field, Tiffany, *Touch in Early Development*, Lawrence Erlbaum Associates, Mahwah, Nueva Jersey, 1995.

——, *Infancy*, Harvard University Press, Cambridge, Massachusetts, 1990.

Fields, Whitridge, Candance, «The Power of Joy: Pre- and Perinatal Psychology as Applied by a Mountain Midwife», *Pre- and Perinatal Psychology Journal*, 2 (3), primavera de 1988.

Fillon, Kate, «The Day Care Decision», *Saturday Night*, enero de 1989, pp. 23-30.

Freedman, Daniel X., «Violence (and a Message por the 90's)», *Archives General Psychiatry*, 49, 1992, pp. 485-486.

Friedrich-Cofer, Lynette, y Houston, Aletha C., «Television Violence and Aggression: The Debate Continues», *Psychological Bulletin*, 100 (3), 1986, pp. 364-371.

Fromm, Erich, *The Heart of Man*, Harper and Row, Nueva York, 1964.

Garbarino, J.; Guttmann, E., y Seeley, J., *The Psychologically Battered Child: Strategies for Identification, Assessment, and Intervention*, Jossey-Bass Publishers, San Francisco, 1986.

Gardner, Howard, *Creating Minds*, Basic Books, Nueva York, 1993.

Garland, Keldwyn R., «Psychological Effects of Neonatal Management», *Pre- and Perinatal Psychology Journal*, 7 (1), 1992, pp. 73-83.

Garmezy, N., «Children under stress: Perspectives on antecedents and correlates of vulnerability and resistance to psychopatology», *Further Explorations in Personality*, edición de A. I. Rabin, Y. Aronoff, A. M. Barclay y R. A. Zucker, Wiley & Sons, Nueva York, 1981, pp. 196-269.

——, «Stress Resistant Children: The Search for Protective Factors», *Recent Research in Developmental Psychopathology*, edición de J. E. Stevenson, Pergamon Press, Oxford, 1985.

Gershon, Judy, «Adoptive Breastfeeding», *Infertility Network*, 2 (2), 1997, pp. 1-3.

Gianino, A., y Tronick, E. Z., «The mutual regulation model: The infant's self and interactive regulation and coping and defensive capacities», *Stress and Coping*, edición de R. Field., P. McCabe y N. Schneiderman, Erlbaum, Hillsdale, Nueva Jersey, 1985, pp. 47-68.

Gilligan, James, *Violence*, G. P. Putnam's Sons, Nueva York, 1996.

Givens, Alice, «The Alice Givens Approach to Prenatanal and Birth Therapy», *Pre- and Perinatal Psychology Journal*, 1 (3), 1987, pp. 223-229.

Gladwell, Malcolm, «Damaged», *New Yorker*, 29 de febrero y 3 de marzo de 1997.

Goldenberg, Robert L., y cols., «Medical, psychosocial,

and behavioral risk factors do not explain the risk for low birth weigth among black women», *American Journal of Obstetrics and Gynecology*, 175 (5), 1996, pp. 1.317-1.324.

Goode, Erica, «How Culture Molds Habits of Thought», *New York Times*, 8 de agosto de 2000.

Goodlin, Robert C., *Care of the Fetus*, Masson Publishing, Nueva York, 1979.

Gopnik, A.; Meltzoff, A., y Kuhl, P., *The Scientist in the Crib: Minds, Brains, and How Children Learn*, William Morrow, Nueva York, 1999.

Gopnik, Alison, y Meltzoff, Andrew N., *Words, Thoughts, and Theories*, MIT Press, A Bradford Book, Cambridge, Massachusetts, 1997.

——, *The Other Socratic Method*, MIT Press, Cambridge, Massachusetts, 1997

Gottlieb, Gilbert, *Synthesizing Nature-Nurture: Prenatal Roots of Instictive Behavior*, Erlbaum Associates, Mahwah, Nueva Jersey, 1997.

Gould, E.; Tanapat, P., y cols., «Proliferation of granule cell precursors in the dentate gyrus of adult monkeys is diminished by stress», *Proceedings of the National Academy of Science*, 95, 1998, pp. 3, 163-168 y 171.

Gray, Jane; Cutler, Christie A., y cols., «Prediction and Prevention of Child Abuse and Neglect», *Child Abuse and Neglect*, 1, 1997, pp. 45-48.

Green, A. H., «Child sexual abuse: Immediate and long-term effects and interventions», *Journal of the American Academy of Child and Adolescent Psychiatry*, 32, 1993, pp. 890-902.

Greenfield, Susan A., *The Human Brain: A Guided Tour*, Basic Books, Nueva York, 1997.

Grimm, hermanos, *The Complete Fairy Tales of the Brothers Grimm*, traducción de Jack Zipes, Bantam Books, Nueva York, 1987.

Grof, Stanislav, «Planetary Survival and Consciousness

Evolution: Psychological Roots of Human Violence and Greed», *Primal Renaissance: The Journal of Primal Psychology*, 2 (1), primavera de 1996, pp. 3-26.

——, *Realms of the Human Unconscious: Observations from LSD Research*, Dutton, Nueva York, 1985.

——, «Perinatal Roots of Wars, Totalitarianism, and Revolutions: Observations from LSD Research», *Journal of Psychohistory*, 4 (3), 1977, pp. 271-308.

Gross, A. B., y Keller, H. R., «Long-term consequences of childhood physical and psychological maltreatment», *Agressive Behavior*, 18, 1992, pp. 171-185.

Hanser, S. B.; Larson, S. C., y O'Connell, A. S., «The effect of music on relaxation of expectant mothers during labor», *Journal of Music Therapy*, 20 (2), 1983, pp. 5-58.

Harlow, Harry F., «Love in Infant Monkeys», *Scientific American*, 200 (6), 1959, pp. 68-74.

——, «The Nature of Love», *American Psychologist*, 13, 1958, pp. 673-685.

——, «The Heterosexual Affectional System in Monkeys», *American Psychologist*, 17, 1962, pp. 1-9.

——, «Primary Affectional Patterns in Primates», *American Journal of Orthopsychiatry*, 30, 1960, pp. 676-684.

Harrison, Helen, *cartas, Birth*, 13 (2), 1986, p. 79.

Harrison, Lynda, y cols., «Effects of Gentle Human Touch on Preterm Infants: Pilot Study Results», *Neonatal Network*, 15 (2), 1996, pp. 35-42.

Hart, Betty, y Risley, Todd R., *Meaningful Differences in the Everyday Experience of Young American Children*, P. H. Brooks, Baltimore y Toronto, 1995.

Haverkamp, A. D., y cols., «The evaluation of continuous fetal heart rate monitoring in high-risk pregnancy», *American Journal of Obstetrics and Gynecology*, 125, 1976, pp. 310-317.

Hay, D. F., y Ross, H. S., «The social nature of early conflict», *Child Development*, 53, 1982, pp. 105-113.

He, N., «Cocaine induces cell death within the primate fetal cerebral wall», *Neuropathology and Applied Neuro-biology*, 25 (6), 1999, pp. 504-512.

Healy, Jane M., *Endangered Minds: Why Our Children Don't Think*, Simon & Schuster, Nueva York, 1990.

Heath, Linda; Kruttschmitt, Candace, y Ward, David, «Television and Violent Criminal Behavior: Beyond the Bobo Doll», *Victims and Violence*, 1 (3), 1986, pp. 177-190.

Heatherton, Todd. F., y Baumeister, Roy F., «Binge Eating as Escape From Self-Awareness», *Psychological Bulletin*, 110 (10), 1991, pp. 86-108.

Heidrich, Susan M., y Cranley, Mecca S., «Effects of Fetal Movement, Ultrasound Scans, and Amniocentesis on Maternal-Fetal Attachment», *Nursing Research*, 38 (2), 1989, pp. 81-84.

Heins, T.; Gray, A., y Tennant, M., «Persisting hallucinations following childhood sexual abuse», *Australian and New Zealand Journal of Psychiatry*, 24, 1990, pp. 561-565.

Hepper, Peter G., y Shahidullah, Sara B., «Development of Fetal Hearting», *Archives of Disease in Children*, 71, 1994, pp. 81-87.

Hilman, James, *The Soul's Code*, Random House, Nueva York, 1996.

Hollinger, Paul C.; Offer, Daniel; Barter, James T., y Bell, Carl C., *Suicide and Homicide Among Adolescents*, Guilford Press, Nueva York, 1994.

Holt, Luther Emmett, *The Care and Feeding of Children*, U. S. Government Printing Office, Washington, D. C., 1935.

Huttunen, Mathi O., «Maternal Stress During Pregnancy and the Behavior of the Offspring», *Early Influences Shaping the Individual*, edición a cargo de Spyros Doliadis, Plenum Press, Nueva York y Londres, 1998.

Ianniruberto, A., y Tajani, E., «Ultrasonographic Study of Fetal Movements», *Seminars in Perinatology*, 5 (2), 1981, pp. 175-181.

Irving, Michael C., *Sexual Abuse and the Trauma of Birth: Interrelated Issues*, Carriage House Studios, Toronto, 1995.

Jacobsen, B.; Eklund, G., y cols., «Perinatal Origin of Adult Self-Destructive Behavior», *Acta Psychiatrica Scandinavia*, 76, 1987, pp. 364-371.

Janov. A., *The Feeling Child*, Simon & Schuster, Nueva York, 1973.

Janus, Ludwig, *The Enduring Effects of Prenatal Experience: Echoes from the Womb*, Aronson, Northvale, Nueva Jersey, 1997.

Joels, M., y Vreugdenhil, E., «Corticosteroids in the brain», *Molecular Neurobiology*, 17, 1998, pp. 87-198.

Johnson, Jeannette L., y Left, Michelle, «Children of Substance Abusers: Overview of Research Findings», 2ª parte de 2, *Pediatrics*, 103 (5), 1999, pp. 1.085-1.900.

Kafkalides, Athanassios, *The Knowledge of the Womb*, Mattes, Heidelberg, 1995.

Kaminski, June, y Hall, Wendy, «The Effect of Shoothing Music on Neonatal Behavioral States in the Hospital Newborn Nursery», *Neonatal Network*, 15 (1), 1996, pp. 45-54.

Kandel, Elizabeth, y Mednick, Sarnoff, «Perinatal Complications Predict Violent Offending», *Criminology*, 29 (3), 1991, pp. 519-527.

Kaplan, Louise J., *No Voice Is Ever Wholly Lost*, Simon & Schuster, Nueva York, 1996.

Kaufman, I. C., y Rosenblum, L. A., «The reaction to separation in infant monkeys: Anaclitic depression and conservation withdrawal», *Psychosomatic Medicine*, 29, 1967, pp. 648-675.

Kaufman, Joan, y Zigler, Edward, «Do Abused Children Become Abusive Parents?», *American Journal of Orthopsychiatry*, 57 (2), 1987, pp. 186-192.

Kigginger, D. O.; Rozycki, G. S.; Morris, Jr., J. A., y cols., «Trauma in Pregnancy Outcome», *Archives of Surgery*, 126, 1991, pp. 1.079-1.086.

Kinzel, August E., «Body-Buffer Zone in Violent Prisoners», *American Journal of Psychiatry*, 127 (1), 1970, pp. 59-64.

Kipnis, Laura, *Bound and Gagged: Pornography and the Politics of Fantasy in America*, Grove Press, Nueva York, 1996.

Kitzinger, Sheila, *The Complete Book of Pregnancy and Childbirth*, Alfred A. Knopf, Nueva York, 1996.

Klaus, Marshall; Kennell, John, y Klaus, Phyllis, *Bonding: Building the Foundations of Secure Attachment and Independence*, Addison-Wesley, Reading, Massachusetts, 1995.

Klaus, Marshall, y Klaus, Phyllis H., *The Amazing Newborn*, Addison-Wesley, Reading, Massachusetts, 1985.

Klein, P. J., y Meltzoff, A. N., «Long-term memory, forgetting and deferred imitation in 12-month-old infants», *Developmental Science*, 2, 1989, pp. 102-113.

Kluft, Richard P., «Childhood multiple personality disorder: Predictors, clinical findings and treatment results», *Chilhood Antecedents of Multiple Personality*, R. P. Kluft, ed., American Psychiatric Press, Washington, D. C., 1985.

Kolata, Gina, «Studying learning in the womb», *Science*, 225, 20 de julio de 1984, pp. 302-303.

Konner, M. S., y West, M. W., «The role of the father: An anthropological perspective», *The Role of the Father in Child Development*, M. Lamb, ed., John Wiley, Nueva York, 1996.

Kornfield, Jack, *A Path with Heart: A Guide Through the Perils and Promises of Spiritual Life*, Bantam Books, Nueva York, 1996.

Kornheiser, Tony, *The Baby Chase*, McClelland and Stewart, Toronto, 1983.

Kotsopoulos, Sotiris; Walker, Serena; Copping, Winona; Corte, Andre, y Stavrakaki, Chryssoula, «A Psychiatric Follow-Up Study of Adoptees», *Canadian Journal of Psychiatry*, 38, 1993, pp. 391-396.

Kraemer, Gary W.; Ebert, Michael H., y cols., «Strangers in a Stranger Land: A Psychobiological Study of Infants Monkeys Before and After Separation from Real or Inanimate Mothers», *Child Development*, 62, 1991, pp. 548-566.

Kruse, F., *Die Anfänge des Menschlichen Seelenlebens*, Enre, Stuttgart, 1969.

Kuhl, P. K., y Meltzoff, A. N., «The bimodal perception of speech in infancy», *Science*, 218, 1982, pp. 1.138-1.142.

Kuhn, C.; Scahnberg, S.; Field, T.; Symanski, R.; Zimmerman, E.; Scafidi, F., y Roberts, J., «Tactile-kinesthetic stimulation effects on sympathetic and adrenocortical function in preterm infants», *Journal of Pediatrics*, 119, 1991, pp. 434-440.

Lagoy, L., «The Loss of a Twin in Utero: Effect on Prenatal and Postnatal Bonding», *International Pre- and Perinatal Psychology and Medicine*, 5 (4), 1993, pp. 439-444.

Laibow, Rima E., «Toward a Developmental Psychology Based on Attachment Theory», *Pre- and Perinatal Psychology Journal*, 3 (1), 1998, pp. 5-24.

Laing, R. D., *The Facts of the Life: An Essay in Feelings, Facts, and Fantasy*, Pantheon Books, Nueva York, 1976.

Lamb, Michael E., «The development of parental preferences in the first two years of life», *Sex Roles*, 3, 1997, pp. 495-497.

——, *The Father's Role: Applied Perspectives*, John Wiley & Sons, Nueva York, 1986.

——, ed., *The Role of the Father in Child Development*, John Wiley & Sons, Nueva York, 1997.

Lang, Kirsty, «Bardot's billets-doux take the heat out of her hate», *Sunday Times*, 27 de octubre de 1996.

Lawson, Jill R., *cartas, Birth*, 13 (2), 1986, p. 79.

Leboyer, Frederick, *Birth Without Violence*, Healing Arts, Rochester, Nueva York, 1996.

Leibenluft, Ellen, «Sex Is Complex», *American Journal of Psychiatry*, 153 (8), agosto de 1996, pp. 969-972.

Lewis, Dorothy Otnow, «From Abuse to Violence: Psychophysiological Consequences of Maltreatment», *Journal of the American Academy of Child and Adolescent Psychiatry*, 31 (3), 1992, pp. 383-391.

Lewis, M., y Goldberg, S., «Perceptual Cognitive Development in Infancy: A Generalized Expectancy Model as a Function of Mother-Infant Interaction», *Merrill-Palmer Quarterly*, 15, 1996, pp. 81-100.

Libet, Benjamin, «Brain "decides" before intention becomes conscious», *Brain/Mind Bulletin*, 9 (3), 1984, p. 1.

Lifton, B. J., *Twice Born*, McGraw-Hill, Nueva York, 1975.

Lifton, R. J., y Markusen, E., *The Genocidal Mentality: Nazi Holocaust and Nuclear Threat*, Mcmillan, Londres, 1990.

Liley, A. W., «The foetus as a personality», *Pre- and Perinatal Psychology Journal*, 5 (3), 1991, pp. 191-202.

Linden, Kathleen, y McFarland, Robert B., «Community parenting centers in Colorado», *Journal of Psychohistory*, 21 (1), 1993, pp. 7-19.

Lindholm, Byron W., y Touliatos, John, «Psychological Adjustment of Adopted and Non-Adopted Children», *Psychol Rep*, 46, 1980, pp. 307-310.

Linnoila, M., y Virkaunen, M., «Biologic correlates of suicidal risk and aggressive behavioral traits», *Journal of Clinical Psychopharmacology*, 12, 1992, pp. 519-520.

Lipovenko, Dorothy, «Psychiatrist assails day care», *Toronto Globe and Mail*, 23 de diciembre de 1983.

Lipton, Bruce H., «Adaptive Mutation: A New Look at Biology», *Touch the Future*, verano de 1997, 4350 Lime Ave., Long Beach, California 90807.

——, «Nature, Nurture and the Power of Love», *Pre- and Perinatal Psychology Journal*, 13 (1), 1998, pp. 3-10.

Litt, S., «Perinatal Complications and Criminality», *Proce-*

edings, 80 convención anual de la Amer. Psych. Assoc., Washington, D. C., 1972.

MacFarlane, Aiden, *Infants: The New Knowledge*, Robert McCall, ed., *Harvard University Press*, Cambridge, Massachusetts, 1979.

Machón, Ricardo A., «Affective Disorder Linked to Prenatal Influenza», *Clinical Psychiatry News*, 1987.

MacLean, Paul, «A Triune Concept of the Brain and Behavior», *Hincks Memorial Lectures*, D. Campbell y T. J. Boag, eds., University of Toronto Press, Toronto, 1973.

MacMillan, Harriet L.; Boyle, Michael H., y cols., «Slapping and spanking in childhood and its association with lifetime prevalence of psychiatric disorders in a general population», *Canadian Medical Association Journal*, 161 (7), 1999, pp. 805-809.

Madaule, Paul, «Left Out: The Rejection Complex of the Adopted», trabajo presentado en el «4 th International Congress on Pre- and Perinatal Psychology», agosto de 1989.

Magid, Ken, y McKelvey, Carole A., *High Risk: Children Without Conscience*, Bantam Books, Nueva York, 1987.

Maholmes, Valerie, «The Moral Intelligence of Children: How to Raise a Moral Child», *American Journal of Psychiatry*, 156, 1999, pp. 1.827-1.828.

Maliphant, Rodney, y cols., «Autonomic Nervous System (ANS) Activity, Personality Characteristics and Disruptive Behavior in Girls», *Journal of Child Psychology*, 11 (4), 1989, pp. 619-628.

Mancini, C.; Van Ameringen, M., y MacMillan, H., «Relationship of childhood sexual and physical abuse to anxiety disorders», *Journal of Nervous and Mental Disease*, 183, 1995, pp. 309-314.

Mark, V. H., y Ervin, F. R., *Violence and the Brain*, Harper and Row, Hagerstown, Md, 1970.

Martingale, Moira, *Cannibal Killers: The History of Impossible Murders*, Carrol & Graf, Nueva York, 1993.

Masten, A. S., y cols., «Competence and stress in schoolchildren: The moderating effects of individual and family qualities», en preparación.

Mathison, Linda, «Birth Memories: Does Your Child Remember?», *Mothering*, otoño de 1981, pp. 103-107.

McCarthy, Terry, «One Mother's Story», *Time*, 24 de noviembre de 1997, pp. 32-33.

McCartney, Kathleen, y Galanopoulos, Anastasia, «Child Care and Attachment: A New Frontier the Second Time Around», *American Journal of Orthopsychiatry*, 58, (1) 1988, pp. 16-24.

McCord, John, «A Forty-Year Perceptive on Effects of Child Abuse and Neglect», *Child Abuse and Neglect*, 7, 1983, pp. 265-270.

McEwen, Bruce, y Schmeck, Harold M., *The Hostage Brain*, Rockefeller Press, Nueva York, 1994.

McIntosh, Lisa; Roumayah, Nabil E., y Bottoms, Sidney F., «Perinatal Outcome of Broken Marriage in the Inner City», *Obstetrics & Gynecology*, 85 (2), 1995, pp. 233-236.

McKinney, C. H.; Antoni, M. H.; Kumar, A. M., y Kumar, M., «The effect of selected classical music and spontaneous imagery on plasma beta-endorphin», *Journal of Behavioral Medicine*, 20 (1), 1997, pp. 85-99.

McKinney, W. T.; Suomi, S. J., y Harlow, H. F., «Experimental psychopatology in non-humans primates», *New Psychiatric Frontiers*, D. A. Hamburg y H. K. Brodie, eds., vol. 6 del *American Handbook of Psychiatry*, 2ª ed., Basic Books, Nueva York, 1975.

McLanahan, S., y Sandefur G., *Growing Up with a Single Parent*, Harvard University Press, Cambridge, Massachusetts, 1994.

McWhinnie, Alexina Mary, *Adopted Children-How They Grow Up*, Routledge and Kegan Paul, Londres, 1967.

Meany, M. J.; Bhatnager, S., y cols., «Individual Differences in the Hypothalamic-Pituitary-Adrenal Stress Response and the Hypothalamic CRF System», *Annals of the New York Academy of Sciences*, 697, otoño de 1993, pp. 70-85.

Mednick, S. A., y Schulsinger, F., «Some premorbid characteristics related to breakdown in children with schizophrenic mothers», *The Transmission of Schizophrenia*, D. Rosenthal y S. S. Kety, eds., Pergamon Press, Oxford, 1968.

Mednick, Sarnoff A., «Breakdown in individuals at high risk for schizophrenia», *Mental Hygiene*, 54, enero de 1970, pp. 50-61.

——, «Birth Defects and Schizophrenia», *Psychology Today*, 4 (11), 1971, pp. 48-50, 80-81.

Mehl, Lewis E., «Women's Birth Experience and Subsequent Infant Motor Development», *Pre- and Perinatal Psychology Journal*, 6 (4), 1992, pp. 295-315.

Meltzoff, A. N., «Molyneux's babies: Cross-modal perception, imitation, and the mind of the preverbal infant», *Spatial Representation: Problems in Philosophy and Psychology*, N. Eilan, R. McCarthy y B. Brewer, eds., Basil Blackwell, Oxford, 1993, pp. 219-235.

——, «Infant imitation and memory: Nine-month-olds in immediate and deferred tests», *Child Development*, 59, 1988, pp. 217-225.

——, «Infant imitation after a 1-week delay: Long-term memory for novel acts and multiple stimuli», *Developmental Psychology*, 24, 1988, pp. 470-476.

——, «Foundations for developing a concept of self: The role of imitation in relating self to other and the value of social mirroring, social modeling, and self-practice in infancy», *The Self in Transition: Infancy to Childhood*, D. Cicchetti y M. Beeghly, eds., University of Chicago Press, Chicago, 1990.

——, «Towards a developmental cognitive science: The implications of cross-modal matching and imitation for the development of representation and memory in infancy», *The Development and Neural Bases of Higher Cognitive Functions. Annals of the New York Academy of Sciences*, 608, 1990, pp. 1-31.

Meltzoff, A. N., y Gopnick, A., «The role of imitation in understanding persons and developing a theory of mind», *Understanding Other Minds: Perspectives from Autism*, S. Baron-Cohen, H. Tager-Flusberg y D. Cohen, eds., Oxford University Press, Nueva York, 1993, pp. 335-366.

Meltzoff, A. N., y Kuhl, P. K., «Faces and speech: Intermodal processing of biologically relevant signals in infants and adults», *The Development of Intersensory Perception: Comparative Perspectives*, D. J. Lewkowicz y R. Lickliter, eds., Erlbaum, Nueva Jersey, 1994.

——, «Newborn infants imitate adult facial gestures», *Child Development*, 54, 1983, pp. 702-709.

——, «Imitation in newborn infants: Exploring the range of gestures imitated and the underlying mechanisms», *Developmental Psychology*, 25, 1989, pp. 954-962.

Meltzoff, A. N., y Moore, M. K., «Imitation, memory, and the representation of persons», *Infant Behavior and Development*, 17, 1994, pp. 83-99.

——, «Infants understanding of people and things: From body imitation to folk psychology», *The Body and the Self*, J. Bermúdez, A. Marcel y N. Eilan, eds., MIT/Bradford Press, Cambridge, Massachusetts, 1995.

——, «Imitation of facial and manual gestures by human neonates», *Science*, 198, 1977, pp. 75-78.

——, «Early imitation within a functional framework: The importance of person identity, movement, and development», *Infant Behavior and Development*, 15, 1992, pp. 479-505.

Moffit, T., «Adolescence-limited and life-course-persistent antisocial behavior: A developmental taxonomy», *Psychology Review*, 100, 1993, pp. 674-701.

Montagu, Ashley, ed., *Learning Non-Aggression: The Experience of Non-Literate Societies*, Oxford University Press, Nueva York, 1978.

Montemurro, Rosario N. Rozada, «Singing Lullabies to Unborn Children: Experience in Village Vilamarxant, Spain», *Pre- and Perinatal Psychology Journal*, 11 (1), 1996, pp. 9-16.

Mott, Frances J., *The Nature of the Self*, Allen Vingate, Londres, 1959.

——, *The Universal Design of Creation*, Mark Beech, Edenbridge, Reino Unido, 1964.

——, «World Transformation», *Journal of Psychohistory*, 4 (3), 1997, pp. 319-335.

Myhman, A., «Longitudinal Studies on Unwanted Children», *Scandinavian Journal of Social Medicine*, 14, 1986, pp. 57-59.

Nathanielsz, Peter, *Life Before Birth and a Time to Be Born*, Promethean Press, Ithaca, Nueva York, 1992.

National Institute of Child Health and Human Development, «Child Care and Mother-Child Interaction in the First 3 Years of Life», Early Child Care Research Network, The American Psychological Association, 1999.

National Institutes of Health, «Report of the Panel in NIH Research on Antisocial, Aggressive and Violence-Related Behaviors and Their Consequences», Bethesda, Maryland, 1994.

Neugebauer, Richard; Hoek, Hans W., y Susser, Ezra, «Prenatal Exposure to Wartime Famine and Development of Antisocial Personality Disorder in Early Adulthood», *Journal of the American Medical Association*, 282, (5), 1999, pp. 455-462.

Newman, Louise, conferencia reseñada por Chris Pritchard, *The Medical Journal Post*, 8 de octubre de 1996.

Nilsson, Lennart, *A Child Is Born*, Delacorte Press, Nueva York, 1990.

Nover, Aimee; Shore, Milron F., y cols., «The Relationship

of Maternal Perception and Maternal Behavior: A Study of Normal Mothers and Their Infants», *American Journal of Orthopsychiatry*, 54 (2), 1984, pp. 210-223.

Nystad, Wenche, «Asthma linked to day care, researchers say», *Toronto Star*, 24 de septiembre de 1987, A29.

Odent, Michel, «Preventing Violence or Developing the Capacity to Love?», *Primal Health Research*, 2 (3), 1994, pp. 1-7.

——, «One Perspective of Violence», publicado en la página web de la Association for Pre- and Perinatal Psychology and Health, www.birth-psychology.com, 1997.

——, «Why Laboring Women Don't Need Support», *Mothering*, 80, otoño de 1966, p. 46.

Oliver, Samuel P., y Oliver, Pearl M., *The Altruistic Personality: Rescuers of Jews in Nazi Europe*, Free Press, Nueva York, 1988.

Orr, L., y Ray, S., *Rebirthing in the New Age*, Celestial Arts, Millbrae, California, 1977.

Osofsky, L. D., «The effects of exposure to violence on young children», *American Psychologist*, 50, 1995, pp. 782-788.

Paanksepp, Jaak, *Affective Neuroscience: The Foundations of Human and Animal Emotions*, Oxford University Press, Nueva York y Oxford, 1998.

——, «The Neural Basis of the Basic Emotions in the Mammalian Brain», *Encyclopedia of Human Emotions*, edición de D. Levinson, y cols., Macmillan, Nueva York, 1999, pp. 475-478.

Pagels, Elaine, Adam, *Eve and the Serpent*, Weidenfeld and Nicolson, Londres, 1988.

Panneton, R. K., «Prenatal Auditory Experience with Melodies: Effects on Postnatal Auditory Preferences in Human Newborns», tesis doctoral, Universidad de North Carolina, Greensboro, 1985.

Pannor, R.; Baran, A., y Sorosky, A. D., «Birth Parents

Who Relinquished Babies for Adoption Revisited», *Family Process*, 17, 1978, pp. 329-337.

Panor, R.; Massarik, R., y Evans, B., *The Unmarried Father*, Springer, Nueva York, 1967.

Pantakallio, Paula; Koiranen, Markku, y Mottonen, Jyri, «Association of perinatal events, epilepsy, and central nervous system trauma with juvenile delinquency», *Archives of Disease in Childhood*, 67, 1992, pp. 1.459-1.461.

Panthuraamphorn, Chairat, «How to Maximize Human Potencial at Birth», *Pre- and Perinatal Psychology Journal*, invierno de 1994, pp. 117-226.

Parke, R., y Collmer, C., «Child Abuse: An Interdisciplinary Review», *Review of Child Development Research*, 5, E. M. Hetherington, ed., University of Chicago Press, Chicago, 1975.

Parke, R. D., y O'Leary, S. E., «Family interaction in the newborn period: Some findings», *Social and Environmental Issues*, vol. 2 de *The Developing Individual in a Changing World*, K. Riegel y J. Meacham, eds., Morton, La Haya, 1976, pp. 653-663.

Parker, Faith Lamb, y cols., «Head Start as a Social Support for Mothers: The Psychological Benefits of Involment», *American Journal of Orthopsychiatry*, 57 (2), 1987, pp. 220-223.

Pearce, Joseph Chilton, *Evolution's End: Claiming the Potencial of Our Intelligence*, Harper, San Francisco, y Harper-Collins, Nueva York, 1992.

Peck, M. Scott, *People of the Lie: The Hope for Healing Human Evil*, Simon & Schuster, Nueva York, 1983.

Pederson, C. A., y Prange, Jr., A. J., «Induction of Maternal Behavior in Virgin Rats After Intracerebroventricular Administration of Oxytocin», *Proceedings of the National Academy of Sciences*, 76, 1979, pp. 6.661-6.665.

Perris, E.; Meyers, N., y Clifton, R., «Long-term memory for a single infancy experience», *Child Development*, 61, 1990, pp. 1.796-1.807.

Perry, B. D., «Incubated in Terror: Neurodevelopmental Factors in the "Cycle of Violence"», *Children, Youth, and Violence: The Search for Solutions*, J. Osofsky, ed., Guilford Press, Nueva York, 1997, pp. 124-148.

——, «The Vortex of Violence: How Children Adapt and Survive in a Violent World», series educacionales interdisciplinarias de la Child Trauma Academy, adaptación parcial de *Maltreated Children: Experience, Brain Development and the Next Generation*, W. W. Norton, Nueva York, 1996.

——, «How Persisting Fear Can Alter the Developing Child's Brain», página web especial de la Child Trauma Academy dedicada al Baylor College of Medicine y al Texas Children's Hospital, 1998, http://www.bcm.tmc.edu/cta/.

Perry, B. D., y Azad, I., «Post-traumatic stress disorder in children and adolescents», *Current Opinion in Pediatrics*, 11, 1990, pp. 121-132.

Perry, B. D., y Pollard, R., «Homeostasis, stress, trauma, and adaptation: A neurodevelopmental view of childhood trauma», *Child and Adolescent Psychiatric Clinics of North America*, 7 (1), 1998, pp. 33-51.

Perry, B. D.; Pollard, R.; Blakely, T.; Baker. W., y Vigilante, D., «Childhood trauma, the neurobiology of adaptation and "use-dependent" development of the brain: How "states" become "traits"», *Infant Mental Health Journal*, 16 (4), 1995, pp. 271-291.

Pert, Candace B., *Molecules of Emotion*, Simon & Schuster, Nueva York, 1999.

Peterson, Gayle, *Birthing Normally*, Mindbody Press, Berkeley, California, 1984.

——, «Prenatal Bonding, Prenatal Communication, and the Prevention of Prematurity», *Pre- and Perinatal Psychology Journal*, 2 (2), 1987, pp. 87-92.

Pfaff, D. W., *Estrogens and Brain Function: Neural Analysis of a Hormone-Controlled Mammalian Reproductive Behavior*, Springer-Verlag, Nueva York, 1980.

Phillips, D; McCartney, K., y Scorr, S., «Child care quality and children's social development», *Developmental Psychology*, 23, 1987, pp. 537-543.

«Physical health compromised by daycare», suplemento de *Pediatrics*, junio de 1986.

Piaget, J., *Play, Dreams, and Imitation in Childhood*, Norton, Nueva York, 1962.

——, «The Mental Development of the Child», *Six Psychological Studies*, Vintage, Nueva York, 1968.

Pines, Maya, «Good Samaritans at Age Two?», *Psychology Today*, junio de 1979, pp. 66-74.

Piontelli, Alessandra, «Infant Observation from Before Birth», *International Journal of Psycho-Analysis*, 68, 1987, pp. 453-463.

——, *From Fetus to Child: An Observational and Psychoanalytic Study*, Routledge, Londres, 1992.

——, «A Study on Twins Before and After Birth», *International Review of Psycho-Analysis*, 16, 1989, pp. 413-425.

Pomeroy, Wendy, «A Working Model for Trauma: The Relationship Between Trauma and Violence», ponencia presentada en el 7° Congreso Internacional de Psicología pre y perinatal, San Francisco, 1995.

Poole, Galen V., y cols., «Trauma in Pregnancy: The Role of Interpersonal Violence», *American Journal of Obstetrics and Gynecology*, 174 (6), 1996, pp. 1.973-1.978.

Porges, Stephen W., «Orienting in a defensive world: Mammalian modifications of our evolutionary heritage. A Polyvagal Theory», *Psychophysiology*, 32, 1995, pp. 301-318.

——, «Love: An Emergent Property of the Mammalian Autonomic Nervous System», *Psychoneuroendocrinology*, 23 (8), 1998, pp. 837-861.

Porter, Fran Lang, «Pain in the Newborn», *Clinics in Perinatology*, vol. 16 de *Neonatal Neurology*, J. Volpe, ed., W. B. Saunders, Filadelfia, 1989, pp. 549-564.

——, «Pain Assessment in Children: Infants», *Pain in Infants, Children, and Adolescents*, N. L. Schecter, C. B. Berder y M. Yaster, eds., Williams & Wilkins, Baltimore, 1993.

Porter, Fran Lang; Grunau, R. E., y Anand, K. J. S., «Long-Term Effects of Pain in Infants», *Developmental and Behavioral Pediatrics*, 20 (4), 1999, pp. 253-261.

Prescott, James W., «Affectional Bonding for the Prevention of Violent Behaviors: Neurobiological, Psychological and Religious/Spiritual Determinants», *Violent Behaviors*, vol. 1, Assessment and Intervention, Leonard Hertzberg, y cols., eds., PMA Publishing, Great Neck, Nueva York, 1990, pp. 95-124.

——, «Body of Pleasure and the Origins of Violence», *Pulse of the Planet*, 3, 1991, pp. 17-25.

——, «The Origins of Human Love and Violence», *Pre- and Perinatal Psychology Journal*, 10 (3), 1996, pp. 143-188. También «NIH Violence Research Initiatives: Is Past Prologue» y el «Prescott Report», partes I y II, testimonio ante el NIH Panel on Violence Research, 23 de septiembre de 1993.

——, «The Origins of Human Love and Violence», monográfico sobre antecedentes, en el 7º Congreso Internacional de la Association for Pre- and Perinatal Psychology and Health, San Francisco, 1995.

«Problem: The Neglect of Neglect», *American Journal of Orthopsychiatry*, 54 (4), 1984, pp. 530-543.

Provence, S., y Lipton, R., *Infants in Institutions*, International Universities Press, Nueva York, 1962.

Purpura, Dominick, «Consciousness», *Behavior Today*, 2 de junio de 1975, p. 494.

Quinn, Susan, «Your Baby's Smarter Than You Believe», *Atlantic Monthly*, enero de 1982.

Radke-Yarrow, M. R.; Zahn-Waxler, C., y Champan, M., «Children's prosocial dispositions and behavior», *Carmichael's Manual of Child Psychology*, P. H. Mussen, ed., 4ª ed., vol. IV, John Wiley & Sons, Nueva York, 1984.

Raikov, V., «Age regression to infancy by adult subjects in deep hypnosis», *American Journal of Clinical Hypnosis*, 22 (3), 1998, pp. 156-163.

Raine, Adrian, y cols., «Relationships Between Central and Autonomic Measures of Arousal at age 15 years and Criminality at age 24 years», *Archives of General Psychiatry*, 47, 1990, pp. 1.003-1.007.

——, «Birth Complications Combined with Early Maternal Rejection at age 1 Predispose to Violent Crime at age 18 years», *Archives of General Psychiatry*, 51, 1994, pp. 984-988.

Raphael-Leff, Joan, «Facilitators and Regulators; Participators and Renouncers: Mothers' and Fathers' Orientations Towards Pregnancy and Parenthood», *Journal of Psychosomatic Obstetrics and Gynecology*, 4, 1985, pp. 169-184.

Rauscher, F. H., «Improved Maze Learning Through Early Music Exposure in Rats», *Neurological Research*, 20, 1998, pp. 427-432.

——, «Listening to Mozart enhances spatial-temporal reasoning towards a neurophysical basis», *Neuroscience Letter*, 185 (1), 1995, pp. 44-47.

Ray, Sondra, y Mandel, Bob, *Birth and Relationships, Celestial Arts*, Berkeley, California, 1987.

Rice, Ruth Dianne, «Nuerophysiological Development in Premature Infants Following Stimulation», *Developmental Psychology*, 13 (1), 1997, pp. 69-76.

Rivera, Carla, «Report to the U. S. Congress, the Advisory Board of Child Abuse and Neglect», *Los Angeles Times*, 26 de abril de 1995.

Roedding, Jude, «Birth Trauma and Suicide: A Study of the Relationship between Near-Death Experiences at Birth and Later Suicidal Behavior», *Pre- and Perinatal Psychology Journal*, 6 (2), invierno de 1991, pp. 145-169.

Rohrbect, C. A., y Twentyman, C. T., «Neglect and Abuse», *Journal of Consulting Clinical Psychology*, 54, 1986, p. 231.

Rosenblith, Judy F., *In the Beginning: Development from Conception to Age Two*, Sage Publications, Newbury Park, California, 1992.

Rosenthal, Perihan, «Suicide Among Preschool Children Found More Prevalent Than Commonly Believed», comunicación presentada en APA, Toronto, 1982, y recogida en *Psychiatric News*, 6 de abril de 1984.

Ross, C. P., y Persaud, T. V., «Neural tube defects in early rat embryos following maternal treatment with ethanol and caffeine», *Anatomischer Anzeiger*, 169, (4), 1989, pp. 247-252.

Rossi, Ernest Lawrence, y Cheek, David B., *Mind-Body Therapy*, W. W. Norton, Nueva York, 1988.

Rossi, Nicolino, y cols., «Maternal Stress and Fetal Motor Behavior: A Preliminary Report», *Pre- and Perinatal Psychology Journal*, 3 (4), 1989, pp. 311-328.

Rovee-Collier, Carolyn, «The Memory System of Prelinguistic Infants», *The Development of and Neural Bases of Higher Cognitive Functions*, A. Diamond, ed., *Annals of the New York Academy of Sciences*, 608, New York Academy of Sciences, Nueva York, 1993, pp. 517-542.

Rowan, A. B., y Foy, D. W., «Post-traumatic stress disorder in child sexual abuse survivors: A literature review», *Journal of Traumatic Stress*, 6, 1993, pp. 3-20.

Rubin, A. J.; Aronoff, Joel; Barclay, Andrea M., y Zucker, Robert A., *Further Explorations in Personality*, Wiley & Sons, Nueva York, 1981.

Rubin, Jeff; Provenzano, Frank, y Zelba, Luria, «Sex typing in the delivery room», *American Journal of Orthopsychiatry*, 44 (4), 1974, pp. 512-519.

Rubinow, David R., y Schimdt, Peter J., «Androgens, Brain and Behavior», *American Journal of Psychiatry*, 153 (8), 1996, pp. 974-984.

Rushton, J. P.; Russell, L. H., y Wells, P. A., «Genetic similarity theory: Beyond kin selection», *Behavior Genetics*, 14, 1984, pp. 179-193.

Rushton, J. Phillipe, y Sorrentino, Richard M., *Altruism and Helping Behavior: Social, Personality, and Developmental Perspectives*, Lawrence Erlbaum Associates, Hilsdale, Nueva Jersey, 1981.

Russell, Marlou, «Meeting My Mother», *Whole Life Times*, enero de 1995, pp. 18-19.

Rutter, M., «Protective factors in children's responses to stress and disadvantage», *Primary Prevention of Psychopathology*, vol. III, *Social Competence in Children*, edición a cargo de M. W. Kent y J. Rolf, University Press of New England, Hanover, New Hampshire, 1979.

Rutter, M., y cols., «Attainment and adjustment in two geographical areas: The prevalence of psychiatric disorder», *British Journal of Psychiatry*, 126, 1975, pp. 493-509.

——, *Fifteen Thousand Hours: Secondary Schools and Their Effects on Children*, Harvard University Press, Cambridge, Massachusetts, 1979.

Sadger, Isadore, «Preliminary Study of the Psychic Life of the Fetus and the Primary Germ Cell», *Psychoanalytic Review*, 28 (3), julio de 1941.

Sagi, A., y Hoffman, J. L., «Empathic distress in the newborn», *Developmental Psychology*, 12, 1976, pp. 175-176.

Salk, L., «The role of the heartbeat in the relations between mother and infant», *Scientific American*, 228, 1973, pp. 24-29.

Salk, L.; Lipsitt, L. P., y cols., «Relationships of Maternal and Perinatal Conditions to Eventual Adolescent Suicide», *The Lancet*, 1, 1985, pp. 624-627.

Sanger, Maureen; MacLean, Jr., William E., y Van Slyke, Deborah A., «Relation Between Maternal Characteristics and Child Behavior Ratings», *Clinical Pediatrics*, agosto de 1992, pp. 461-466.

Sapolsky, Robert, citado en *Nesweek*, 10 de abril de 2000, p. 68.

Saudino, Kimberly, y Plominy, Robert, «Tester-rated temperament at 14, 20 y 24 months: Environmental change and genetic continuity», *British Journal of Developmental Psychology*, 14, 1996, pp. 129-144.

Scafidi, F.; Field, T.; Schanberg, S.; Bauer, C.; Tucci, K.; Robens, J.; Morrow, C., y Kuhn, C. M., «Massage stimulates growth in preterm infants: A replication», *Infant Behavior and Development*, 13, 1990, pp. 167-188.

Schacter, Daniel L., *Searching for Memory: The Brain, the Mind, and the Past*, Basic Books, Nueva York, 1996.

Scheibel, Arnold B., «Embryological Development of the Human Brain», *New Horizons for Learning Electronic Journal*, septiembre/octubre de 1997, www.newhorizons.org.newsletter14.html.

Scholtz, K., y Samuels, C. A., «Neonatal bathing and massage intervention with fathers, behavioral effects 12 weeks after birth of the first baby: The Sunraysia Australia Intervention Project», *International Journal of Behavioral Development*, 15 (1), 1992, pp. 67-81.

Schore, Allen N., «The experience-dependent maturation of a regulatory system in the orbital prefrontal cortex and the origin of developmental psychopathology», *Development and Psychopathology*, 8, 1996, pp. 59-87.

——, «Early organization of the nonlinear right brain and development of a predisposition to psychiatric disorders», *Development and Psychopathology*, 9, 1997, pp. 595-631.

Sears, Donald J., *To Kill Again: The Motivation and Development of Serial Murder*, Scholarly Resources, Wilmington, Delaware, 1991.

Share, Lynda, *If Someone Speaks, It Gets Lighter: Dreams*

and the Reconstruction of Infant Trauma, Analytic Press, Hillsdale, Nueva Jersey, 1994.

——, «Dreams and the Reconstruction of Infant Trauma», en *International Journal of Prenatal & Perinatal Psychology & Medicine*, 8, 1996, pp. 295-316.

Shear, M. Katherine, «Factors in the Etiology and Pathogenesis of Panic Disorder: Revisiting the Attachment-Separation Paradigm», *American Journal of Psychiatry*, 153 (7), 1996, 125-136.

Shearer, Madeleine H., «Surgery on the Paralyzed, Unanesthetized Newborn», ed., *Birth*, 13 (2), 1986, p. 79.

Shetler, Donald J., «The Inquiry into Prenatal Musical Experience: A Report of the Eastman Project, 1980-1987», *Pre- and Perinatal Psychology Journal*, 3 (3), 1987, pp. 171-189.

Shore, Rima, *Rethinking the Brain*, Families and Work Institute, Nueva York, 1997.

Siegel, Daniel J., *The Developing Mind: Toward a Neurobiology of Interpersonal Experience*, Guilford Press, Nueva York, 1999.

Simner, M. L., «Newborn's response to the cry of another infant», *Developmental Psychology*, 5, 1971, pp. 136-150.

Smith, Ann, «An analysis of altruism: A concept of caring», *Journal of Advanced Nursing*, 22, 1995, pp. 785-790.

Smith, J. R., y Brooks-Gunn, L., «Correlates and consequences of harsh discipline for young children», *Archives of Pediatric and Adolescent Medicine*, 151, 1997, pp. 777-786,

Smith, Roger, «The Timing of Birth», *Scientific American*, 280 (3), 1999, p. 68.

Smith, Susan M., «Alcohol-induced cell death in the embryo», *Alcohol Health & Research World*, 21 (4), 1997, pp. 287-296.

Somerfeld-Ziskind, Esther, «Recollections of Trauma: Scientific Evidence and Clinical Practice», *American Journal of Psychiatry*, 156, 1999, p. 183.

Sonne, John C., «Prenatal Preparation: Suggestion for Mo-
dification», *Pre- and Perinatal Psychology Journal*, 1
(3), 1996, pp. 208-222.
——, «Interpreting the Dread of Being Aborted in The-
rapy», *International Journal of Prenatal and Perinatal
Psychology & Medicine*, 8 (3), 1994, pp. 317-339.
Sontag, Lester, «Implications of Fetal Behavior and Envi-
ronment for Adult Personalities», *Annals of the New
York Academy of Sciences*, 134, 1965, pp. 782-786.
Southwick, Thomas McGlashan, y Charney, Dennis S.,
«Neural Correlates of Memories of Childhood Sexual
Abuse in Women With and Without Post-traumatic
Stress Disorder», *American Journal of Psychiatry*, 156,
1999, pp. 1.787-1.795.
Spielrein, Sabina, «Destruction as a Cause of Coming into
Being», *Jahrbuch für psychoanalytische und psychopa-
thologische Forschungen*, 4, 1912, Viena, pp. 465-503.
Spitz, Rene A., «Anaclitic depression», *Psychoanalytic
Study of the Child*, 2, 1946, pp. 313-342.
——, «Hospitalism: An inquiry into the genesis of psychia-
tric conditions in early childhood», *Psychoanalytic
Study of the Child*, 1, 1945, pp. 53-74.
——, «Autoeroticism reexamined», *Psychoanalytic Study
of the Child*, 17, 1962, pp. 283-315.
Sroufe, L. A., «The coherence of individual development:
Early care, attachment, and subsequent developmental
issues», *American Psychologist*, 34, 1979, pp. 834-841.
Standley, J. M., «The effect of music and multimodal sti-
mulation of physiologic and developmental responses of
premature infants in neonatal intensive care», presenta-
do en el simposio de la International Society for Music
in Medicine, San Antonio, octubre de 1996.
State of California Commission on Crime Control and Violence Prevention, «An Ounce of Prevention: Toward an
Understanding of the Causes of Violence», Sacramento,
California, 1982.

Staub, Erwin, «Cultural-Societal Roots of Violence», *American Psychologist*, 51 (2), 1996, pp. 117-132.

Stern, Daniel N., *The Interpersonal World of the Infant: A View from Psychoanalysis and Developmental Psychology*, Basic Books, Nueva York, 1985.

Stewart, D. E., y Cecutli, A., «Physical Abuse in Pregnancy», *Canadian Medical Association Journal*, 149, 1993, pp. 1.257-1.263.

Stott, D. H., «Follow-up Study from Birth of the Effects of Prenatal Stress», *Developmental Medicine & Child Neurology*, 15, 1973, pp. 770-787.

Straub, Mary F., «A Theory of the Psychophysiological Consequences of Umbilical Cord Manipulation by the Fetus», *Pre- and Perinatal Psychology Journal*, 7 (1), 1992, pp. 61-71.

Straus, M. A., «Hitting adolescents», *Beating the Devil Out of Them: Corporal Punishment in American Families*, M. A. Straus, ed., Lexington, San Francisco, 1994.

——, «Spanking and the Making of a Violent Society», *Pediatrics*, 98 (4), 1996, pp. 837-842.

——, «Spanking by parents and subsequent antisocial behavior of children», *Archives of Pediatric and Adolescent Medicine*, 151, 1997, pp. 761-767.

Straus, M. A., y Donnelly, D., «Violence and Crime», *Beating the Devil Out of Them*, M. A. Straus, ed., obra citada.

Straus, M. A., y Yodanis, C. L., «Corporal punishment in adolescence and physical assaults on spouses in later life: What accounts for the link?», *Journal of Marriage and Family*, 1996.

Sullenbach, William B., «Claira: A Case Study in Prenatal Learning», *Pre- and Perinatal Psychology Journal*, 9 (1), 1994, pp. 33-56.

Sulloway, Frank, *Born to Rebel*, Pantheon, Nueva York, 1996.

Suomi, Stephen L., y Rijyr, C., «A history of motherless

monkey mothering», *Child Abuse: The Nonhuman Primate Data*, M. Resto y M. Caine, eds., Alan R. Liss, Nueva York, 1983.

Suomi, Stephen J.; Seaman, Stephen F., y cols., «Effects of Imipramine Treatment of Separation-Induced Social Disorders in Rhesus Monkeys», *Archives of General Psychiatry*, 35, 1978, pp. 321-325.

Susser, Ezra B.; Brown, Alan, y Matte, Thomas D., «Prenatal Factors and Adult Mental and Phsysical Health», *Canadian Journal of Psychiatry*, 44, mayo de 1999.

Swett, C., y Halpert, M., «High rates of alcohol problems and history of physical and sexual abuse among women inpatients», *American Journal of Drug & Alcohol Abuse*, 20, 1994, pp. 263-272.

Taddio, A.; Katz, J., y cols., «Effect on neonatal circumcision on pain response during subsequent routine examination», *The Lancet*, 349, 1997, pp. 599-605.

Taylor, David C., «Oedipus's Parents Were Child Abusers», *British Journal of Psychiatry*, 153, 1988, pp. 561-563.

Toch, Hans, *Violent Men: An Inquiry into the Psychology of Violence*, Aldine, Chicago, 1969.

Tonkin, Roger, «Sorting out the "bad apples"», *Medical Post*, 2 de abril de 1966, p. 30.

Tremblay, R. E.; Pihl, R. O.; Vitaro, F., y Doblin, P. L., «Predicting early onset of male antisocial behavior from preschool behavior», *Archives of General Psychiatry*, 51, 1994, pp. 723-739.

Triffleman, E. G.; Marmar, C. R.; Delucchi, K. L., y Ronfeldt, H., «Childhood trauma and post-traumatic stress disorder in substance abuse inpatients», *Journal of Nervous and Mental Disease*, 183, 1995, pp. 172-176.

Trivers, R. L., «The evolution of reciprocal altruism», *Quarterly Review of Biology*, 46, 1971, pp. 35-77.

Tronick, E. Z., «On the primacy of social skills», *The Exceptional Infant: Psychosocial Risks in Infant Environment Transaction*, D. B. Sawin, L. O. Walker y J. H.

Penticuff, eds., Bruner/Mazel, Nueva York, 1980, pp. 144-158.

——,«Affectivity and sharing», *Social Interchange in Infancy: Affect, Cognition and Communication*, E. Z. Tronick, ed., University Park Press, Baltimore, 1982, pp. 1-6.

——, «Emotions and emotional communication in infants», *American Psychologist*, 44, 1989, pp. 112-128.

Tronick, E.; Als. H., y Adamson, L., «Structure of early face-to-face communicative interactions», *Before Speech: The Beginning of Interpersonal Communication*, M. Bullowa, ed., Cambridge University Press, Nueva York, 1979, pp. 349-372.

Tronick, E. Z. y Gianino, A., «Interactive mismatch and repair: Challenges to the coping infant», *Zero to Three*, 6 (3), 1986, pp. 1-6.

Trout, M. D., «The optimal adoptive launch», *Pre- and Perinatal Psychology Journal*, 11, (2), 1996, pp. 93-99.

Tuteur, Werner, y Glotzer, Jacob, «Further Observations on Murdering Mothers», *Journal of Forensic Sciences*, 11 (3), 1966, pp. 373-383.

Uvnas-Moberg, K.; Widstrom, A. M.; Marchine, G., y Windberg, J., «Release of GI Hormone in Mothers and Infants by Sensory Stimulation», *Acta Paediatrica Scandinavia*, 76, 1987, pp. 851-860.

Van de Carr, Rene, «Enhancing Early Speech, Parental Bonding and Infant Physical Development Using Prenatal Intervention in Standard Obstetric Practice», *Pre- and Perinatal Psychology Journal*, 1 (1), 1986, pp. 20-29.

——, «Prenatal University: Commitment to Fetal-Family Bonding and the Strengthening of the Family Unit as an Educational Institution», *Pre- and Perinatal Psychology Journal*, 3 (2), 1989, pp. 87-102.

Van de Carr, Rene, y Lehrer, M., *The Prenatal Classroom: A Parents' Guide for Teaching Your Baby in the Womb*, Humanics Learning, Atlanta, 1992.

Van den Bergh, B. R. H., «The Influence of Maternal Emotions During Pregnancy on Fetal and Neonatal Behavior», *Pre- and Perinatal Psychology Journal*, 5 (2), 1990, pp. 119-130.

Van der Kolk, Bessel, «Trauma, neuroscience and the ethiology of hysteria», *Journal of the American Psychoanalitic Association*, 28, 2000, pp. 237-262.

Van Gelder, Nico M.; Butterworth, Roger F., y Drijan, Boris D., eds., *Malnutrition and the Infant Brain*, Wiley-Liss, Nueva York, 1990.

Van Heusen, Josephine E., «The Development of Fears, Phobias, and Restrictive Patterns of Adaptation Following Attempted Abortions», *Pre- and Perinatal Psychology Journal*, 2 (3), 1988, pp. 179-185.

Van Houwelingen, A. C.; Sorensen, J. D.; Hornstra, G.; Simonis, M. M.; Boris, J.; Olsen, S. F., y Secher, N. J., «Essential fatty acid status in neonates after fish-oil supplementation during late pregnancy», *British Journal of Nutrition*, 74 (5), 1995, pp. 723-731.

Verny, Thomas, «The Scientific Basis of Pre- and Perinatal Psychology», parte 1, *Pre- and Perinatal Psychology Journal*, 3 (3), 1989, pp. 157-169.

Verny, Thomas, y Kelley, John, *The Secret Life of the Unborn Child*, Dell, Nueva York, 1986.

Verny, Thomas, y Weintraub, *Nurturing the Unborn Child: A Nine-Month Program for Soothing, Stimulating, and Communicating with Your Baby*, Delacorte Press, Nueva York, 1991.

Verrier, Nancy Newton, *The Primal Wound: Understanding the Adopted Child*, Gateway Press, Baltimore, 1997.

Wade, Jenny, «Two Voices from the Womb, Evidence for Physically Trascendent and a Cellular Source of Fetal Consciousness», *Journal of Prenatal and Perinatal Psychology and Health*, 13 (2), invierno de 1998.

Wadhwa, Patrick D., «Prenatal stress and life-span development», *Encyclopedia of Mental Health*, Howard S. Friedman, ed., Academic Press, San Diego, California, 1998.

Wadsworth, M. E. J., «Delinquency, Pulse Rates and Early Emotional Deprivation», *British Journal of Criminology*, 16 (3), 1976, pp. 245-256.

Wahlbeng, Karl-Erik; Lyma, C. Wyne, y cols., «Gene-Environment Interaction in Vulnerability to Schizophrenia: Findings from the Finnish Adoptive Family Study of Schizophrenia», *American Journal of Psychiatry*, 154 (3), 1997, pp. 355-362.

Wakschlag, L. S.; Lahey, B. B.; Loeber, R.; Green, S. M.; Gordon, R. A., y Leventhal, B. L., «Maternal Smoking During Pregnancy and the Risk of Conduct Disorder in Boys», *Archives of General Psychiatry*, 54, 1997, pp. 670-676.

Walbach, Helene, «Prenatal Preparation: Suggestion for Modification», *Pre- and Perinatal Psychology Journal*, 1 (3), 1987, pp. 208-222.

Wang, Z. X.; Ferris, C. F., y De Vries, G. H. L., «The role of septal vasopressin innervation in paternal behavior in prairie voles», *Proceedings of the National Academy of Sciences*, 91, 1993, pp. 400-404.

Watkins, Helen A., «Treating the Trauma of Abortion», *Pre- and Perinatal Psychology Journal*, 1 (2), 1986, pp. 135-142.

Watson, John Broadus, *The Psychological Care of Infant and Child*, W. W. Norton, Nueva York, 1928.

Wayne, Francesca, y Frith, Iltar, «Theory of mind and social impairment in children with conduct disorder», *British Journal of Developmental Psychology*, 14, 1966, pp. 385-398.

Weiner, Marcia, «Child Abuse», proyecto de Monumento al Superviviente, actualización del verano de 1997, 275 Rhodes Ave., Toronto, Ontario, Canadá, M4L3A5.

Whaley, Lucille F., y Wong, Donna L., *Nursing Care of Infants & Children*, Mosby, St. Louis, Mo., 1990.

Widom, Cathy Spatz, «The Cycle of Violence», *Science*, 244, 1989, pp. 160-166.

Will, Jerry; Self, Patricia, y Dratan, Nancy, «Nursery Stereotypes», ponencia presentada el en American Psychology Association Meeting, Atlanta, Georgia, 1974.

Wilson, Lynn M., y cols., «Antenatal Psychosocial Risk Factors Associated with Adverse Postpartum Family Outcomes», *Canadian Medical Association Journal*, 154 (6), 1996, pp. 785-799.

Wilson, Matthew, y McNaughton, Bruce, «Memory Building», *The Economist*, 29 de agosto de 1998.

Winafred, B. Lucas, *Regressive Therapy: A Handbook for Professionals*, vol. II, *Special Instances of Altered State Work*, Deep Forest Press, 1993 (P. O. Drawer 4, Crest Park, CA. 02326).

Winberg, J., «Do Neonatal Pain and Stress Program the Brain's Response to Future Stimuli?», *Acta Paediatrica Scandinavia*, 87, 1998, pp. 723-725.

Winnicott. D. W., *Human Nature*, Free Association Press, Londres, 1988.

Winokur, M. A., «The use of music as an audio-analgesia during childbirth», tesis magistral, Florida State University, Tallahassee, 1984.

Winslow, J. T., y Lisel, T. R., «Social status of male squirrel monkey determines response to central oxytocin administration», *Journal of Neuroscience*, 11, 1991, pp. 2.032-2.038.

Wolock, Isabel, y Horowitz, Bernard, «Child Maltreatment as a Social Problem: The Neglect of Neglect», *American Journal of Orthopsychiatry*, 54, 1984, pp. 530-543.

Woolett, A. D. White, y Lyon, L., «Observations of fathers at birth», *Fathers: Psychological Perspectives*, edición de N. Beail y J. McGuire, Junction, Londres, 1982, pp. 72-94.

Yarrow, L.; Rubenstein, J., y Pederson, F., *Infant and Environment: Early Cognitive and Motivational Development*, Wiley & Sons, Nueva York, 1975.

Zahn-Waxler, Carolyn E.; Cummings, Mark, y Ionnotti, Ronald, *Altruism and Aggresion: Biological and Social Origins*, Cambridge University Press, Cambridge, 1984.

Zigler, Edward, «Infants at Physical/Psychological Risk in Day Care», *Behavior Today*, 16 (15), 15 de abril de 1985, pp. 1-3.

Zulueta, Felicity de, *From Pain to Violence: The Traumatic Roots of Destructiveness*, Whurr Publishers, Londres, 1993.